JN302892

乳房

診療放射線技師に知ってほしい画像診断

編著者：遠藤 登喜子

医療科学社

診療放射線技師に知ってほしい画像診断 ― 乳 房 ― 〈目 次〉

発刊にあたり ――― 遠藤　登喜子

総　論

I. 序　論　　　　　　　　　　　　　　　　　　　　　　　　　　　遠藤　登喜子　2

1. 乳房の構造と乳がんの発生・2
2. 乳房の疾患・3
3. 乳房の各種画像診断・7

II. 撮像法とピットフォール　　　　　　　　　　　　　　　　　　　　　　　　10

A. マンモグラフィ　　　　　　　　　　　　　　　　　　　　安部　哲太郎　10

1. ピットフォールの要因と対策・10
2. 撮影機器・10
3. 撮影技術・16
4. アーチファクト・27
5. 再撮影の原因分析と対策・29

B. 超音波　　　　　　　　　　　　　　　　　　　　　　　　島本　佳寿広　31

1. 撮像法・31
2. 診断ガイドラインによる検査の進め方・31
3. 腫瘤像非形成性病変・36

C. MRI　　　　　　　　　　　　　　　　　　　　　　　　　深津　博　40

1. 撮像体位・40
2. 撮影時期と月経周期，ホルモン療法との関係・40
3. 撮像方向・40
4. 撮像パルスシーケンス・40
5. 撮像タイミング・41
6. 疑陽性病変・43
7. 後処理・43

D. CT　　　　　　　　　　　　　　　　　　　　　　　　　　佐竹　弘子　46

1. 検査の実際・46
2. 撮像法・画像再構成法・48
3. 正常乳腺のCT・50
4. マルチスライスCTによる濃染域の所見用語・50

    5. マルチスライスCTによる乳がんの拡がり診断・51
    6. ダイナミックスタディによる良悪性診断・53
    7. 温存術へのシミュレーション・54
    8. マルチスライスCTの問題点と今後の展望・54

Ⅲ. マンモグラフィの品質管理と画像評価　　　　　　　　　　　　　　堀田　勝平　56

    1. 精度管理と品質管理・56
    2. 撮影機器の構成・56
    3. 品質保証プログラム・58
    4. 受入検査・59
    5. 日常の品質管理・59
    6. 定期の品質管理・65
    7. 画像評価・72

■■■ 各疾患の画像診断

A. 良性上皮性腫瘍・非浸潤がん　　　　　　　　　　　　　　　　　　佐竹　弘子　82

    1. 乳管内乳頭腫（非触知，血性乳頭分泌症例）・82
    2. 囊胞内乳頭腫（腫瘤触知，血性乳頭分泌症例）・84
    3. 非浸潤性乳管がん1（非触知，異常乳頭分泌症例）・88
    4. 非浸潤性乳管がん2（非触知，異常乳頭分泌症例）・90
    5. 非浸潤性乳管がん3（非触知，異常乳頭分泌，MMG石灰化症例）・92
    6. 非浸潤性乳管がん4（非触知，豊胸術後，超音波発見症例）・94
    7. 非浸潤性乳管がん5（非触知，MMG石灰化症例）・96
    8. 非浸潤性乳管がん6（非触知，MMG石灰化症例）・98
    9. 非浸潤性乳管がん7（非触知，MMG石灰化症例）・100
    10. 非浸潤性乳管がん8（非触知，MMG石灰化症例）・104
    11. 非浸潤性乳管がん9（非触知，MMG石灰化症例）・106
    12. 非浸潤性乳管がん10（非触知，MMG局所性非対称性陰影および石灰化症例）・108
    13. 非浸潤性乳管がん11（非触知，超音波腫瘤形成症例）・112
    14. 非浸潤性乳管がん・囊胞内乳がん（腫瘤触知）・114

B. 浸潤がん　通常型　　　　　　　　　　　　　　　　　　　　　　深津　博　118

    1. 乳頭腺管がん・118
    2. 充実腺管がん・126
    3. 硬がん・132

C. 浸潤がん　特殊型　　　　　　　　　　　　　　　　　　　　　　水谷　三浩　138

    1. 粘液がん・138
    2. 髄様がん・144
    3. 浸潤性小葉がん・148
    4. 扁平上皮がん・162

  5. 管状がん・166

D. 結合織性および上皮性混合腫瘍，乳腺症・その他腫瘍様病変   島本　佳寿広　　170

  1. 線維腺腫・170
  2. 石灰化を伴う線維腺腫・172
  3. 巨大線維腺腫・174
  4. 葉状腫瘍（葉状嚢胞肉腫）・176
  5. 乳腺症・178
  6. 嚢胞・180
  7. 乳管拡張症・182
  8. 乳腺炎・嚢瘍・184
  9. その他の腫瘍様病変・186

索　引   188

執筆者一覧（掲載順）

遠藤　登喜子（独立行政法人国立病院機構名古屋医療センター放射線科部長）
安部　哲太郎（名古屋大学医学部附属病院放射線部副診療放射線技師長）
島本　佳寿広（名古屋大学医学部保健学科教授）
深津　　博（名古屋大学医学部附属病院放射線部助教授）
佐竹　弘子（名古屋大学医学部附属病院放射線科講師）
堀田　勝平（愛知県がんセンター中央病院放射線診断部室長）
水谷　三浩（愛知県がんセンター愛知病院乳腺科部長）

―乳 房―

総 論

I．序論
II．撮像法とピットフォール
　A．マンモグラフィ
　B．超音波
　C．MRI
　D．CT
III．マンモグラフィの品質管理と画像評価

I. 序　論

　わが国の乳がん罹患はすでに女性では第1位となり，なお増え続けている．また，それに伴って死亡も増加を続けているのは，残念ながら早期発見・早期治療が行われていないためである．欧米では罹患率は高いレベルを推移しているにもかかわらず，死亡率が低下しはじめており，その推進力はおもに，救命できる早期がんの発見システム，つまり検診システムの確立であると評価されている．

　わが国では，ようやく40歳以上を対象としてマンモグラフィ中心の検診が動き始めているが，35歳から40歳の罹患率が急増する年代に対する有効な検診法の確立がなされていない．そのため，現在は暫定的にせよ検診対象からはずされている状況である[1]．

　このような社会的背景のもと，乳がん死亡を減らすためには，救命できる時期に乳がんを検出し，治療することが求められている．救命できる乳がんを診断するには，視触診では不十分であることがすでに証明されており[2]，触知できない時期に病変を発見できる画像診断の普及が必須である．

　現在の社会的要求は，救命につながる時期での乳がんの発見のみならず，乳房温存療法や腋窩リンパ節郭清の省略などの生活の質の担保をも併せて追求するようになっている．そうした要求に適切に応えるには，超音波検査をはじめ，MRIやCTを駆使した良悪性診断や進展度診断が必須となっている．さらに，いずれの検査にあたっても，病変の存在診断も質的診断も，病変が小さいこともあり良悪性鑑別も困難であり，安易には行いえないことを心すべきである．

　こうした要求に応えるためには，とくに乳房画像診断に従事するものは，各画像診断の原理とともに，乳がんの病理の知識をも必要とされている．

1. 乳房の構造と乳がんの発生

　乳房の構成成分は乳腺組織，皮膚，乳頭，浅在筋膜，クーパー靭帯，脂肪組織，リンパ管およびリンパ節，血管および神経組織であり，各構成組織からさまざまな疾患が発生する．しかしながら，画像診断の対象は，主として乳がんおよび乳がんとの鑑別診断を要する疾患である．

　乳がんは乳管上皮から発生する悪性腫瘍で，そのほとんどが終末乳管小葉単位の上皮に発生するといわれている．終末乳管－小葉の上皮で発生したがんは上皮をがんに置き換えながら乳管内を進展し，1本の乳管系（1区域）の上皮をがんに置き換えてしまうことがある．この進展形式を乳管内進展という（図1）．がんが乳管内にとどまり，基底膜を破壊しない時期のがんは非浸潤がんといわれ，その範囲がどんなに広くても転移をしない．非浸潤がんは画一的なものではなく，細胞の異型度と構造のあり方によって充実型，篩状型，乳頭型，低乳頭型の組織亜型に分けられる．充実型や乳頭型では細胞が多く，非浸潤がんであっても腫瘤を形成することもある．低乳頭型や篩状型では体積増加は著明ではなく，広く広がっても触知しにくい．

　非浸潤がんは，狭い乳管内腔に発育することによって乳管内腔に石灰化を伴うことが多く，石灰化は乳がんの発見と診断に有用な情報を提供している．石灰化の形態はその形成機序によって異なり，形態の観察によって管内病変の種類が想像される（図2）．細胞増殖が激しく，乳管内で細胞が壊死するタイプでは石灰化は乳管内を充満する特徴的な形態をとる．乳管では細長く（微細線状・微細分枝状），小葉では比較的丸く大きめの石灰化となり，これらが

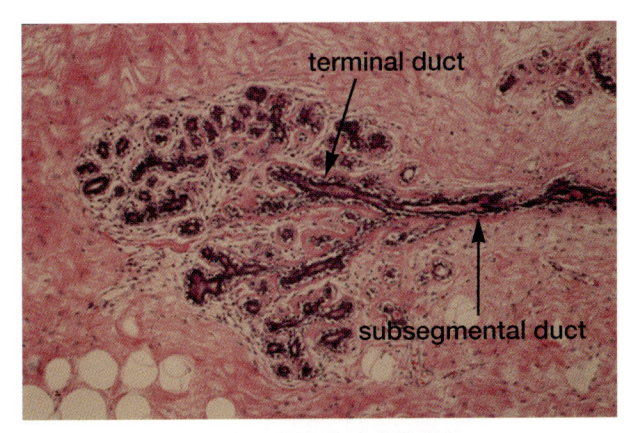

a 正常の終末乳管小葉単位

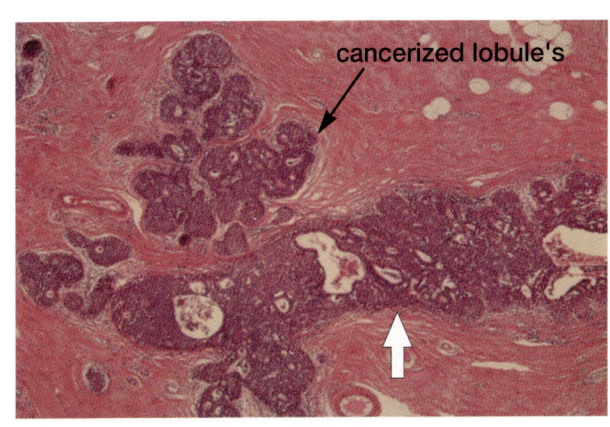

b 非浸潤がんの管内進展（⇨）

図1 乳がんの発生と乳管内進展（文献6より引用）
TDLUでがんが発生し，乳管内を広がる．

混在する（多形性）．これらの石灰化を壊死型（comedo type）石灰化という．一方，壊死の起きにくい種類の管内がんでは，内腔に石灰が分泌され，丸い（微小円形），あるいは淡く不明瞭な石灰化が形成される．これらを分泌型石灰化という．分泌型石灰化はがんによるばかりではなく，非がん上皮によっても形成される（乳腺症）．したがって分泌型の石灰化では，がんと非がんの鑑別はその分布によっている（**表1**）．

乳管内のがんが基底膜を破壊し，周囲の間質へ浸潤したものが浸潤がんである．浸潤がんは転移を起こす能力のあるがんである．浸潤がんは間質のなかを浸潤性に広がって増殖するが，その場合，細胞と間質の割合，がん細胞のあり方などにより，病変のかたちは異なっている（**図3**）．細胞が多く塊をつくり，間質が少ないタイプの病変では，境界は比較的明瞭で周囲を圧迫するような丸い形状になる．一方，細胞が塊を形成せず，線維性の間質の間にしみこむように広がるタイプのがんでは，腫瘍を形成せず既存の乳腺構築を保ちながら広く発育し，脂肪織へもばらばらと浸潤する．線維が多く，収縮が著明ながんではスピキュラが形成されたり，構築の乱れが見られたりする．脂肪織への浸潤は微細鋸歯状と形容される微細な毛羽立ちを示す．原発性乳がんでは通常，浸潤がんにも管内成分（非浸潤成分）が見られる．

2. 乳房の疾患

乳腺疾患には腫瘍，炎症と腫瘍様疾患とがあり，乳腺が年齢やホルモン環境により変化することと併せ，特異な臓器として考慮することが必要である．**表2**に日本乳癌学会の乳腺腫瘍の組織学的分類[3]を示す．一見すると非常に多くの疾患があり，これらの特徴を覚えることはとても難しいように感じるかもしれないが，日常診療において重要かつ頻度の高い疾患を熟知することは画像診断の基本である．

乳がんには乳管がんと小葉がんがあり，大部分が乳管がんである．小葉がんは欧米に多く，日本には少ないといわれているが，近年は増加傾向が見られている．乳管がんは通常型と特殊型に分けられ，通常型は日本ではその広がり方によって乳頭腺管がん，充実腺管がんと硬がんに分けられる．乳頭腺管がんは腺管を形成したがん胞巣が浸潤するものであるが，一方では乳管内進展が著明で乳管内成分や石灰化が多いのが特徴である．充実腺管がんは細胞が多く線維が少なく，比較的丸い腫瘍を形成することが多い．壊死や出血などの変性も多い．硬がんは細胞に比べ線維が多いのが特徴で，典型的な悪性腫瘍像－スピキュラを伴う腫瘍（悪性腫瘍の典型的形態）を呈することが多い．

特殊型乳がんは特徴的な組織像を呈するものをいう．しかし，乳がん全体がその特徴を示すことは多くはなく，通常型の乳がんと混在することが多い．粘液がんは特徴的に粘液を産生する性質を持つ成分を有する乳がんであり，粘液による塊を形成することが多く，がんのなかでは比較的柔らかい特徴を持つ．髄様がんは充実腺管がんよりさらに細胞が多く，塊を呈するのが特徴で，大きくてもリンパ節転移が

**マンモグラフィ
頭尾方向撮影**

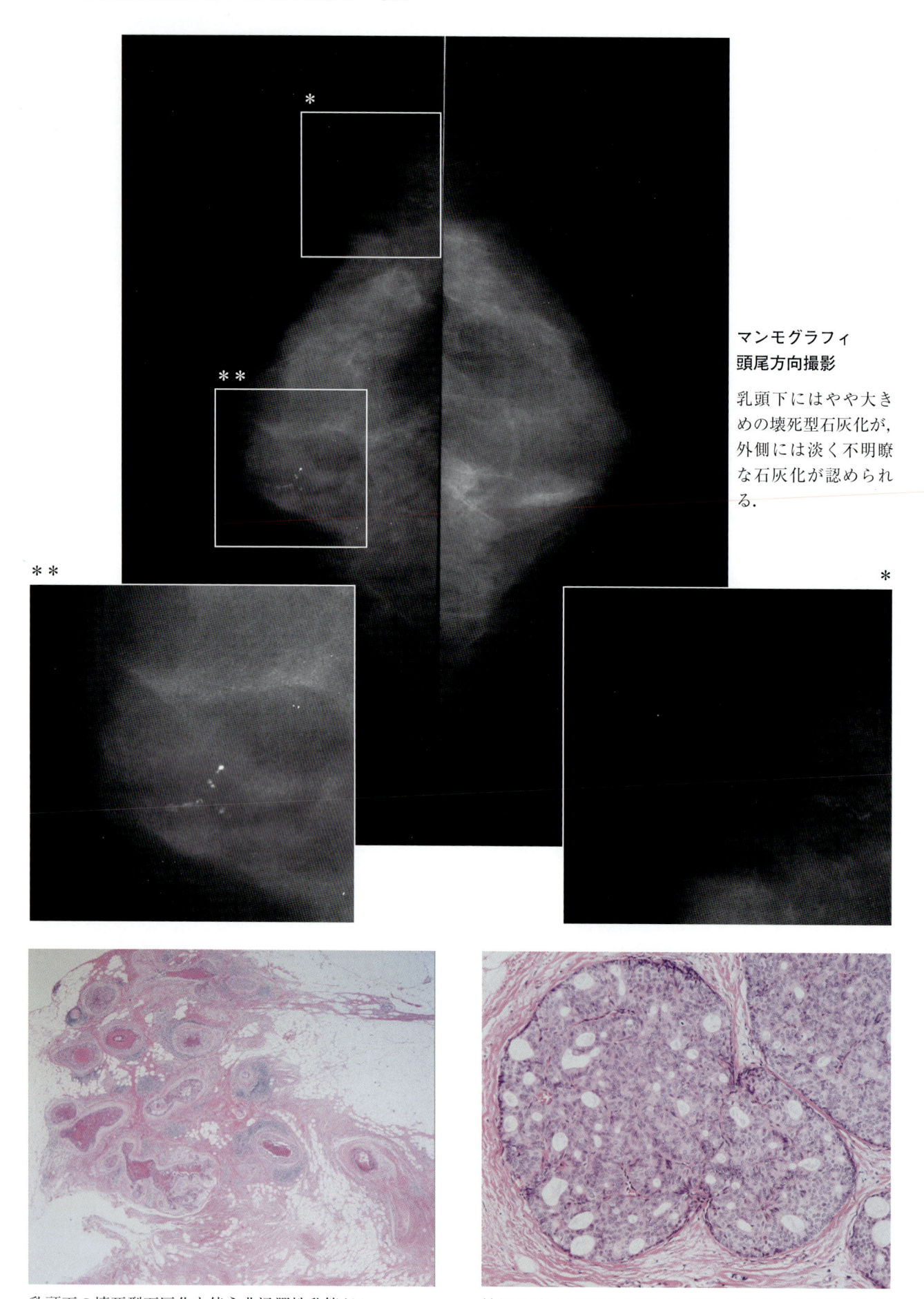

乳頭下にはやや大きめの壊死型石灰化が，外側には淡く不明瞭な石灰化が認められる．

乳頭下の壊死型石灰化を伴う非浸潤性乳管がん．

外側の淡く不明瞭な石灰化部分の篩状の非浸潤性乳管がん．

図2　石灰化の生成機序と病理

表1 石灰化のカテゴリー分類

	微小円形	淡く不明瞭	多形性	微細線状 微細分枝状
びまん性	2	2	3	5
集簇性	3	3	4	5
区域性	3, 4	4	5	5

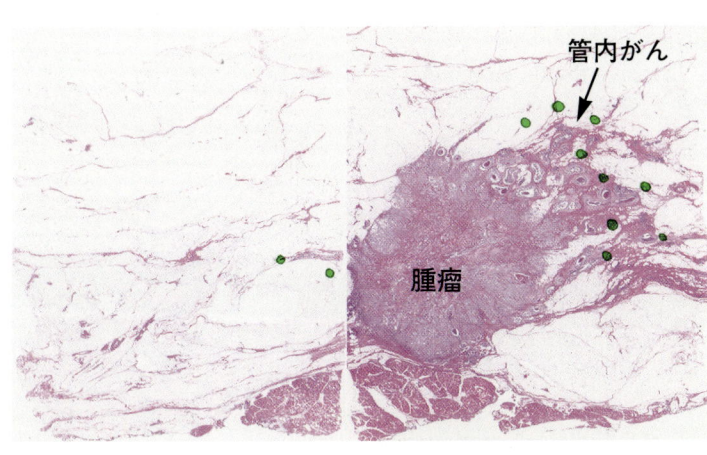

管内がんの広がりを伴う塊状の浸潤がん．

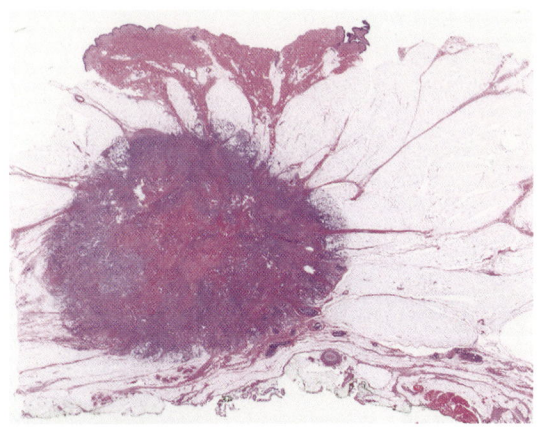

放射状影を伴う塊状の浸潤がん．

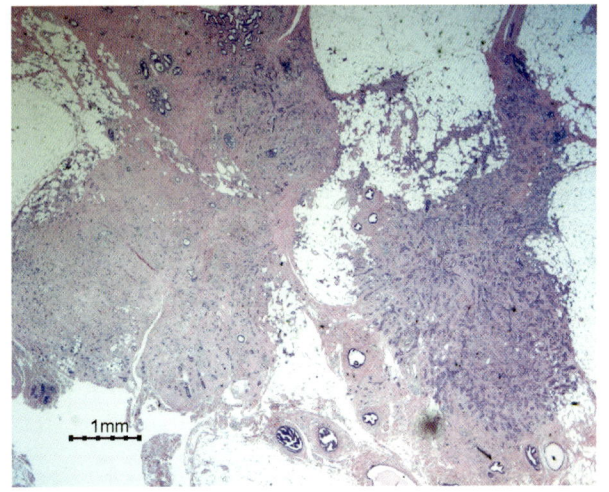

乳腺をがんにおきかえ，脂肪織に浸潤するがん．

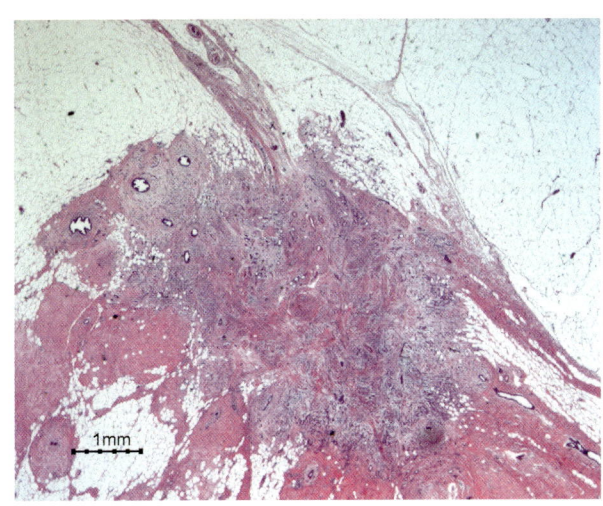

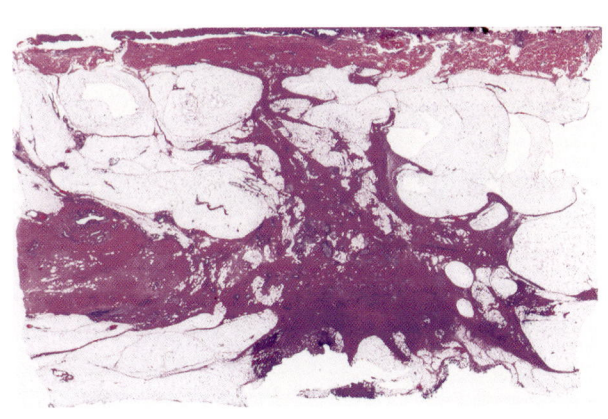

既存の構造のなかを浸潤するがん．

なかば塊を形成する浸潤がん．

図3　多様な浸潤性乳がんの形状

表2 乳腺腫瘍の組織学的分類（文献2より）

I　上皮腫瘍	I　EPITHELIAL TUMORS
A．良性	A．Benign
1．乳管内乳頭腫	1．Intraductal papilloma
2．乳頭部腺腫	2．Adenoma of the nipple
3．腺腫	3．Adenoma
B．悪性（がん腫）	B．Malignant（Carcinoma）
1．非浸潤がん	1．Noninvasive carcinoma
a．非浸潤性乳管がん	a．Noninvasive ductal carcinoma
b．非浸潤性小葉がん	b．Noninvasive lobular carcinoma
2．浸潤がん	2．Invasive carcinoma
a．浸潤性乳管がん	a．Invasive ductal carcinoma
a1．乳頭腺管がん	a1．Papillotubular carcinoma
a2．充実腺管がん	a2．Solid-tubular carcinoma
a3．硬がん	a3．Scirrhous carcinoma
b．特殊型	b．Special types
b1．粘液がん	b1．Mucinous carcinoma
b2．髄様がん	b2．Medullary carcinoma
b3．浸潤性小葉がん	b3．Invasive lobular carcinoma
b4．腺様嚢胞がん	b4．Adenoid cystic carcinoma
b5．扁平上皮がん	b5．Squamous carcinoma
b6．紡錘細胞がん	b6．Spindle cell carcinoma
b7．アポクリンがん	b7．Apocrine carcinoma
b8．骨・軟骨化生を伴うがん	b8．Carcinoma with cartilaginous and/or osseous metaplasia
b9．管状がん	b9．Tubular carcinoma
b10．分泌がん（若年性がん）	b10．Secretory carcinoma（Juvenile carcinoma）
b11．その他	b11．Others
3．Paget病	3．Paget's disease
II　結合織性および上皮混合腫瘍	II　MIXED CONNECTIVE AND EPITHELIAL TUMORS
A．線維腺腫	A．Fibroadenoma
B．葉状腫瘍	B．Phyllodes tumor
C．がん肉腫	C．Carcinosarcoma
III　非上皮性腫瘍	III　NONEPITHELIAL TUMORS
A．間質肉腫	A．Stromal sarcoma
B．軟部腫瘍	B．Soft tissue tumors
C．リンパ腫および造血器腫瘍	C．Lymphomas and hematopoietic tumors
D．その他	D．Others
IV　分類不能腫瘍	IV　UNCLASSIFIED TUMORS
V　乳腺症	V　MASTOPATHY（FIBROCYCTIC DISEASE, MAMMARY DYSPLASIA）
VI　腫瘍様病変	VI　TUMOR-LIKE LESIONS
A．乳管拡張症	A．Duct ectasia
B．炎症性偽腫瘍	B．Inflammatory pseudotumor
C．過誤腫	C．Hamartoma
D．女性化乳房症	D．Gynecomastia
E．副乳	E．Accesory mammary gland
F．その他	F．Others

少なく予後が比較的良い．浸潤性小葉がんは極性のほとんどない小型のがん細胞が，ばらばらに間質のなかを浸潤する．塊をつくりにくいのが特徴である（したがって，診断が難しい）．扁平上皮がんは比較的大きな塊を呈することが多く，変性を伴いやすいのが特徴である．画像上，囊胞変性を伴う腫瘍では，本疾患の可能性も考慮する必要がある．管状がんは小さなスピキュラを伴う腫瘍として発見されることが多いが，予後が比較的良いがんである．低核異型度の腫瘍細胞が単層性腺管を形成して間質内に浸潤するもので，マンモグラフィ併用検診ではその割合が高いと報告されている[4]．

マンモグラフィ検診が普及すると，がんと良性疾患との鑑別も重要な課題となる．そのため，頻度の高い良性乳腺疾患を知っていることが必要である．

良性腫瘍のうち，最も頻度が高いのは線維腺腫である．線維腺腫は，上皮と間質の両方が増殖する混合性病変で，境界明瞭で比較的柔らかな腫瘍を呈することが多い．若い女性に発生する頻度が高い．葉状腫瘍もよく似た組織であるが，巨大な腫瘍を呈することが特徴で，良性の場合も悪性の場合もある．乳管内の増殖性病変で頻度が高いのは乳管内乳頭腫である．乳管内あるいは嚢胞内で，間質を伴った乳頭状に発育する腫瘍として認められる．乳頭の近傍に発生することが多く，乳頭分泌をきたして受診することが多い．

乳がんと鑑別されるべきもので最も頻度が高いのは乳腺症である．乳腺症は単一の病変ではなく，増生・化生，退行が複雑に混在する状態で閉経前10年間に多く見られる．線維囊胞性変化では囊胞やびまん性石灰化を呈する．硬化性腺症・放射状瘢痕／複雑型硬化性病変もがんと区別が難しい肉眼像（画像）を呈するので，銘記する必要がある[5), 6)]．

がん以外の悪性腫瘍で多いのは悪性リンパ腫である．悪性リンパ腫もさまざまな形態をとりうるが，典型的には腫瘍はリンパ球主体で，比較的柔らかな塊状を呈する．

3. 乳房の各種画像診断

乳房の画像診断の進歩は目覚ましく，スクリーニングにて非触知乳がんが発見されることが当たり前になりつつある．これを現出したのはマンモグラフィ所見を共通の所見用語で表現し，共通の判定基準で評価するマンモグラフィガイドライン[7]が広く受け入れられたこと，また，精力的なマンモグラフィ検診精度管理中央委員会の教育・研修活動と画像改善活動が行われたことによるといえるであろう．非触知がんを対象とした場合，良悪性の鑑別から治療法の決定，さらに術後の経過観察まで，画像の助力がなければ乳房の診療は不可能である．また，画像診断の進歩は，非常に小さい浸潤がん，あるいは非浸潤がんの描出を可能にしている．現在では，乳がんの診療は，マンモグラフィ，超音波，MRIおよびCTが，それぞれの特徴を生かした診断能力を最大限発揮したところで成り立っており，各々が進歩の途上にある．

たとえば，超音波診断もマンモグラフィの検診導入によって，求められている検査の質が変化している．マンモグラフィにて濃度上昇域として認められる領域，あるいはスピキュラを伴う淡い「腫瘤様所見」などでは，病変が低エコーを示すとは限らない．図4に高エコーの浸潤がんを呈示する．高エコー腫瘤の大部分は良性ではあるが，このように境界不明瞭な高エコー腫瘤では逆に予後が悪い種類の乳がんであることもある[8)]．せっかく発見された乳がんを精査機関で発見できず，治療がみすみす1年遅れになることも，精査機関のレベルによってはありうることで，こうした「ねじれ現象」に医療の発展過程の一断面を見ることができる．医療の現場としては，こうした事態は可能なかぎり早くに解消しなければならない．

画像診断にあたっては，①病変の有無，②病変の性状，③病変の広がりなどの情報を収集し，組み合わせることによって組織を推定する．組織型はそれらの情報を一纏めにしたものであり，その病変の代表的性状を表すものと解釈できる．が，治療にあたって必要なのは，病名ではなく，乳房における病態の把握である．画像診断は臨床のニーズに応えることが必要である．

乳がんの診療では，超音波による病変の存在と部位診断，組織学的推定診断は重要で，そのためには乳腺甲状腺超音波診断会議・編「乳房超音波診断ガイドライン」の所見用語や診断体系を習得し，日本全国共通した表現と判定基準を用いる必要がある．また，使用する装置は当然，精度管理された表在用

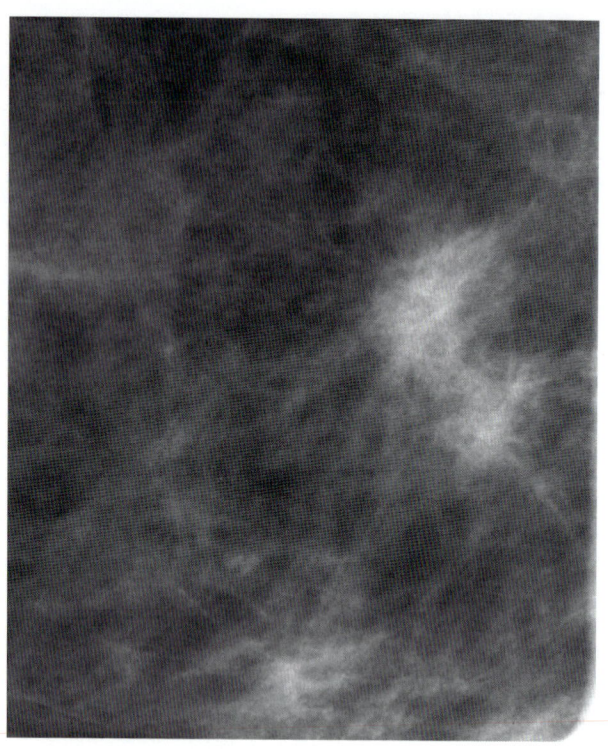

a　マンモグラフィ像
スピキュラを伴う小さな腫瘤像．

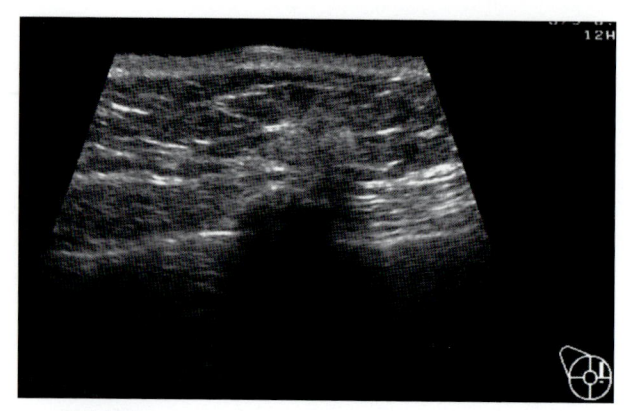

b　超音波像
音響陰影を伴う高エコー腫瘤．

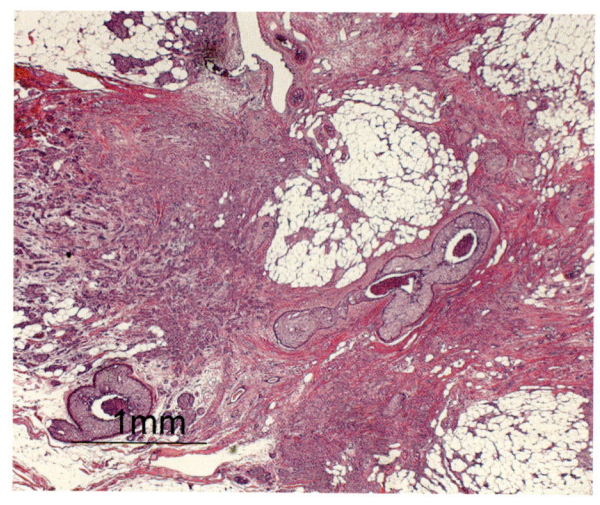

c　病理組織像
脂肪織へも浸潤する乳がん．管内成分も見られる．

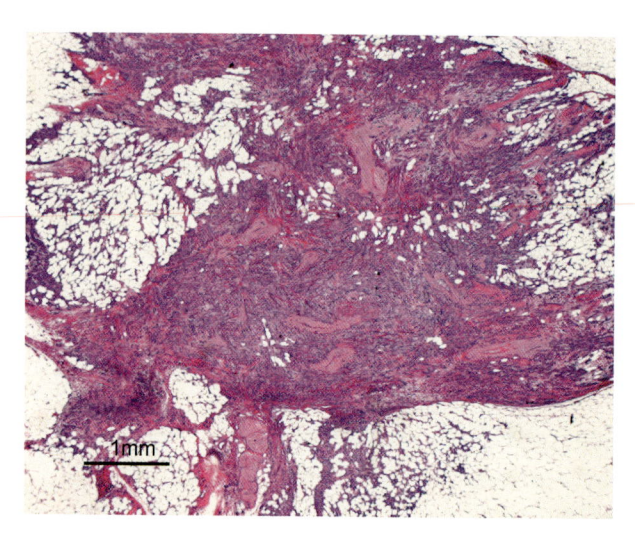

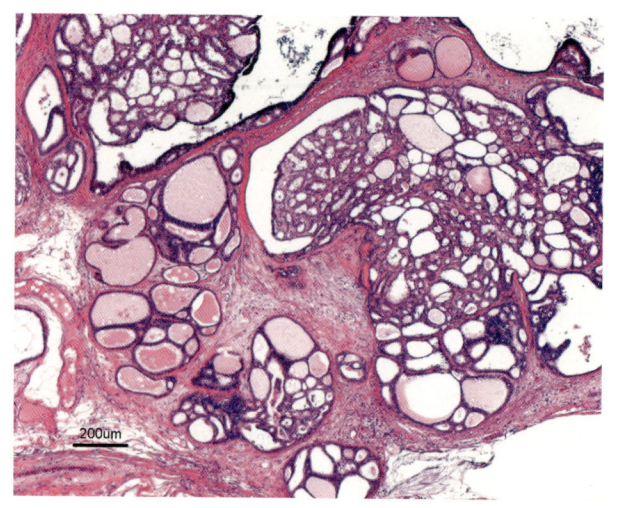

図4　高エコーレベルを示す浸潤性乳管がん

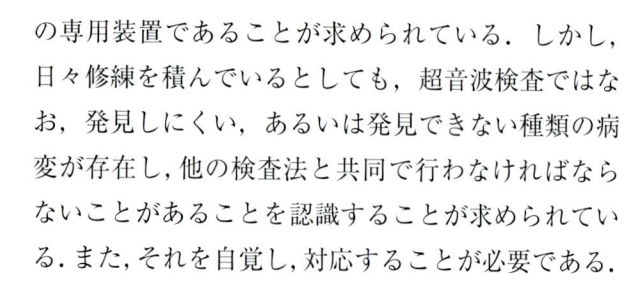

の専用装置であることが求められている．しかし，日々修練を積んでいるとしても，超音波検査ではなお，発見しにくい，あるいは発見できない種類の病変が存在し，他の検査法と共同で行わなければならないことがあることを認識することが求められている．また，それを自覚し，対応することが必要である．

MRIは，あるいはCTでの現在的役割は，造影剤を用いて病変の認識を行うことである．その客観的表示能力は高く，特に三次元表示は他の検査法には求められないものである．そのため，所見が乳がんの可能性が高い，あるいは乳がんであることが判明した症例について用いられる．MRIでは，これから

は造影剤を用いない方法で病変の描出を可能にすることも試みられており，今後，どこまでの組織診断能が実現できるか，興味が尽きないところである．

乳がんの治療は，より小さい，あるいはより早期の乳がんを治療することから，QOLの高い治療が求められるようになっている．こうした観点から手術治療では乳房部分切除が主体となり，さらに腋窩リンパ節郭清の省略も行われるようになってきている．前述の乳がんの早期発見や正確な進展範囲の診断は，乳房温存手術を行う場合に求められる第一の情報である．リンパ節の郭清の省略にはセンチネルリンパ節の描出とデータの蓄積が必要であり，画像診断分野としては核医学を用いての方法に信頼性が高い．

このような画像診断の最先端の技術と知識を実際の医療に生かすという観点からは，画像ガイドの細胞診や針生検，吸引式組織生検（マンモトーム）の実施が全国のどこでもあたり前に行われるようになることも必要である．乳がんの診療に導入されるIVRとしては，超音波検査，マンモグラフィが主体でありその実施にあたっては，臨床検査技師あるいは診療放射線技師のサポートが必須である．そのような検査に立ち会う技師には，今，目の前で行われていること，求められているものが何であるかを理解し協力できる，診療チームの一員であることが求められる．そのためには，各部門の技師が各自の専門性を高めるのみならず，他部門の検査法についても理解していることが求められている．

〈文献〉

1) 厚生労働省老健局老人保健課長．「がん予防重点健康教育及びがん検診実施のための指針」の一部改定について．2004.
2) がん検診の適正化に関する調査研究事業班．新たながん検診手法の有効性の評価．日本公衆衛生協会；2001.
3) 日本乳癌学会・編．臨床・病理 乳癌取扱い規約．第14版．金原出版；2003.
4) Rajakariar R, Walker RA. pathologizal and biological features of mammographically detected invasive breast carcinomas. Br J Cancer. 1995; 71: 150-4.
5) 遠藤登喜子，森谷鈴子，大岩幹直・他．最近話題となっている疾患－乳腺－硬化性腺症およびその関連病変と乳癌の画像診断．臨放．2005；50：1649-58.
6) 市原 周．乳腺病理学．名古屋大学出版会；2000.
7) 日本医学放射線学会，日本放射線技術学会・編．マンモグラフィガイドライン．医学書院；1999.
8) 日本乳腺甲状腺超音波診断会議・編．乳房超音波診断ガイドライン．南江堂；2004.

II. 撮像法とピットフォール

A. マンモグラフィ

　わが国における乳がんは，罹患数（率）および死亡数が年々増加傾向にある．『国民衛生の動向2004』によれば，2002年の乳がん死亡数は9,604人で，女性のがんによる全死亡の8.0%を占めた[1]．厚生労働省は乳がんによる死亡率減少を目指して，乳がん検診のさらなる見直しを行い，それまでの視触診単独の検診から，40歳以上の全女性を対象として，マンモグラフィ（40歳以上50歳未満はMLOとCCの2方向撮影，50歳以上はMLOの1方向撮影）を主体とした視触診との併用方式で2年に1回実施することに変更となった（2004.4.27　厚生労働省老人保健課長通達　老老発第0427001号）．

　マンモグラフィは乳がんの検診および精査の画像診断において，最も標準的で診断能に優れた有効な検査法である．日本（宮城1995～）におけるマンモグラフィ単独検診による乳がんの感度は，40歳代で82%，50歳代で92%，60歳以上で100%となっている．その一方で，マンモグラフィによる乳がんの診断には，10%～15%に見逃しがあるといわれている．米医学研究所（National Academy Institute of Medicine: IOM）の報告にも"mammography is not perfect"とあるように，マンモグラフィで描出不能な乳がんは，「がんが非常に小さい」，「標準撮影法では容易に描出できない部位にある」，「高密度の乳腺組織内に覆い隠されている」場合であり，これらが見逃しの要因となっている[2]．しかし，「本来，写るべきものが描出できていない」とか，あるいは「本来，ないはずの陰影がある」，すなわち撮影から現像処理の過程で発生する技術的な問題やアーチファクトなどのピットフォールによる診断精度の低下を招いてはならない．乳がんの早期発見・早期治療には高品質で診断に有用な画像が不可欠であり，ポジショニング・撮影技術の向上，および臨床画像評価に必要とされる基礎知識を習得するなど，診療放射線技師として精度向上を図ることが重要である．

1. ピットフォールの要因と対策

　マンモグラフィによる乳がんの画像診断の難しさは，①病変と周囲組織のX線吸収差が少なく，この傾向は高濃度乳腺においてさらに顕著となる，②微小な病変の診断が要求される，③乳がんの組織型は多種多様である，というところにあり，したがって高品質の画像が要求される．マンモグラフィの診断精度は表1の因子が関与している．特にポジショニング・圧迫の不良，乳腺濃度・画像コントラストの不足，不適切な現像処理による画質の低下は，深部病変や淡い微小な病変を見逃す要因となる．これらピットフォールとなりうる問題点を改善し，"false-negative"，"interval breast cancer"[※1]を減少させるためには，撮影機器および撮影技術の精度向上を図ることが重要である．

2. 撮影機器

　安定した適正な乳腺濃度でアーチファクトのない

※1　interval breast cancer（中間期乳がん）
　　計画された検診で「悪性所見なし」と診断され，次回検診までの期間に発見された乳がん．逐年検診では検診後1年以内，隔年検診では検診後2年以内に検診以外の手段で発見された乳がん．

表1 マンモグラフィの診断精度に関与する因子

撮影・現像機器	撮影装置，自動露出機構，圧迫器，現像処理，感光材料など
撮影技術	ポジショニング，圧迫，撮影条件，撮影枚数など
患者による因子	乳房の構成・サイズ・形状，乳がんの形態とダブリングタイムなど
読影者による因子	認知エラー，読影環境など
アーチファクト	撮影・現像機器，撮影技術，受診者

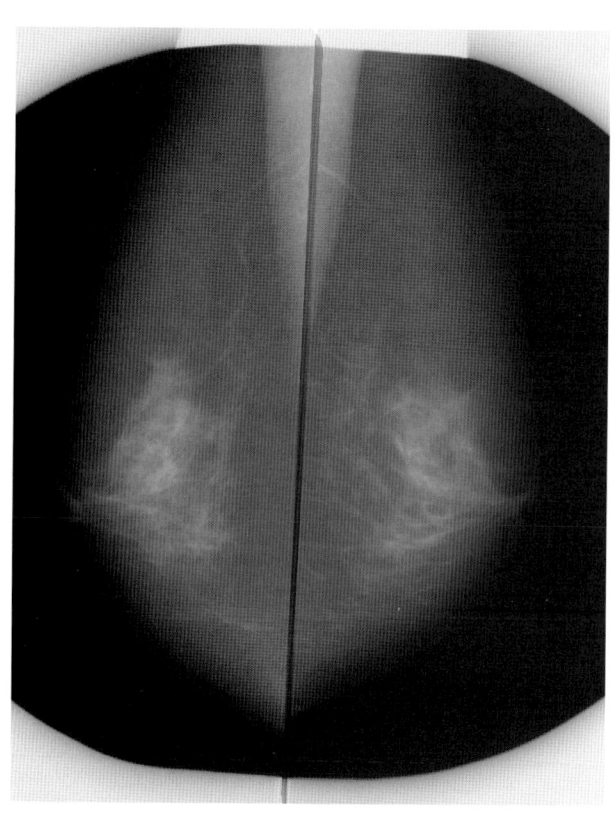

平成15年　　　　　　平成16年

図1　基準に満たない装置使用施設の画質改善例（同一撮影者による同一受診者の画像）
　　装置更新まで当面の対策として，装置のツーブスを撤去し，感光材料や撮影条件などの見直しを実施．乳腺濃度不足のためコントラスト不良で読影困難であったが，画質が大幅に改善されている．また，ポジショニングと圧迫技術も向上している．

低線量で高画質な画像を得るために，撮影機器の特性を十分に理解して使用することが重要である[3]．また，安全で精度の高い検査を保証するためには，撮影機器の品質管理を行い性能・機能を維持することが必要である．本項目においては，撮影装置，自動露出機構および圧迫器について述べる．

a. 撮影装置

マンモグラフィ撮影実施機関は学会の定める仕様基準を満たした乳房X線撮影装置を使用することが原則である[4]．しかし，平成16年9月に愛知県で実施した乳房X線撮影装置のアンケート調査によると，県内81施設の12％（10台/81台）で基準に適合しない装置が稼動している．手動による圧迫やグリッドなしでの乳房撮影は，画質・線量の両面で大きな問題があり，受診者に不利益をもたらす結果となる．早急に装置を更新することが必要である（図1）．

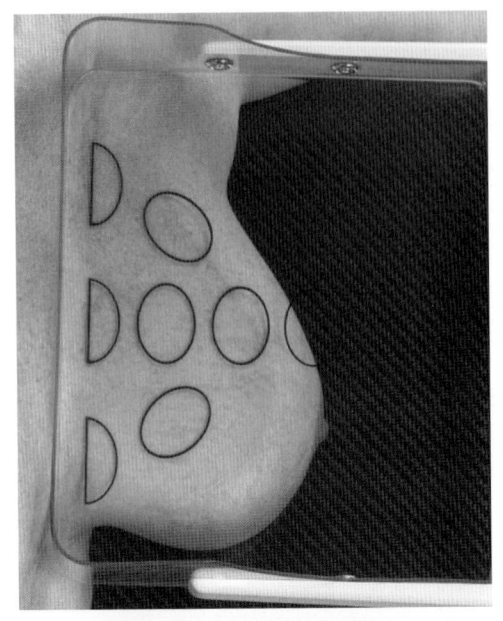

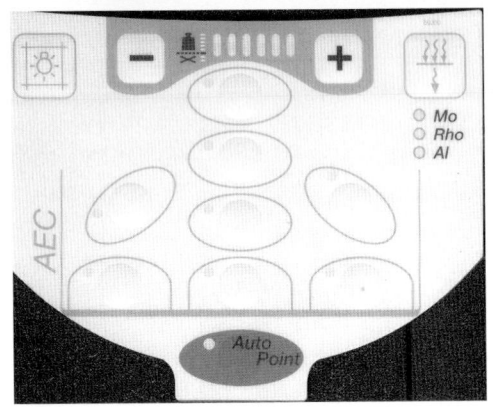

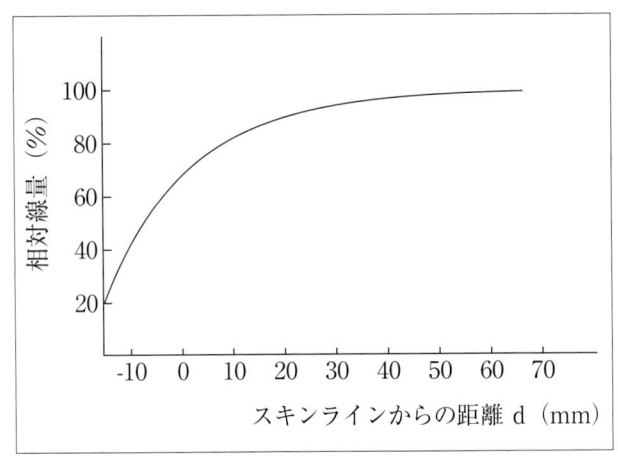

a 検出器の位置と線量

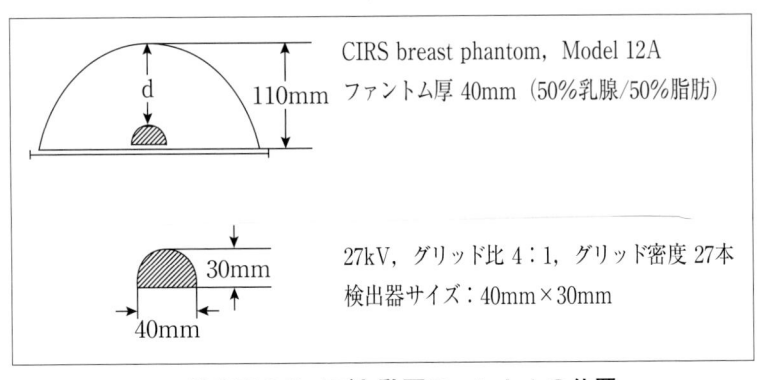

b 検出器のサイズと乳房ファントムの位置

図3 検出器の位置がAECに及ぼす特性

図2 AECの形状と設定位置

b. 自動露出機構（automatic exposure control: AEC）の精度におよぼす因子と対策

1）AEC検出器の実寸と圧迫板上の表示サイズ

　検出器受光部には半円形，楕円形および台形の形状があり，サイズも直径数cm〜8cmまで装置により異なる．検出器は胸壁と乳頭方向のみでなく，上下左右の最適な位置に移動が可能な装置など，より安定した乳腺濃度が得られるよう各社独自の特徴を有している（図2）．ただし，使用基準を満たしている乳房X線撮影装置のなかには，検出器の実寸が圧迫板上の表示サイズより大きい機種（面積比で約150%）があり，確認が必要である．特に，検出器をスキンラインに近接して撮影する場合には，検出器に直接線が入射する可能性が高く，乳腺濃度が不足し画質低下の原因となるため，適正な大きさに変更することが必要である．

2）検出器の位置とAEC精度

　安定した適正な乳腺濃度を得るためには，受診者ごとにAEC検出器の位置を脂肪組織から乳腺組織の高密度領域に移動させ，設定することが重要である．また，設定位置がスキンライン近辺では散乱線の影響を大きく受けるので注意が必要である．図3にCIRSのbreast phantom（40mm厚）を用いたときの検出器の位置がAECの精度に及ぼす特性を示す．胸壁側の線量を100%とした場合，スキンラインに近づくほど散乱線の影響を大きく受けるために，スキンラインから20mmで約90%，10mmで約80%，接しているときは約70%と減少するので注意が必要である（図3a）．ただし，ファントム厚，検出器の形状やサイズにより散乱線の影響の程度は変化するため（図3b），装置ごとに実測が必要である．検出器をスキンラインに近接して撮影する場合は，AECの写真濃度の設定値を上げて撮影しないと乳

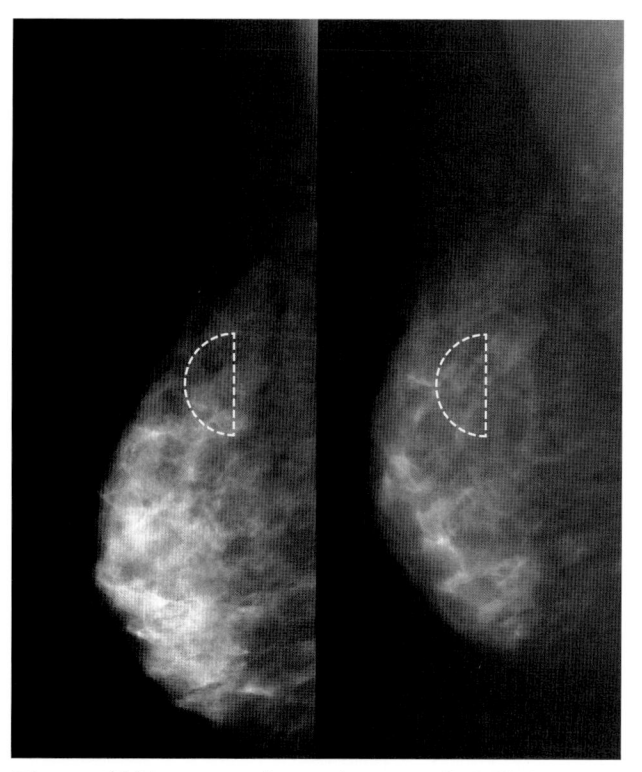

図4a ポジショニングの不良による乳腺濃度，コントラストの低下（同一撮影者による同一受診者）
左画像：2003年．ポジショニング不良のため，乳腺と検出器の位置が一致していない．
右画像：2004年．乳腺と検出器の位置が適正で，画質が改善されている．

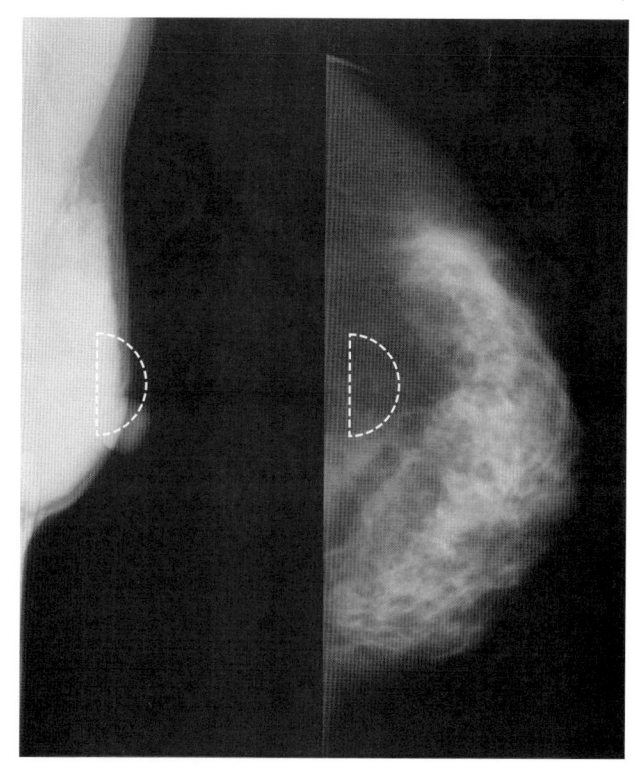

図4b 検出器の位置の設定不良
直前の受診者の設定位置で撮影，検出器の位置が乳房からはみ出している．

図4c 検出器の位置の設定不良
検出器を脂肪組織から乳腺組織に移動していない．

腺濃度の低下やばらつきの原因となる（**図4**）．

3）乳腺濃度を適正にするためのファントム濃度設定値

マンモグラフィの乳腺濃度を設定するうえで重要なことは，がんが発生する乳腺組織がフィルム上で最も低い濃度になることである．フィルム濃度は画像コントラストに大きく影響を及ぼす．スクリーン／フィルムマンモグラフィはフィルム濃度が低すぎても高すぎても画像コントラストが低下し，乳がんの検出能が低下する．国内の施設画像評価基準の乳腺濃度は1.20から1.59であり，乳がんの腫瘤を描出するための適正乳腺濃度にするには，156ファントム（PMMAファントム）またはBR12ファントム（乳房と等価な材質）のファントム濃度の目安として，1.70から1.90に設定する必要がある（精度管理マニュアルによる日常的な管理の項目である156ファントム画像の中心濃度：1.5±0.1の設定値は均一のファントムでの値であり，臨床写真では乳腺濃度が不足してしまう）（**図5**）．

c．圧迫器

1）表示される圧迫厚の補正

MQSA（mammography quality standards act，マンモグラフィ品質規準法）のもとでは，意図した設計がされていないかぎり，圧迫板は乳房支持台の平面に対して平行であること，および乳房圧迫時に圧迫面のいずれの場所においても1.0cm以上に歪んではならないと規定している．また，圧迫厚の表示精度は±5mm以内としている．撮影時，圧迫圧の増加に伴い圧迫板に歪みが生じることにより，圧迫厚を表示する数値が実際の乳房厚に対して見かけ上，小さくなってしまう[5]（**図6**）．マニュアル撮影が必要な状況下では，乳房厚の補正をして撮影条件を決定しないと乳腺濃度が不足する原因となる．これは，乳房厚1cm増で線量が約2倍必要なことを考慮すると，再撮影防止のために乳房厚の補正は重要である．通常，この歪みの大きさは装置により異な

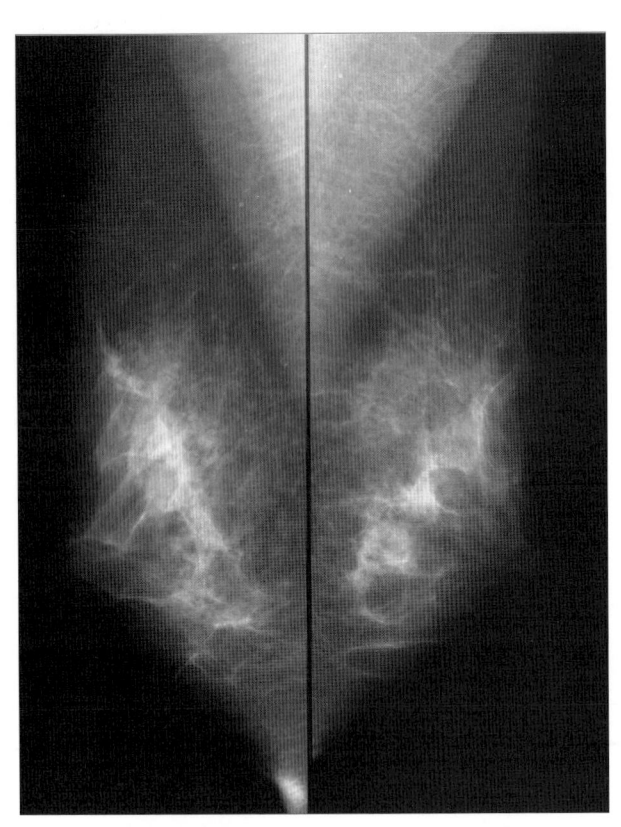

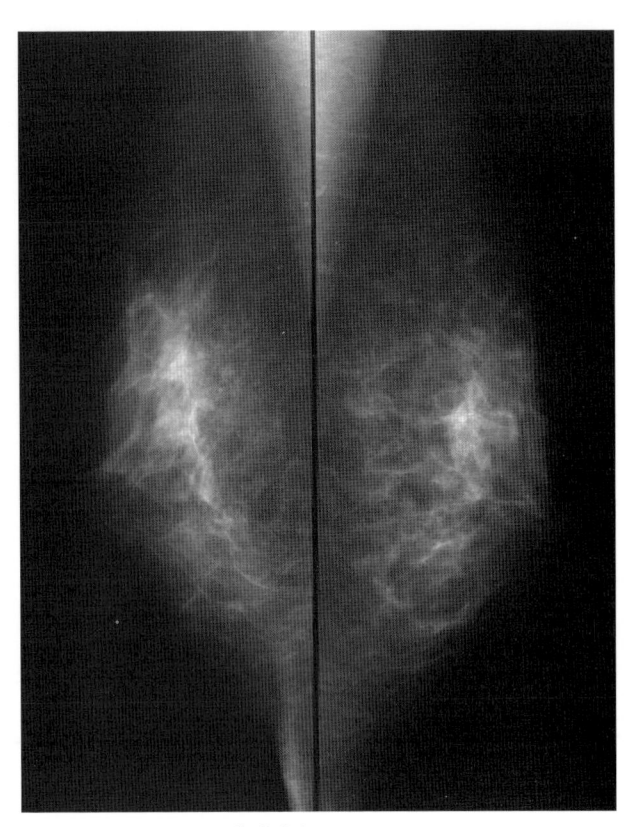

図5 AEC濃度設定値の不適正による乳腺濃度の低下（同一施設による同一受診者）
　　　設定値変更による画質の改善（乳腺の濃度・コントラスト）．
　　　左画像：乳腺濃度1.05．AEC設定値が低く，乳腺濃度不足のためコントラストも低下している．また，左は大胸
　　　　　　筋がやや入りすぎのため，乳腺後隙と下部が描出不良となっている．
　　　右画像：乳腺濃度1.41．AEC設定値を変更し，画質の改善が見られる．

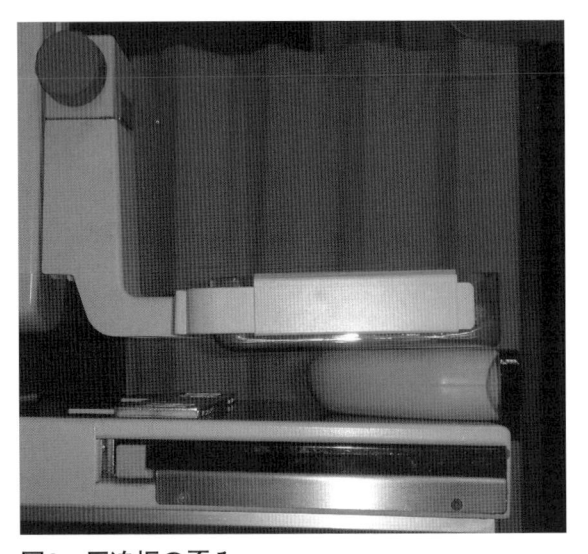

図6　圧迫板の歪み

るため実測しておくことが必要である．ただし，装置メーカーによっては，標準圧迫圧120Nで生じる圧迫板の歪みの数値を加えて圧迫厚を表示している装置もある（この方式では圧迫板を撮影台に密着させたときの表示圧迫厚が0mmではなく，120Nで圧迫時の歪みの数値が表示される）．受診者個々の乳房に対して「最適な圧迫圧を自動的に決定する機構」を目的に設計された機種の場合，圧迫板の歪みの基準値は0.065mm/Nで，通常の圧迫圧120Nで約7.8mmと他機種に比べてやや大きい．

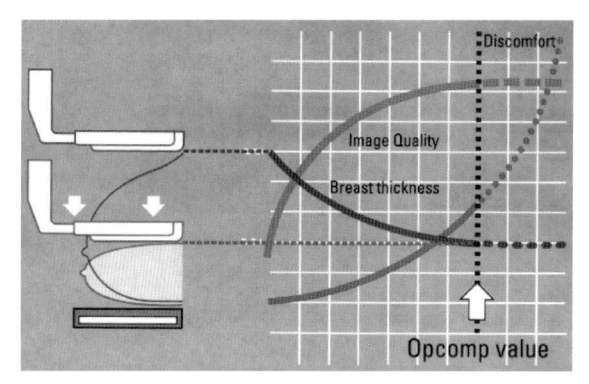

図7　圧迫方式1（最適圧迫機構）
圧迫により乳房厚は指数関数的に減少し，これに対応して画質は向上する．一方，圧迫による不快感や痛みは，ある圧迫圧を超えると指数関数的に増加する．

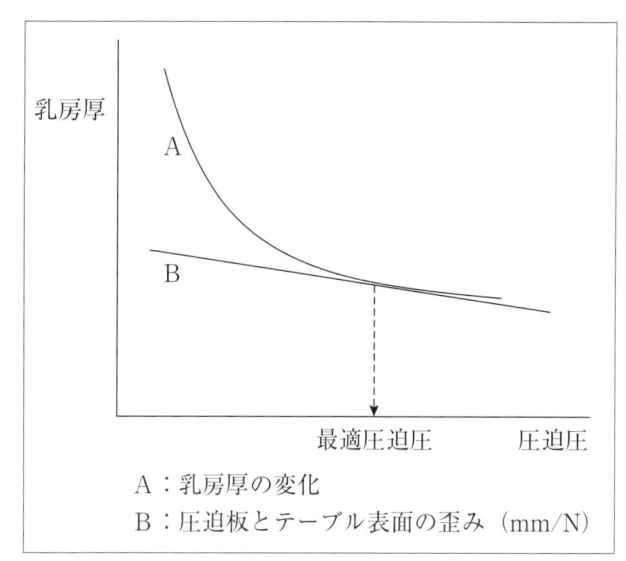

図8　最適圧迫圧
A：乳房厚の変化
B：圧迫板とテーブル表面の歪み（mm/N）

最適圧迫圧は乳房厚の減衰カーブと圧迫板にかかる歪みを示す直線との接点として決定される．乳房厚の減衰カーブは乳房の構成，大きさ，形状など，個々の受診者により異なり，作動範囲は80～200Nである．この機構は撮影者による圧迫圧の変動が少なくなるために，再現性が要求される比較読影において有効である．過圧迫による乳房へのトラブル防止のため圧迫圧の上限値を設定することは重要である．

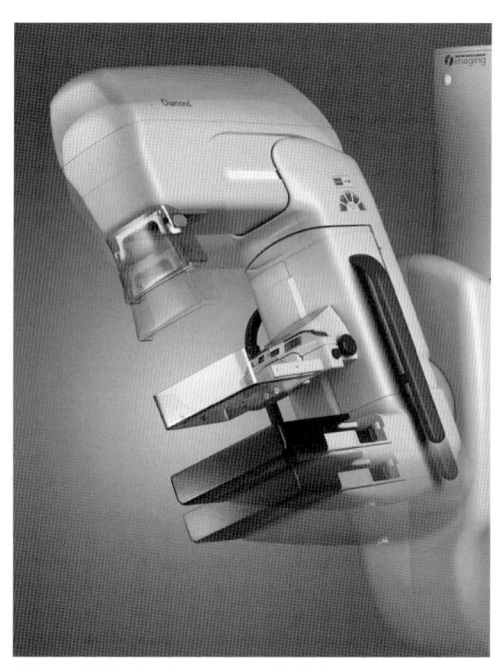

図9　圧迫方式2（EPS機構）

　真の乳房厚＝圧迫時の表示乳房厚＋（p・t）
　p：撮影時の圧迫圧
　t：補正係数（0.065mm/N　装置固有）

2）より適正な圧迫を可能にする圧迫方式と機構
a）最適圧迫機構（Op-comp）
必要以上の圧迫を防ぐために，受診者個々の乳房に対して最適な圧迫圧を自動的に決定する（図7，図8）．
b）EPS（easy position system）機構
乳房組織を最大限取り込むことができる上下両方向からの圧迫システム．受診者の痛みを分散し最小限に抑えることが可能となる（図9）．
c）2重圧迫機構（twin-comp）
まず胸壁側より圧迫を開始し，その後，乳頭側を圧迫するために乳腺を最大限前方へ移動させることが可能となる．

3）工夫された圧迫板
a）フレキシブル圧迫板
圧迫板の支持部分が上下左右に自由に可動し，乳房の形状に合わせ，扁平な乳房や下垂した乳房にも乳腺を逃がさないように，皺がつきにくい圧迫が可能である（図10）．

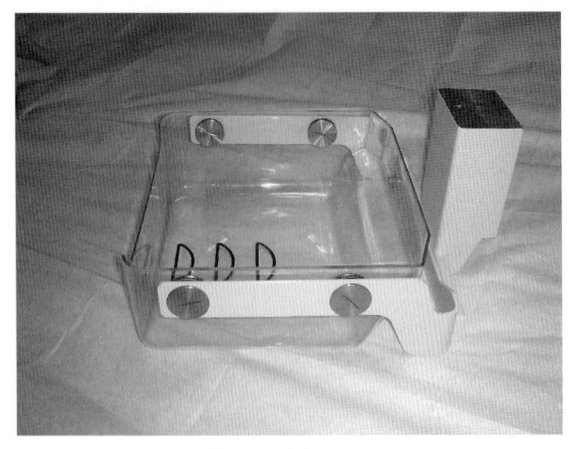

図10 フレキシブル圧迫板
圧迫板の支持部分が上下左右に自由に可動．

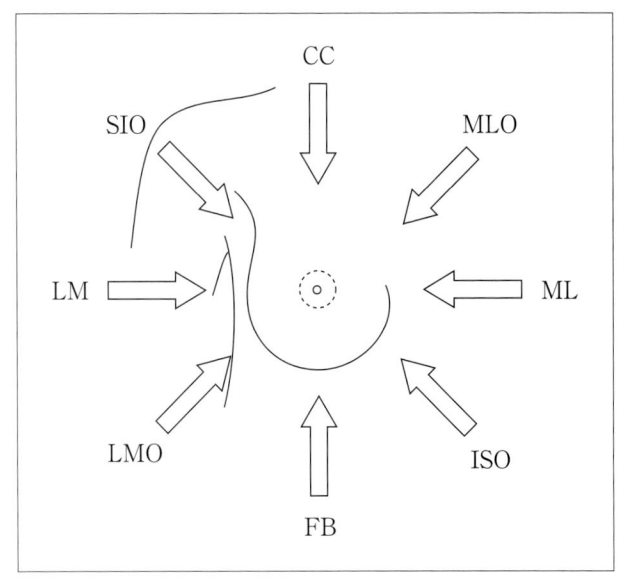

図11 撮影方向

表2 撮影法の用語と目的

用　語	標示コード		目　的
内外斜位方向	MLO	mediolateral oblique	標準撮影法
頭尾方向	CC	craniocaudal	標準撮影法
内外側方向	ML	mediolateral	病変位置・性質の明確化
外内側方向	LM	lateromedial	病変位置・性質の明確化
外側頭尾方向	XCC	exaggerated craniocaudal	病変位置の明確化（外側の深部病変）
内側乳房間隙	CV	cleavage	病変位置の明確化（内側後方部の深部病変）
腋窩	AT	axillary tail	病変位置・性質の明確化（外側を含めた腋窩領域）
接線方向	TAN	tangential	病変位置・性質の明確化（皮膚内の病変）
ロール外側回転	RL	rolled lateral	病変位置・性質の明確化（乳腺組織の重なりを分離）
ロール内側回転	RM	rolled medial	病変位置・性質の明確化（乳腺組織の重なりを分離）
尾頭方向	FB	from below	上部病変位置の明確化・脊椎後彎
外内斜位方向	LMO	lateromedial oblique	漏斗胸・ペースメーカ装着者
外上内下斜位方向	SIO	superolateral to inferomedial oblique	内側下方の病変位置の明確化
インプラント修整位	ID	implant displaced	豊胸術後撮影

b）小さい乳房用圧迫板

　受診者が男性や乳房が小さいとき，圧迫板が乳房を圧迫する前に撮影者の手の甲が当たり圧迫が困難な場合がある．圧迫板の手の甲に相当する部分をカットし幅を狭くした圧迫板は有用である．

3. 撮影技術

　マンモグラフィにおけるポジショニングの基本は，病変もれのないように可能なかぎり乳腺組織全体を描出することにある．そのためには，乳房の解剖，生理，および可動性組織と固定組織の領域，ブラインドエリアの存在などを十分に理解することが重要である．また「本来，写るべきものが描出できていない」と見逃しの原因となるので，撮影時には受診者の乳房のサイズ，形状，乳腺密度および体型や乳房疾患に合わせた正しいポジショニングと適切な圧迫および撮影条件の設定が重要である[6), 7), 8)]．

　撮影法の用語と目的を**表2**に，撮影方向を**図11**に示す[6)]．

　これら撮影法の目的は以下の3つに大別できる．
（1）スクリーニング（検診）のための標準撮影法．
（2）乳房のなかにある病変の正確なポジショニングに用いる撮影法．
（3）病変の性状をより明確にするために用いる撮影法．

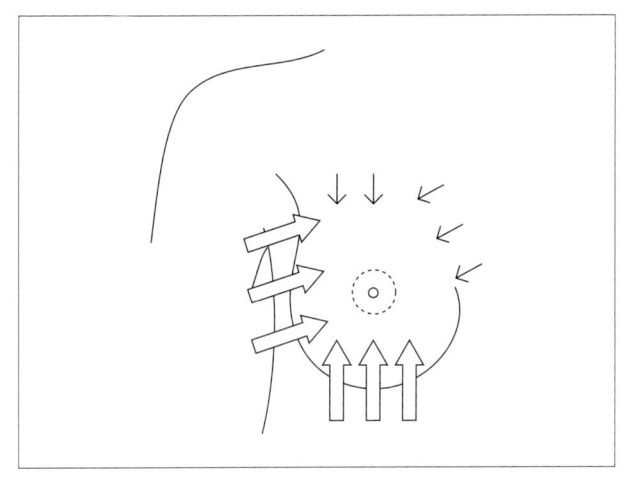

図12　可動性組織（⇨）と固定組織（→）

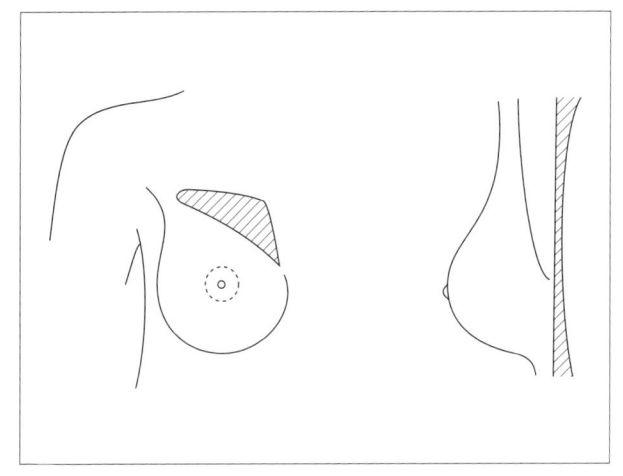

図13　MLOのブラインドエリア

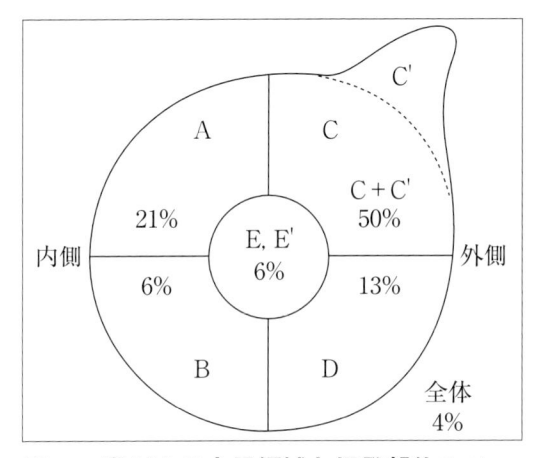

図14　乳がんの占居領域と好発部位[10), 11)]
A：内上部，B：内下部，C：外上部，
C'：腋窩部，D：外下部，E：乳輪部，
E'：乳頭部

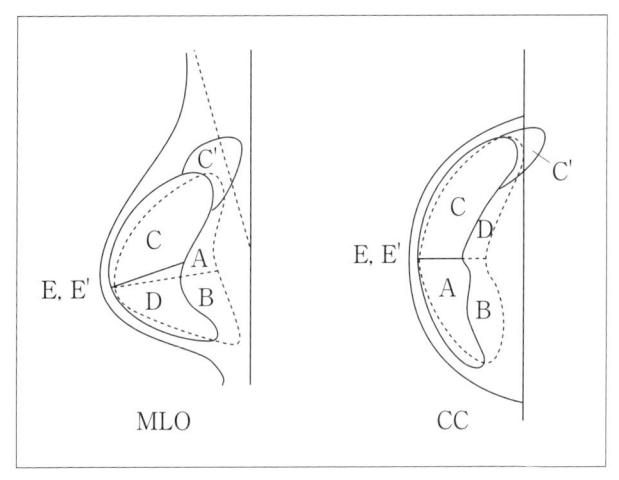

図15　MLO，CCにおける標準的な乳腺領域
（文献9より一部改変）
乳腺は2層構造である．

a. 標準撮影法

乳腺組織を最大に描出できる内外斜位方向（mediolateral oblique：MLO）および頭尾方向（craniocaudal：CC）の2方向撮影が標準撮影法である．

a）可動性組織と固定組織

乳房には可動性組織と固定組織の領域が存在する（**図12**）．乳房の可動性部分は外側縁と下縁であり，内側縁と上縁は固定している．描出できる組織を最大にするため，可動性のある組織を固定した組織へ十分に移動させて，固定組織に対しての圧迫板の作動を最小限にすることが必要である．

b）乳頭の側面性

乳頭の向きが真横になることが望ましいが，乳房のポジショニングの第一目標はできるだけ多くの組織が描出されることにある．したがって，乳頭を真横に描写しようとして乳房組織が犠牲になってはならない．乳頭は少なくとも1つの撮影法で真横に描写されなければならないが，乳頭が2つの撮影法のどちらでも真横にならない場合には，乳頭を真横に描写する追加撮影を行う．

1）MLO（内外斜位方向）

乳腺組織を最大に描出することができる，ブラインドエリアが少ない撮影法である（**図13**）．乳がんの好発部位[※2]である外上部CC'領域の深部組織が描出可能であるが，内側部A，B領域の組織がブラインドエリアとなりやすい（**図14**）．**図15**に町田らによるMLO，CCにおける標準的な乳腺領域を示す[9)]．

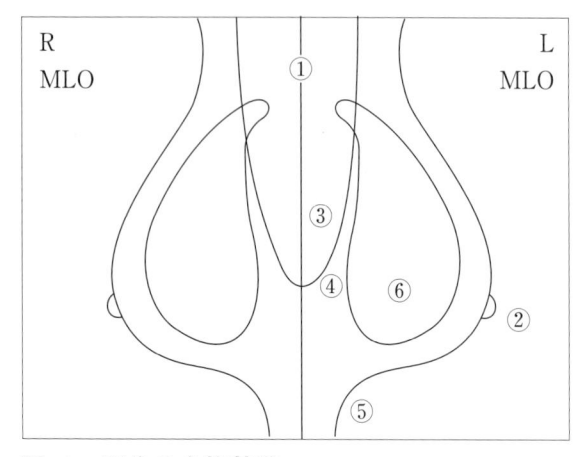

図16 画像の合格基準

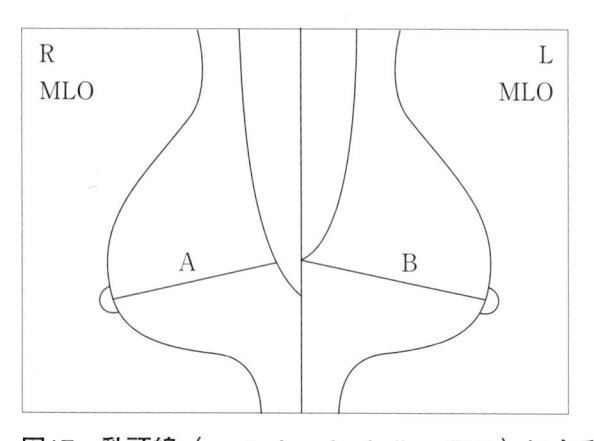

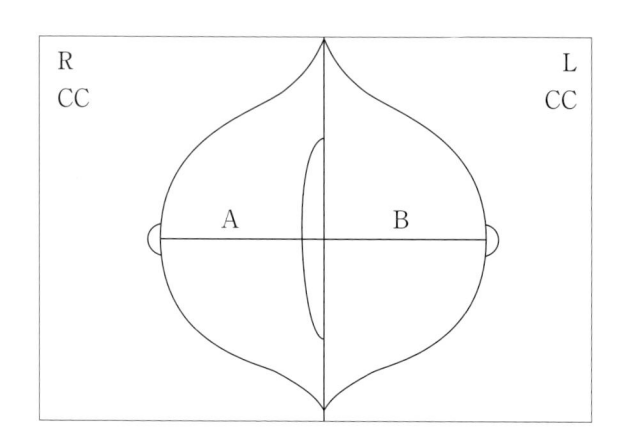

図17 乳頭線（posterior nipple line: PNL）による乳腺組織描出の評価
MLO：乳頭-皮膚ジャンクションから垂直に引いた線が，胸筋（A）あるいは画像後縁（B）に早く到達した距離．
CC ：乳頭-皮膚ジャンクションから胸筋の描出の有無にかかわらず画像後縁（A，B）までの距離．

a）合格基準（図16）
①左右乳房の写真が対称であること．
②乳頭がprofileに描出されていること．
③大胸筋が乳頭線（posterior nipple line: PNL）※3のレベルまで写っていること．
④乳腺後方にある脂肪組織がよく描出されていること．
⑤腹部組織が入っており，inframammary foldが伸びていること．
⑥乳房に皺がないこと．

※2 乳がんの好発部位
　乳がんの好発部位については多くの報告がある[11), 12)]．日本乳癌学会による乳がんの発生頻度を示す．発生割合は下部より上部が多く，内側より外側のほうが高い．C，C'領域（外上部）が50％と最も発生頻度が高い（図14）．

※3 乳頭線（posterior nipple line: PNL）[13)]
　乳頭線の定義は撮影方向により異なる．MLOにおいては乳頭-皮膚ジャンクションから垂直に引いた線が，胸筋あるいは画像後縁に早く到達した距離，CCにおいては乳頭-皮膚ジャンクションから胸筋の描出の有無にかかわらず画像後縁までの距離をいう[14)]．
　CCの乳腺組織描出の量を評価する方法は，胸筋描出の有無でおおよそ判断できるが，CCが適切にポジショニングされていても，胸筋は受診者の約20〜30％程度描出されるにすぎない．そのため，胸筋の描出されていない画像においてポジショニングが適正であるかの評価は，適正なポジショニングで撮影されたMLOの画像からPNLの長さを測定し，CCのPNLと比較することにより評価が可能である．MLO，CCの2方向が適正なポジショニングで撮影されたとき，MLOのPNLはCCより長く，その差は1cm以内にある．ただし，受診者の約10％においてはCCのPNLが長くなることがある（図17）．

検診　　　　　　　　　　　　　　　　　　　　　精査

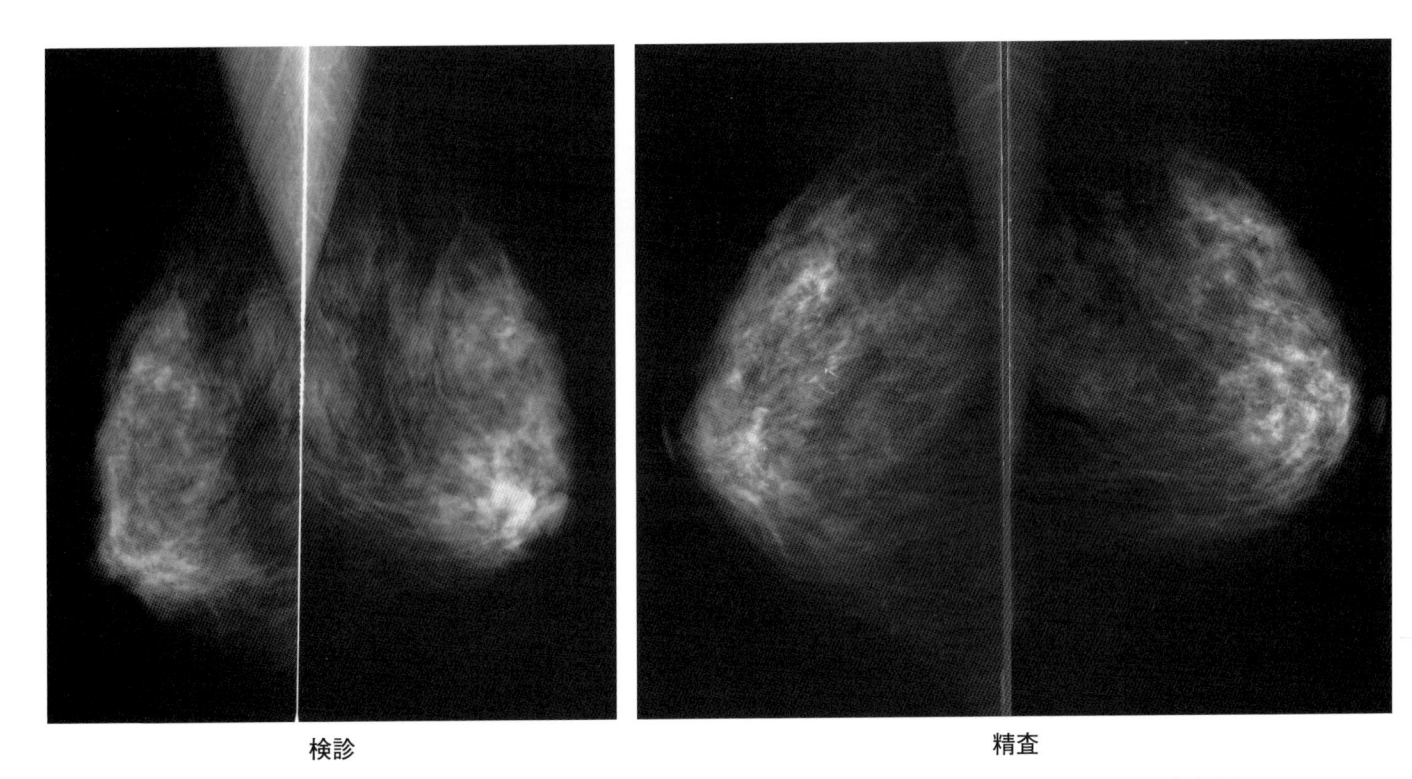

図18　適正な"pulled out and up"による画質改善（ある検診機関と精査機関で撮影された同一受診者）
　　　左検診像：乳腺後方部のFAD（乳腺局所非対称）で精査となった症例．
　　　　　　　　ポジショニング不良による，乳頭の側面性不良，乳腺後隙描出不良，乳腺伸展不良，乳房下垂による組織の分離不良（"Camel's nose"を呈している）となっている．ただし，本症例はもともと受診者の乳房の大きさが左右で異なり，対称性は見られない．
　　　右精査像："pulled out and up"により画質が大きく改善されている．

b）ポジショニングのポイント
(1) カセッテホルダ面は胸筋と平行にし，撮影者による角度は再現性を考慮し統一することが望ましい（標準65°，小乳房70〜80°，下垂乳房45〜50°）．
(2) 胸筋を緩めるため，受診者の腕は肘を曲げてカセッテホルダの後ろにかけ，手は支持アームのハンドルを軽く持たせる．大胸筋の形状[※4]は前面に凸面で描出されるのが理想的である．
(3) 可動性組織を固定組織のほうへ移動させる．乳房を持ち上げ，そして乳房組織と胸筋の両方を前方内側に引っぱる．組織の重なりを防ぐため，胸壁から離れるように乳房を上方に引き出し保持する．撮影者の手を圧迫範囲の外に動かしていく間，乳房が所定の位置を維持し，十分な圧迫になるまで，乳房前方部分を保持し続ける．引き出しと挙上（pulled out and up）を確実に行う（図18，図19）．

※4　MLOで描出される大胸筋の形状
　　MLOにおける胸筋のパターンは大きく4つに分類される．胸筋のパターンを評価し，ポジショニングの問題点を改善することが必要である[14]（図20）．
パターン1：前方に凸面で乳頭線のレベルまで伸展した理想的なもので，胸筋がリラックスして適正に内側に移動され保たれた状態で圧迫されたときに見られる（図1 右画像）．
パターン2：前縁が凹面になっている．これは胸筋が適切に内側に移動されていないか，あるいは受診者の上腕の挙上または外転により胸筋が締められたことを意味している．前縁凹面はMLにおいてよく見られる（図18 精査右乳房）．
パターン3：胸筋の前縁が画像の後縁と平行している．胸筋と乳房を内側に移動させるのが不十分であったか，圧迫直前に胸筋を後側方へ移動したことを示している（図18 精査左乳房）．
パターン4：よく発達した胸筋を過度に移動させたときに見られる．大胸筋が過度に入った場合，胸郭が彎曲した形状のためB領域の乳腺後方部が欠損しやすい．この場合大胸筋の厚みのため，乳房，特に乳輪下部の領域は圧迫が不十分となってしまう．小さな乳房を圧迫する場合は，胸筋を少し外すことにより適正な圧迫が可能となる（図5 左画像左乳房，図24）．

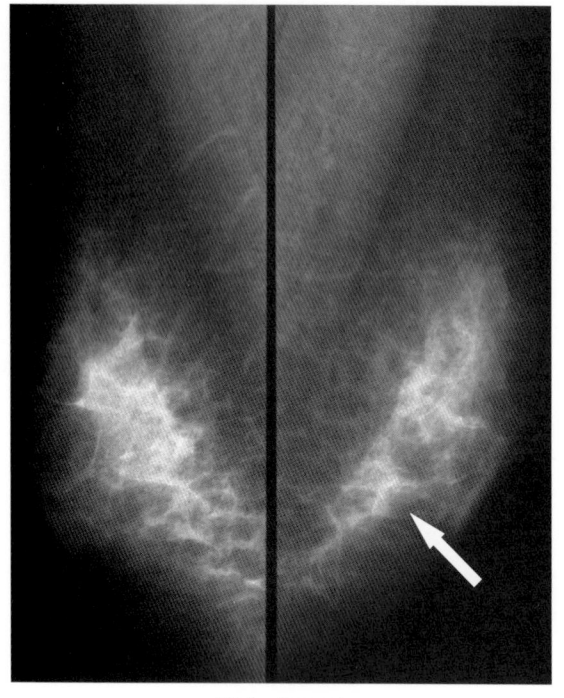

検診（MLO）

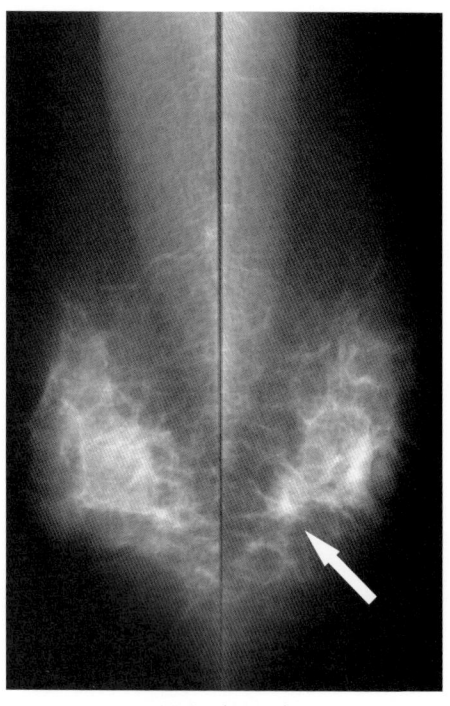

精査（MLO）

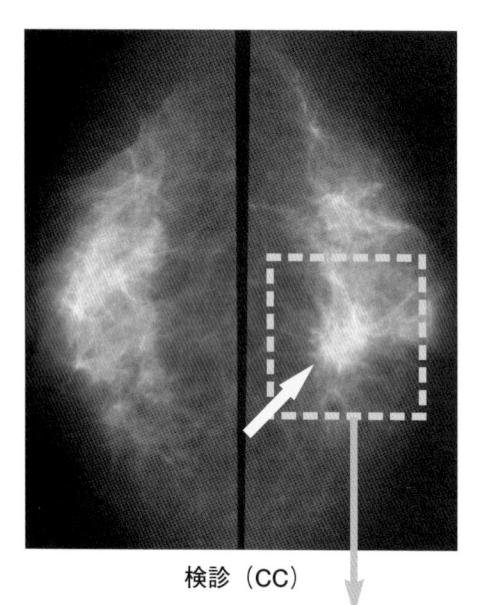

検診（CC）

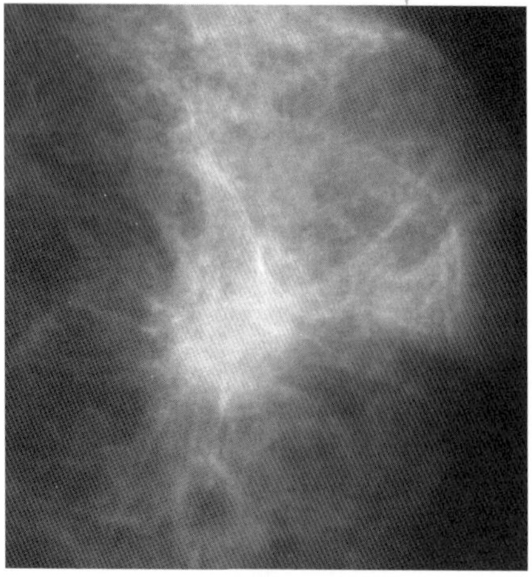

精査（CC）

検診（上図矢印部分の拡大）

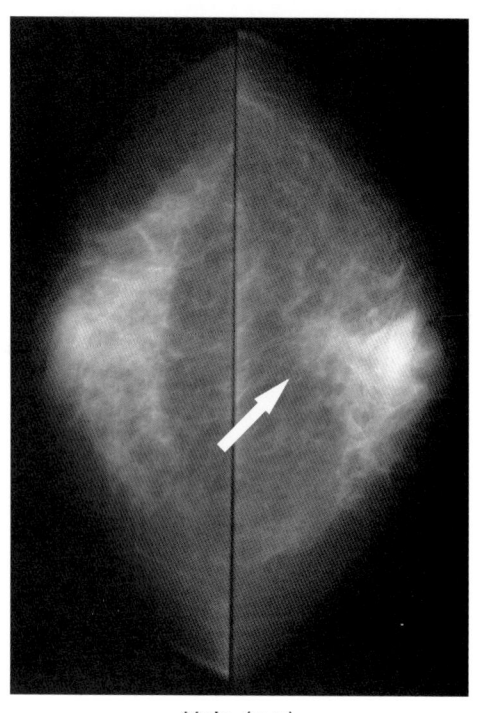

図19　検診機関とある精査機関
（同一受診者のAC領域の病変描出）
　検診でMLOの乳腺下方にdistortion，CCでAC領域に異常陰影のため，精査となった症例．
　精査機関：ポジショニング不良のためMLO，CCで乳頭の側面性不良，圧迫不十分による乳腺伸展不良を呈している．また，乳腺濃度不良によるコントラストの低下があるために，病変の描出が不十分となっている．検診機関より画質が低下している．

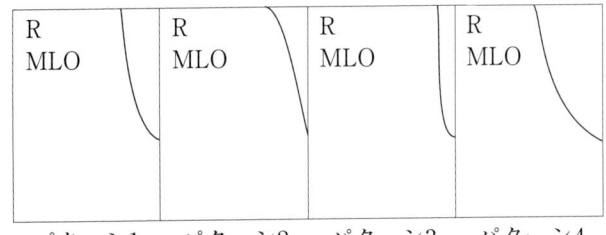

図20　MLOで描出される大胸筋の形状とポジショニングの問題点
左からパターン1, 2, 3, 4
パターン1：前方に凸面で乳頭のレベルまで伸展した理想的なもの．
パターン2：前縁が凹面になっている．
パターン3：胸筋の前縁が画像の後縁と平行している．
パターン4：大胸筋が過度に入った場合．

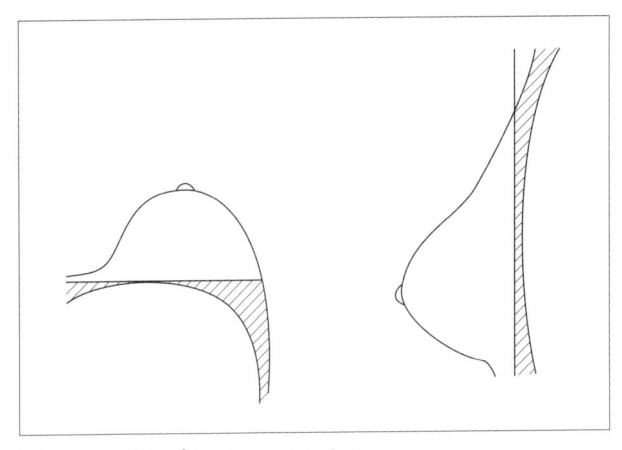

図21　CCのブラインドエリア

(4) 乳房を保持する手を離すのが早すぎる場合，乳房は垂れてしまい，組織の分離が不十分になる．腹部組織を引き下げて，乳房下のひだを伸ばす（図18）．
(5) 検出器の位置を脂肪組織から乳腺組織の高密度領域へ移動し設定する（図4c）．

2) CC（頭尾方向）

CC方向はMLO撮影を補完する撮影法であり，乳房内側の欠像があってはならない．CCは乳腺上部組織と外側がブラインドエリアとなりやすい（図21）．

a) 合格基準（図16）
① 左右の写真が対象であること．
② 内側乳腺組織は必ず描出され，外側もできるだけ入っていること．
③ 胸壁深くまで入っていること．
④ 乳頭がprofileに描出されていること．
⑤ 乳房に皺がないこと．

b) ポジショニングのポイント
(1) CCは，MLOで見逃されたかもしれない内側の組織（MLOのブラインドエリア）の描出を確実に行う．このとき，可能なかぎり外側の組織を多く描出することを一緒に行う．
(2) 乳腺上部組織が入るように，可動性のある乳房下inframammary foldを，自然な可動性の許容限界の高さまで持ち上げて，カセッテホルダの中央に引き伸ばすように乗せる[15]（図22, 図23）．
(3) 乳房の後方外部組織の描出を改善するには，カセッテホルダの上に乳房の胸壁外側部分を持ち上げるために，片手を用いて乳房の上部がカセッテホルダの胸壁端を越えるようにする．これは受診者を回さないで行う．
(4) 圧迫を行うとき，乳房を保持している手を乳頭のほうに動かし，その間，前方に向かって外部組織を滑らかにして，ひだを取り除く．
(5) 受診者の撮影する側の腕は体の脇で力を抜いて垂らし，上腕骨は回外させておく．
(6) 検出器の位置を脂肪組織から乳腺組織の高密度領域へ移動し設定する（図4c）．

3) ブラインドエリア

a) MLO
(1) 乳腺組織の重なり防止は，胸壁から離れるように乳房を上方に引き出す"pulled out and up"を確実にする．
(2) 大胸筋と乳房の外側を十分に内側（可動性組織を固定組織）へ適正に移動させることで，ブラインドエリアは減少する．"Milky way"[※5]が十分に描出されていること（図19左画像）．
(3) 胸筋および乳房の形態や体型に合わせて，MLOの角度を決定する．
(4) 乳房下角は「腹部組織を引き下げて，乳房下のひだを伸ばす」ことで伸展される．

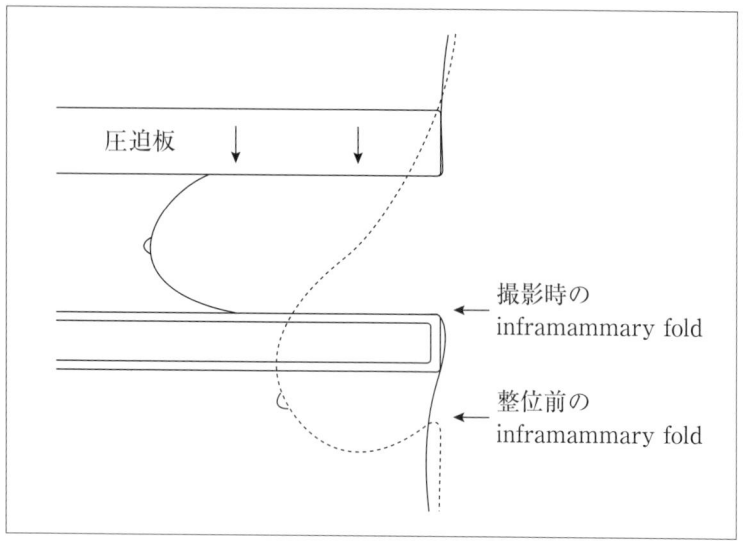

図22 カセッテホルダの適正な設定位置

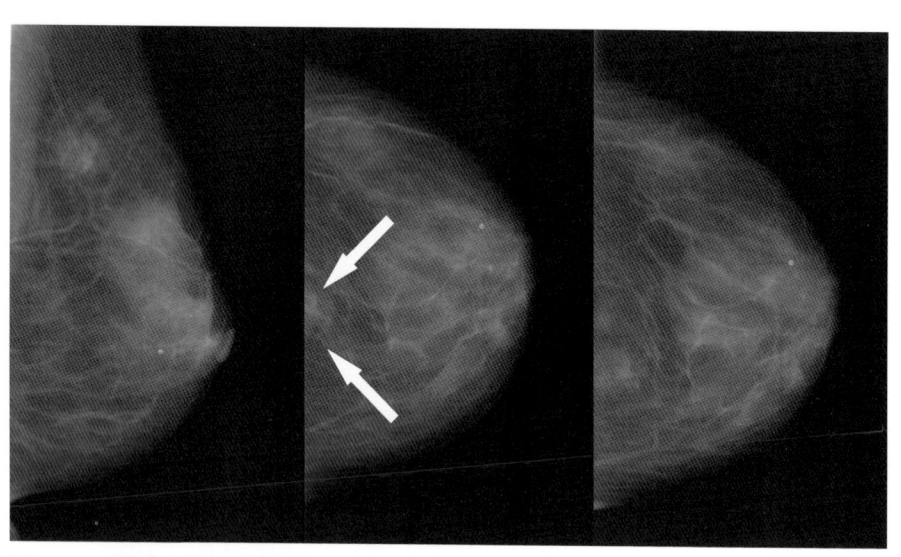

図23 A領域上部の病変
標準撮影（左，中央）のCCは乳房の前方への引き出しが不十分なため，A領域上部の病変の描出が不十分となっている．右は上方に重点を置いたCCの追加撮影．

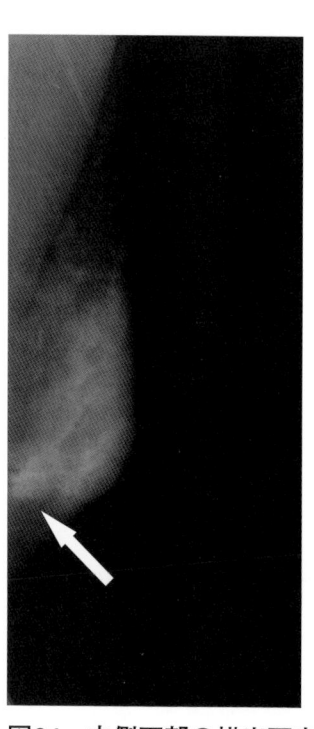

図24 内側下部の描出不良
大胸筋が入りすぎのため，腰が後方へ移動し乳腺下方が欠像している．

(5) MLOで描出されにくい部分は，内側部A，B領域（特に内側下部）の組織である可能性が高い．大胸筋を多く入れようとすると，胸郭の彎曲した形状のためB領域の乳腺後方部が欠像しやすい．的確なCアームの角度設定が必要である（図15，図24）．

(6) A領域の病変が欠像した場合は，SIOやLMの追加撮影を行う．

b) CC

(1) 乳腺上部組織がブラインドエリアとなりやすいので十分に乳房を持ち上げて（1.5〜7cm程度）圧迫する[15]．圧迫板の立ち上がり部の胸壁側に上後部乳腺組織があるときは引き出しが不十分である（図22）．

※5 "Milky way"
　Tabarによる読影時に「特に注意を払うべき領域」（Areas that require special attention）（図25）のひとつ[16), 17), 18)]．MLO方向での大胸筋の前縁に沿った幅3〜4cmの領域で，乳がんの好発部位である上部外側（C領域）が描出されるところ．
　「特に注意を払うべき領域」は他に，"No man's land", The medial half of the breast, The retroareolar regionがある．

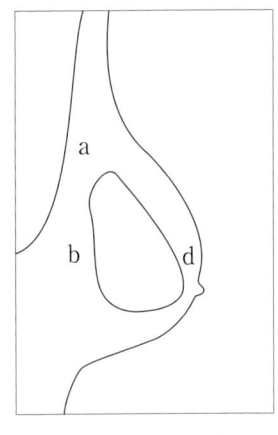

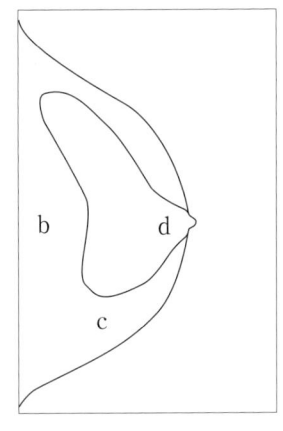

図25 読影時に「特に注意を払うべき領域」
（Tabarによる）
a："Milky way".
b："No man's land". 乳腺後隙の脂肪組織領域（retrograndular space）.
c：The medial half of the breast. CC方向での乳房の内側半分．特に上部内側は内外斜位方向（MLO）撮影でブラインドエリアになるところである．乳腺の退縮は加齢とともに内側部より始まり外側下部へ移行する．この場所の陰影には注意が必要である．
d：The retroareolar region. MLO方向での乳輪部の後方領域．乳管が集中するところにあたり，乳がんの好発部位でもある．

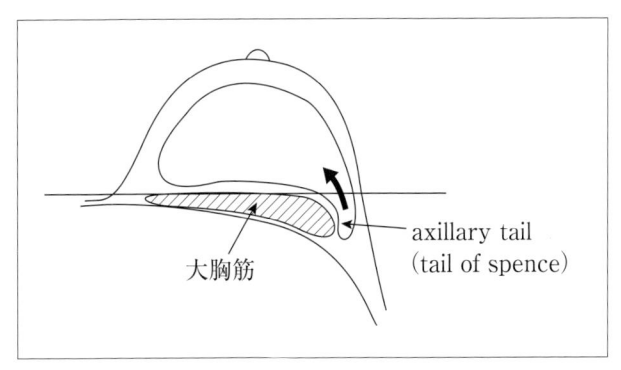

図26 後方外部乳腺組織（tail of spence）の描出法

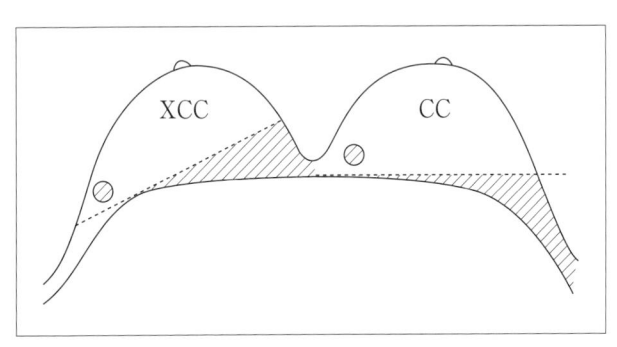

図27 CCとXCCにおけるブラインドエリア

(2) 乳腺腋窩部C'領域の乳腺は前方へ十分引き出し，後方外側部組織（tail of spence）は外側からも押し込む[15]（図26，図4c）．
(3) 受診者の撮影しない側の腕は，取っ手を握らせることで内側組織の描出を改善できる．

b. よく用いられる追加撮影法

1）内外側方向撮影（mediolateral: ML）

最も汎用される追加撮影法で，病変の正確な位置を三角法で測定するために，標準撮影と組み合わせて行う．MLO，CC，MLにおける病変部位と位置，撮影方向・角度により乳頭に対する病変の位置が異なる．

2）外側頭尾方向撮影（exaggerated craniocaudal: XCC）

内側重視のCCを補足する撮影法で，CCの外側に重点を置いた撮影法（図27）．CCと同様に乳房を持ち上げてカセッテホルダに胸骨をあてがい，外側が照射野に入るまで受診者を回転させてポジショニングする（図28）．

3）尾頭方向撮影（from below: FB）

乳房上部に重点を置いた撮影法で，乳房上部の固定された後方組織が描出可能となる．病変部がフィルムに接近するため，描出はより鮮明となる．

c. 病変存在の有無を明確にするための方法

標準撮影法の1つの撮影法のみに見られる所見が，病変であるのかまたは乳腺の重なりが原因であるのか確認する手段には，ML撮影，スポット撮影，拡大撮影，角度を5°から10°変えた撮影，ステップ斜位撮影，ロール撮影，これらの組み合わせによる方法がある．

1）ステップ斜位撮影法（病変存在の有無と位置の同定）

段階的にアームの角度を15°変えて追加撮影を行い，病変の正確な位置を三角法で測定する方法である．標準撮影法の1方向のみで見られた所見がステ

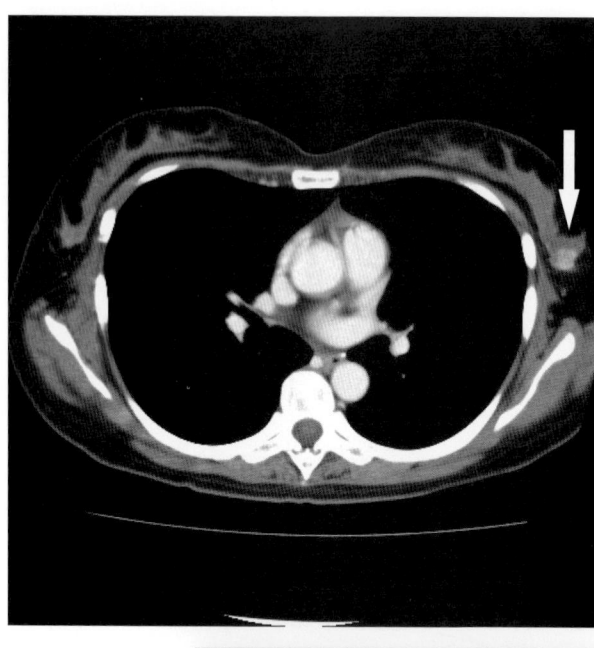

図28a 胸部造影CTで偶然に指摘された乳房の左C領域外側部に異常所見

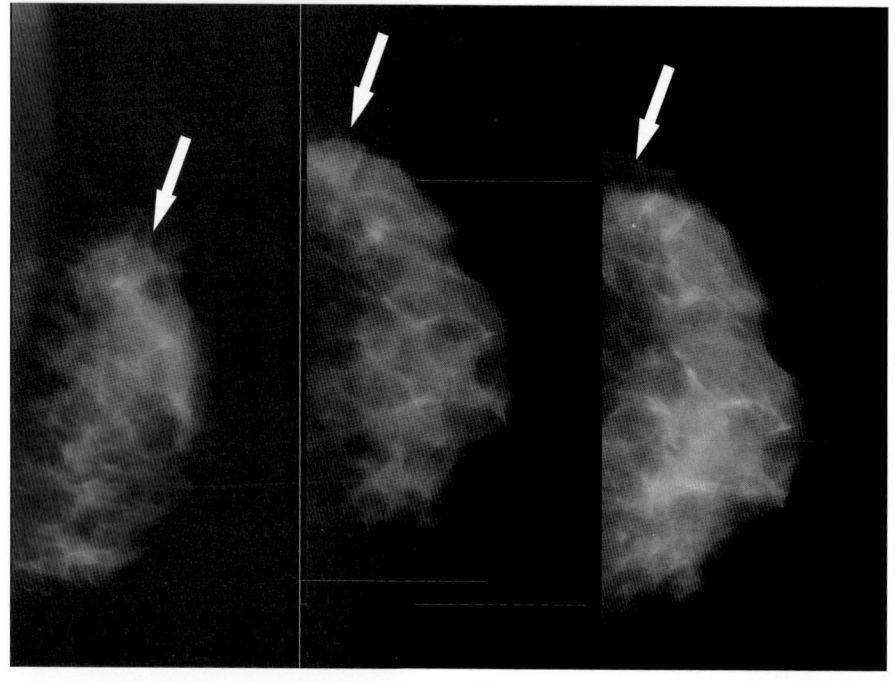

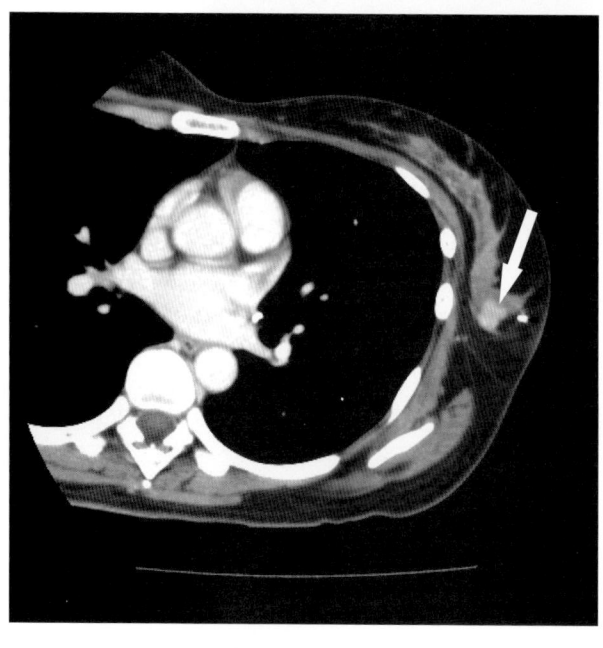

図28b MLO，CC，XCCで外側に不明瞭な高濃度域
左CC外側部にやや高濃度域があるように見えるがはっきりしていない．また，明らかな構築の乱れや悪性の石灰化はない．ダイナミックCT，MIP画像で明瞭に描出．

図28c ダイナミックCT

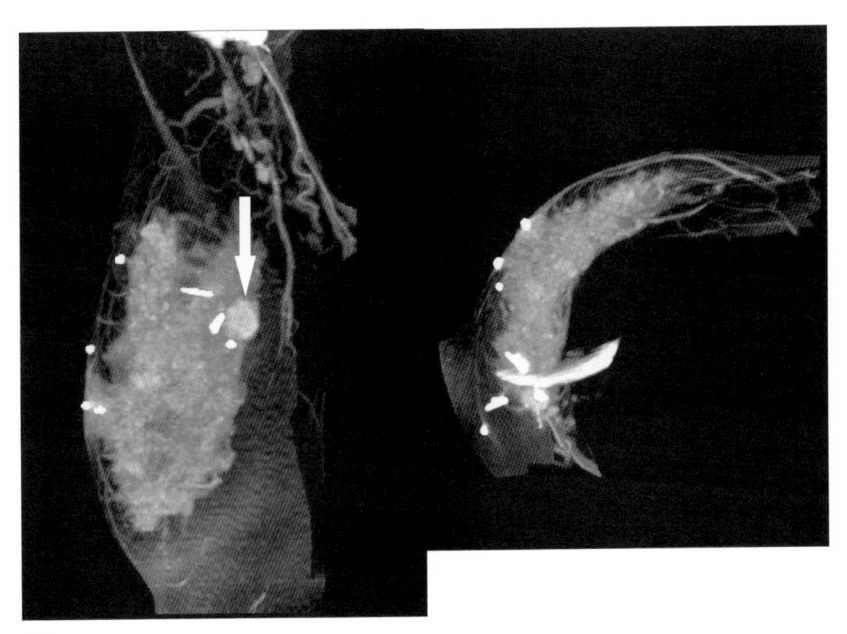

図28d　MIP

ップ斜位の画像上に見られない場合，その濃度は乳腺の重なりによるアーチファクトと判断できる．また，CC方向から90°ML間のステップ斜位画像の3方向での位置が直線上で一致したとき，その濃度は病変と判断できる[19]（図29，図30）．

2）ロール撮影法

複数の病変の重なりを分離するためや，重なり合った乳房組織を分離するために用いる方法で，乳房を左または右へ10°～20°回転して撮影する．

d. 乳房圧迫

1）適正な圧迫圧の設定

高品質のマンモグラムを得るには適正な圧迫が不可欠である．乳房の圧迫は乳腺組織の厚さを均一に減少し乳腺構造を広げて分離させることにより，散乱線を減少させてコントラストおよび解像度を向上させる．2層の乳腺を広げることで脂肪のなかに乳腺が浮き上がるようになり，異常が発見しやすくなる（図15）．しかも，圧迫により幾何学的ボケを減少し，動きによるボケの発生を最小限にする．また，被ばく線量の低減が図られ，乳房全体をより読影に適した濃度域にすることが可能となる．

理想的には，圧迫の程度は2つの要因で決定すべきである．個々の受診者の乳房に対して実際に圧迫できる最大の程度，すなわち少なくとも，組織が「ぴんと張られた」軽く叩いても皮膚にへこみをつくらない状態と，もう1つはそのときの「受診者が耐えることが可能な圧迫」の程度，すなわち「過大な苦痛を感じさせない」程度である．この「受診者が耐えることが可能な圧迫」の程度は，検査前の受診者への適切な説明と信頼関係や受診者のリラックスの度合い，さらに撮影者の圧迫技術によって大きく変わる．同一の圧迫圧であっても個々の受診者が受ける乳房の物理的圧迫圧は異なるので，柔軟に対応することが必要である．最大圧迫圧は個々の受診者で異なるが，目安として120～140N程度である．

2）検査前の説明

検査前に受診者との信頼関係を築いておくことが大切である．「圧迫とは何か，圧迫がなぜ必要なのか，どのくらい続くのか」などの説明を受けた場合，受診者はより強い圧迫に耐えることができる．受診者にとって圧迫は不快かもしれないが，圧迫が検査の質に大きく影響することを説明すべきである．

3）不十分な圧迫の画像の特徴

(1) 乳腺構造の重なり（CCよりMLOが確認しやすい）．
(2) 乳腺組織の不均一な露光（AEC撮影の1方向のみの露光不足は圧迫が不十分）．
(3) 大きな乳房の透過力が悪い（高密度の乳腺組織

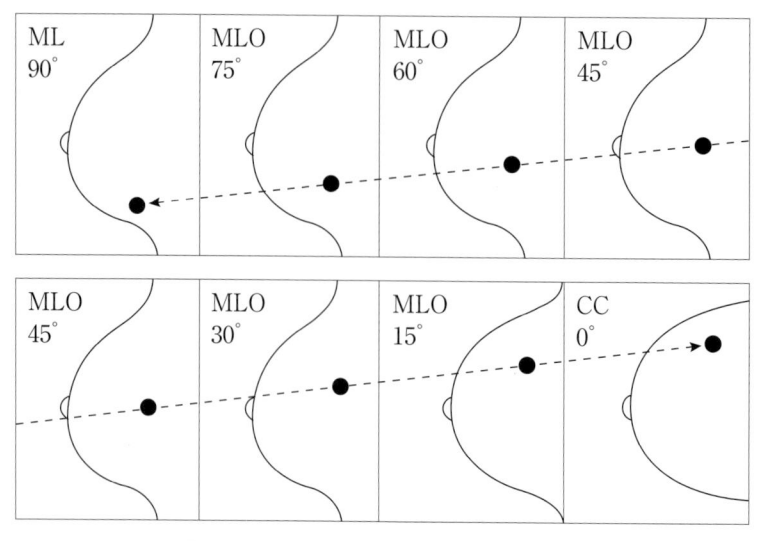

図29　ステップ斜位撮影法の手順（文献19を改変）
標準撮影法の60°MLOおよびCCの2方向を撮影後，石灰化を伴わない陰影（density）がMLOのみに見られ，CCの画像で確認できない場合，所見の見られる60°MLOを基準にCC方向へ15°のステップで45°，30°，(15°)を追加撮影する．45°MLOで所見が見られないとき，その濃度は乳腺の重なりによるアーチファクトと決定できる．45°MLOで陰影の大きさ，形状，不透明度が変化しているときは良性の可能性が高い．45°MLOで陰影が確認されるときは，さらに30°MLOを追加する．これら15°ステップの3つのMLO画像を乳頭の方向を同一にして，乳頭の高さを合せる．この3つの陰影の中心点を直線で結び，直線を左右に延長し，90°MLと0°CCの到達点が陰影の部位と決定される．この場合は内側上方に存在することが確認できる．

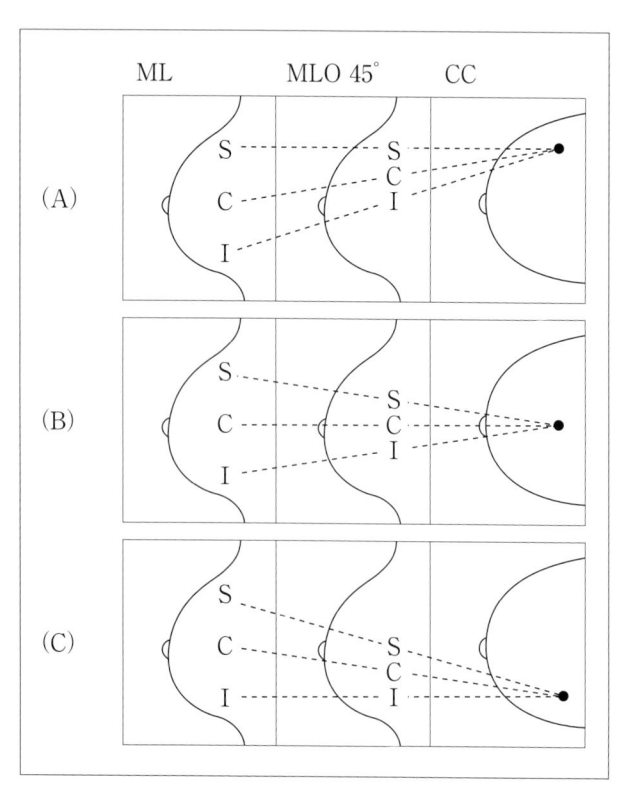

図30　撮影方向と病変位置
CCでの病変部位（A：外側，B：中央，C：内側）と高さ（S：上部，C：中央，I：下部）の相違によるMLOとMLにおける出現部位．

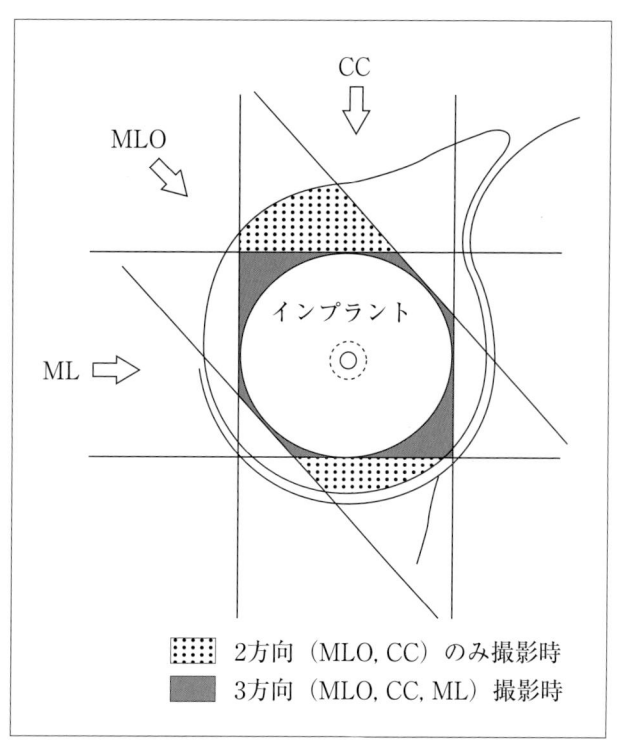

図31　豊胸術後乳房とブラインドエリア

凡例：
- 2方向（MLO, CC）のみ撮影時
- 3方向（MLO, CC, ML）撮影時

の乳がんの検出困難となる）.
(4) 薄い領域の過度な露光.
(5) 動きによる不鮮明（MLOでより見られる．乳房が下がった状態"Camel's nose"とよばれる．inframammary foldが描出されていないことに注意）.

4) 圧迫不足の原因

(1) 撮影者による不十分な圧迫圧の使用である．同一方向で左右の乳房の圧迫圧の違い.
(2) MLOにおける不適切な圧迫は，多量の腋下組織や腹部組織が含まれる画像で，乳房自体の圧迫が不十分となる.
(3) 胸壁側の露光不足は圧迫器の欠陥である.

e. 撮影時期（乳房の圧痛における対応）

女性ホルモンの影響により，排卵から月経が始まる時期は乳房が緊張するため，硬く張ったり，痛みを感じることがある．特に月経2～3日前より乳房は充血緊張し疼痛を感じるため，撮影時期は月経開始後1週間，特に2～3日目が最適である[20].

f. 患者に起因するもの

豊胸術後乳房とブラインドエリアの関係を図31に示す.

インプラント修整位（implant displaced: ID）：インプラントの分離撮影法において，胸筋下インプラントは容易に行えるが，乳腺下（乳房後方）インプラントはインプラントを分離することが困難である．また，インプラント周囲の乳房組織が少なく，インプラントが十分に分離できない場合は，インプラントを含めた標準のMLOとCCの2方向撮影に90°のMLを追加する．しかし，インプラントを含めた3方向の撮影を行っても乳腺組織の一部はブラインドエリアとなり描出されない[21]．インプラントを含めた標準撮影はスクリーン/フィルムマンモグラフィよりデジタルマンモグラフィが有効であり，インプラントの破裂や漏れの確認にはMRIが適切である（図32，図33）.

4. アーチファクト（障害陰影）

画像に「本来，ないはずの陰影がある」ことがピットフォールとなり診断精度の低下を招いてはなら

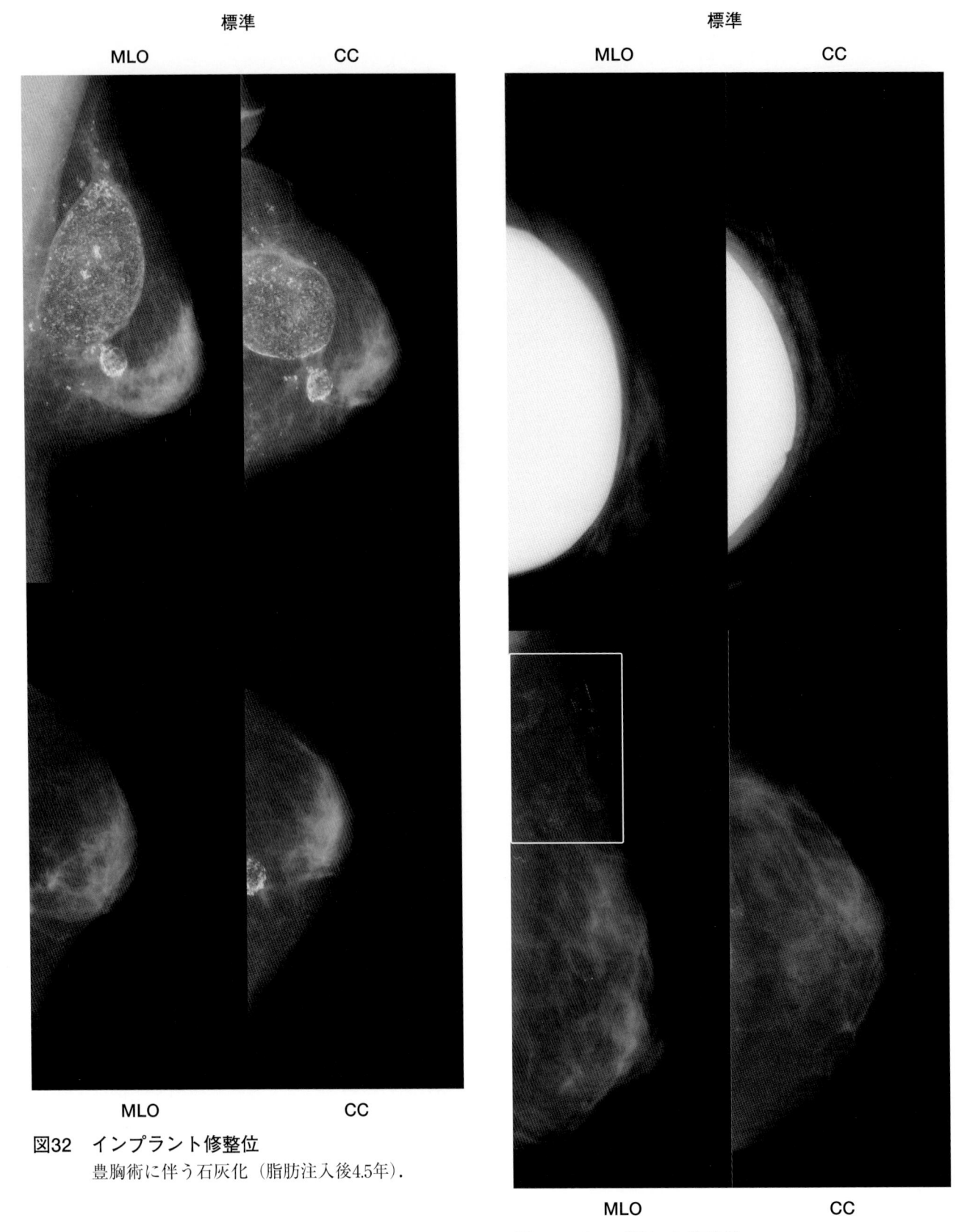

図32 インプラント修整位
豊胸術に伴う石灰化（脂肪注入後4.5年）.

図33 インプラント修整位
シリコン豊胸術後8年.
（白ワクは図36にて拡大）

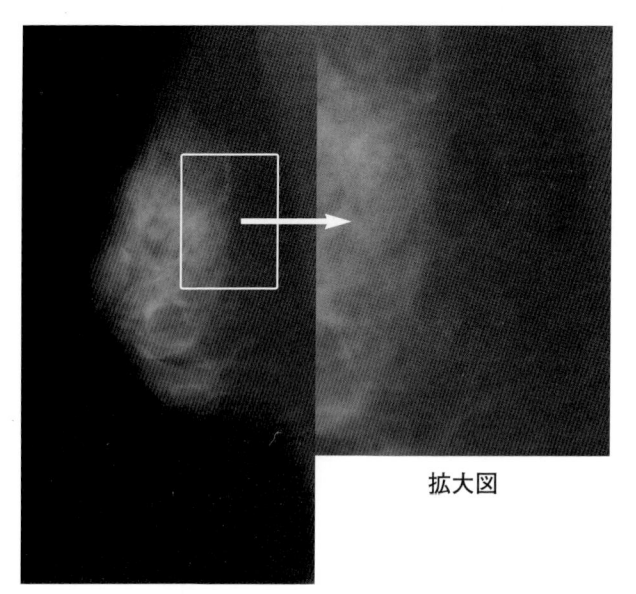

図34 自動現像機のローラーによる点状のアーチファクト

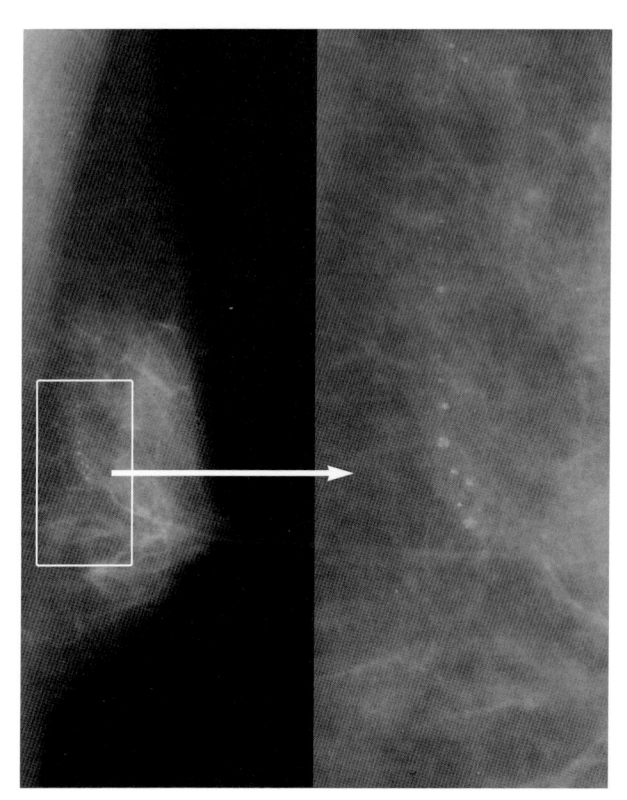

図35 スクリーンクリナーによる点状，泡状のアーチファクト（拭き取り不良で湿った状態でのフィルム装塡による）

図36 左C領域に多発，集簇性の石灰化
（タトゥーによるアーチファクト）
インプラント修整位（図33）と同一受診者のMLO．

ない．アーチファクトには多くの要因があるが，特に画像上に白い点状陰影として発生する場合は，診断に支障をきたす場合もあり注意が必要である．一部のデオドラントやローション，クリームに含まれるアルミの粉末は微細石灰化状のアーチファクトを生じる．また，自動現像機のローラーの劣化や汚れによる乳剤層の剥離，ゴミの混入，露光前の指紋やタトゥー（入れ墨）なども白い点状のアーチファクトの原因となるため，装置の精度管理は重要である[22]（図34～図36）．

5. 再撮影の原因分析と対策

撮影技術および撮影機器の精度向上に向けては，施設全体での認識と取り組みが必要である．再撮影となったマンモグラムの原因分析，検討，評価，見直しを行い，技術的な欠陥に関しては改善策および防止策をフィードバックし，また撮影機器に関しては管理方法を確立して実行・検証することが必要である．常に「評価」して「是正」するPDCAサイクル（P: plan, D: do, C: check, A: action）による継続的な管理体制を確立することが重要である．

〈文献〉

1) 厚生統計協会・編. 国民衛生の動向・厚生の指標. 臨時増刊・第51巻第9号. 厚生統計協会; 2004.
2) Institute of Medicine (IOM). Mammography and Beyond: Developing Technologies for the Early Detection of Breast Cancer. 2001.
3) Young KC, Ramsdale ML, Rust A. Dose and image quality in mammography with an automatic beam quality system. Br J Radiol. 1996; 69: 555-62.
4) 大内憲明・編. マンモグラフィによる乳がん検診の手引き―精度管理マニュアル―. 第3版. 日本医事新報社; 2004.
5) Otto R. Electromedica Mammography-problem: Dose. 1996; 64(1): 9-13.
6) Mammography Quality Control. Radiologists Manual American College of Radiology; 1994.
7) Wentz G. Mammography for Radiologic Technologists. McGraw-Hill; 1991.
8) 日本放射線技術学会放射線撮影分科会・編. 乳房撮影精度管理マニュアル(改訂版). 放射線医療技術学叢書14-3. 日本放射線技術学会; 2004.
9) 町田利彦・他. 日本乳癌検診学会誌. 1994; 3(1): 25-31.
10) 日本乳癌学会・編. 乳癌取扱い規約. 第15版. 金原出版; 2004.
11) 日本乳癌学会. 全国乳がん患者登録調査報告. 日本乳癌学会登録委員会; 2002.
12) Hanley RS. Carcinoma of the breast. Ann R Coll Surg Engl. 1975; 57: 59-66.
13) Lawrence W, Bassett MD. Clinical image evaluation. Radiol Clin North Am. 1995; 33: 1027-39.
14) Eklund GW, Cardenosa G, Parsons W. Assessing adequacy of mammographic image quality. Radiology. 1994; 190: 297-307.
15) Eklund GW. The art of mammographic positioning. Radiol Clin North Am. 1992; 30: 21-53.
16) Brown M, Eccles C, Wallis MG. Geographical distribution of breast cancers on the mammogram: an interval cancer database. Br J Radiol. 2001; 74: 317-22.
17) Tabar L. BREAST SEMINAR. Seminar text. 2004.
18) Tabar L. Teaching Atlas of Mammography. 3rd edition. Thieme Medical Pub; 2001.
19) Pearson KL, Sickles EA, Frankel SD, et al. Efficacy of Step-Oblique Mammography for Confirmation and Localization of Densities Seen on Only One Standard Mammographic View. AJR Am J Roentgenol. 2000; 174: 745-52.
20) Dettmar R. Mastering mammography: when to order, and what to make of the results. JAAPA. 2003; 16: 40-4.
21) Eklund GW. Improved imaging of the augmented breast. AJR Am J Roentgenol. 1988; 151: 469-73.
22) Hogge JP, Palmer CH, Muller CC, et al. Quality Assurance in Mammography: Artifact Analysis. Radiographics. 1999; 19: 503-22.

B. 超音波

1. 撮像法

　乳腺画像診断において，超音波はマンモグラフィと並んで最も基本的かつ重要な検査法である．超音波はマンモグラフィの苦手とする高濃度乳腺の症例でも病変を比較的容易に検出できる．一方，マンモグラフィでは微細石灰化のみで発見される乳がんがあり，これらは超音波では診断の難しい症例となる（**図1**）．このように超音波とマンモグラフィとは補い合う情報も多く，精密検査では両者を併用するのが一般的である．

a. 装置

　超音波断層装置はリアルタイム断層装置で，体表臓器用の10MHz程度の周波数のプローブを備えた電子リニアまたはメカニカルセクタを使用する（アニュラアレイは7.5MHzでよい）．ここで体表臓器用でないプローブを使用することは，マンモグラフィにおいて乳房専用撮影装置を用いないのと同様の行為であり，絶対にしてはならない．最近の電子リニア装置は，解像度が向上し細かな構造が識別できるようになってきたが，単に中心周波数が高く広帯域のプローブであればよいとはいえない．実際，7.5MHzのアニュラアレイのほうが画質に優れ診断しやすいと感じることも少なくない．

b. 体位

　通常は仰臥位で行い，検査する側の乳房が上になるように背部に補助枕を入れて軽い斜位とする．上肢は軽く外転位とする場合と頭上に挙上する体位がある．上肢を挙上するメリットは，①柔軟な乳房が固定しやすくなる（特に大きな乳房で有効），②皮膚の伸展により皺が減ってプローブの密着性がよくなる，③腋窩が観察しやすくなる点などがあげられる．しかし，上肢の挙上は患者の肩に負担をかけることになるので，無理にこの体位をとらせるべきではないし，上肢を軽度外転させ脇をあけた楽な体位でも多くの場合は十分観察できる．また，手術時と同一体位やCT撮影時の体位と一致させて検査するほうが適切な場合もあるので，症例に応じて体位を選択すべきである．検査順序としては，左乳房を先にしてから右乳房に移ると，ゼリーにより術者の着衣を汚す危険性が少ない．

c. 探触子の操作

　良好な画像を得られるような探触子の操作と，見落としなく全体を観察することに注意を払うべきである．探触子は皮膚面に対して垂直に当てるようにする．上腹部の超音波検査では探触子を斜めに当ててあおる操作を多用するため，それが癖になって乳房でも斜めに探触子を当ててしまいがちだが，ビームが斜めに入射すると画像が劣化するので，垂直に当てるように心がける．また，病変部を画面の中央とする画像が必ずしも最適とはいえず，例えば外側陰影で辺縁が評価しにくい場合には，画面のサイドに腫瘤を移動させると性状を評価しやすくなる．

　探触子の操作には，①縦操作（横断面で頭尾方向に移動させる），②横操作（縦断面で左右方向に移動させる），③放射状操作・求心性操作（乳頭から乳腺辺縁の方向，あるいはその逆方向に移動させる），④回転操作（乳頭を中心に時計の針が回転するように移動させる）があるが，どの方向に操作するにしろ，全体をくまなく観察するように心がける．乳がんの乳管内進展で乳頭側への拡がりを観察する際には，乳頭を中心とした放射状断面（乳管の走行に沿った）が好まれている．

d. 正常の乳腺超音波像

　基本的構成要素は，**図2**に示すように表面から深部に向かって，皮膚，皮下脂肪組織，乳腺組織，乳腺後隙，大胸筋が描出される．皮下脂肪組織には浅在筋膜浅層があり，乳腺との間にクーパー靱帯が認められる．乳腺後隙の浅在筋膜深層は，浅層ほど明瞭には認められない．

2. 診断ガイドラインによる検査の進め方

　乳房腫瘤の超音波診断は，日本超音波医学会（The Japan Society of Ultrasonics in Medicine:

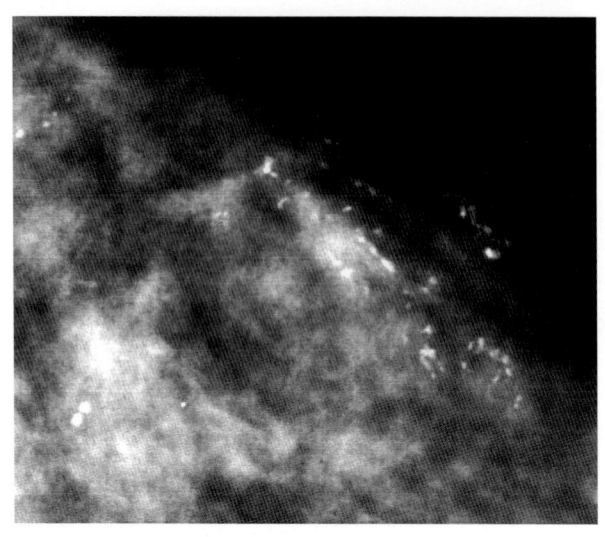

a　マンモグラフィ（左CC） 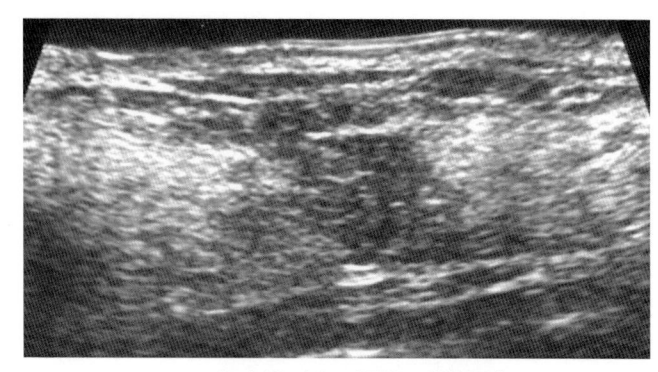　　　　　　　　　　　　b　超音波（左C領域，横断像）

図1　石灰化で発見される乳がん
マンモグラフィでは線状に配列する不整形の石灰化を認める．超音波では腫瘤像も石灰化も認識しがたい．

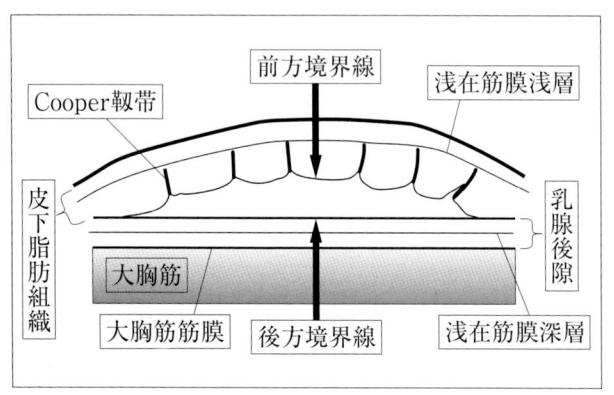

図2　正常乳腺超音波像の構成要素

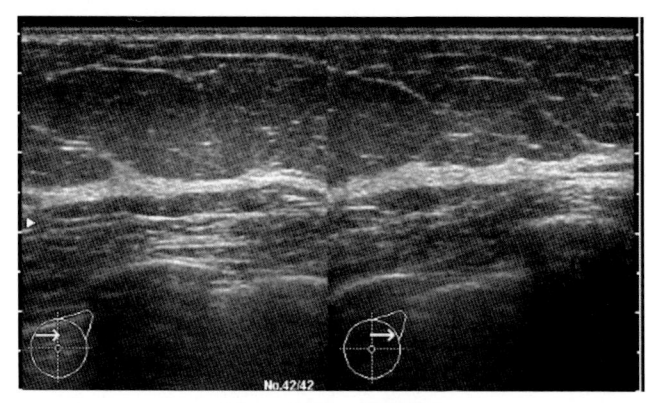

（左AC領域，横断像）

JSUM）公示による診断基準[1]が広く受容され，**表1**に示すような8項目からなる診断基準に則って鑑別診断が進められてきた．これらは初心者でも理解しやすく，乳腺超音波診断を普及させるために重要な役割を果たしてきたが，以下にあげるような問題点が指摘されるようになった．

(1) この診断基準でいう悪性所見は主として硬がんの所見であり，これに当てはまらないがんが少なからず存在する．
(2) すべての悪性所見が揃うような典型的症例は少ない．
(3) 診断基準は項目の羅列であって，どの所見が重用なのか重み付けが示されていない．
(4) 画質の改善や乳がんの拡がり診断に関する超音波診断学の進歩に伴い，乳管内病変など従来の診断基準の当てはめにくいがんを検出できるようになり，画像上明確な固まりをつくらないがんの診断に関心が移ってきた．
(5) 「診断基準」は非常に拘束力の強いものと受けとめられ，新しい知見が受容される過程において超音波診断学の進歩を阻害した．

こうして乳房温存療法が普及した今日，画像診断に求められる役割も変化したことから，最近の超音波診断学の進歩に即した改訂が求められてきた．2004年には新しい診断ガイドライン[2]が日本乳腺超音波診断会議（Japan Association of Breast and Thyroid Sonology: JABTS）から刊行され，JSUMも改訂案[3]の公示をしたので，これに基づいて診断の要点を述べる．

表1　乳腺腫瘍超音波診断基準[1]

	形状	辺縁	境界エコー（像）	内部エコー（像）	後方エコー（像）	外側陰影	縦横比
良性	整	平滑	なし 規則的 線状	なし 繊細均一	増強 不変	著明	小
悪性	不整	粗雑	不規則 帯状	粗雑不均一	減弱 消失	なし	大

表2　腫瘤像形成性病変の診断ガイドライン[3]

	良性	悪性
形状	円・楕円／分葉形	多角形 不整形
境界		
明瞭性	明瞭	不明瞭
性状	平滑	粗ぞう
ハロー	なし	あり
乳腺境界線の断裂	なし	あり
内部エコー		
均質性	均質	不均質
高エコースポット	粗大	微細
硬さ	軟	硬
縦横比	小	大
vascularity	無〜低	高

a. 腫瘤像形成性病変と腫瘤像非形成性病変

乳腺超音波診断の進歩のなかで，明確な腫瘤像を形成しない悪性腫瘍が検出可能となったこと．乳房温存療法の普及によりがんの拡がり診断についての役割が重要になったことにより，これらの画像所見を従来の「腫瘤」とは明確に分けて記載する必要が生じ，超音波画像上で腫瘤として認識できるものとそうでないものとを意識的に区別するために，「腫瘤像形成性病変」と「腫瘤像非形成性病変」に分けて考える概念が導入された．現時点では，腫瘤像非形成性病変についてのガイドラインはJABTSによるものしかない[2]．

b. 腫瘤像形成性病変の所見項目

JSUMによる新しい診断ガイドライン（案）[3]では，腫瘤像形成性病変の評価についてのみ扱っている．項目としては，形状，境界（明瞭性と性状），ハロー，乳腺境界線の断裂，内部エコー（均質性，高エコースポット），硬さ，縦横比，vascularity，後方エコー，エコーレベルを採用している（表2）．従来の診断基準との相違点は，①形状，境界，内部エコーの記載方法を変更した，②外側陰影を除外した，③乳腺境界線の断裂，硬さ，vascularityを加えた，④後方エコーとエコーレベルによる組織性状の推定を提案したことである．

a) 形状

「腫瘤全体から受ける形の印象」で，これまでは整・不整で記載していたが，具体的に円形・楕円形，多角形，分葉状，不整形と記載するように変更された．

b) 境界

従来の「辺縁」を含む用語であり，境界の明瞭性（明瞭，不明瞭）と性状（平滑，粗ぞう）を記載する．

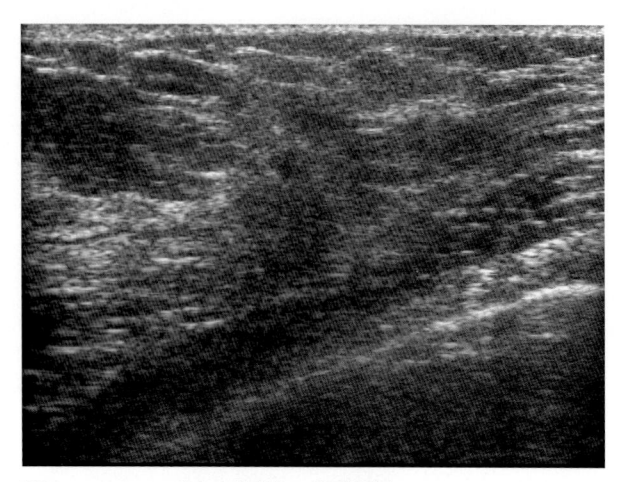

図3 ハロー（左C領域，横断像）
低エコー腫瘤の周囲に高エコー帯を認める．

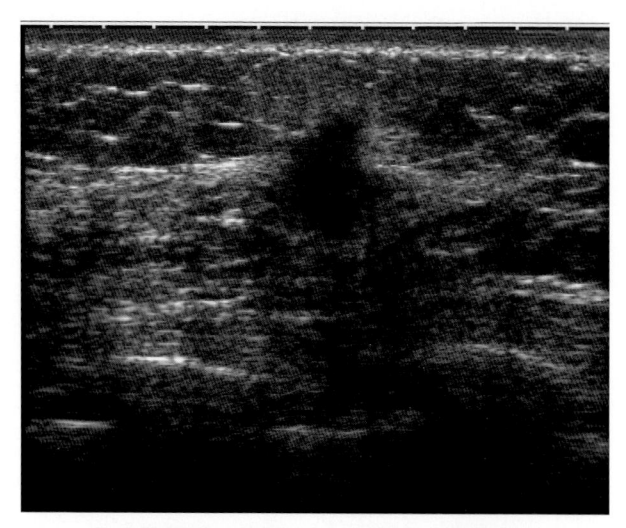

図4 乳腺境界線の断裂（左C領域，横断像）
浸潤がんの症例で，低エコー腫瘤の前面で乳腺境界線の断裂を認める．

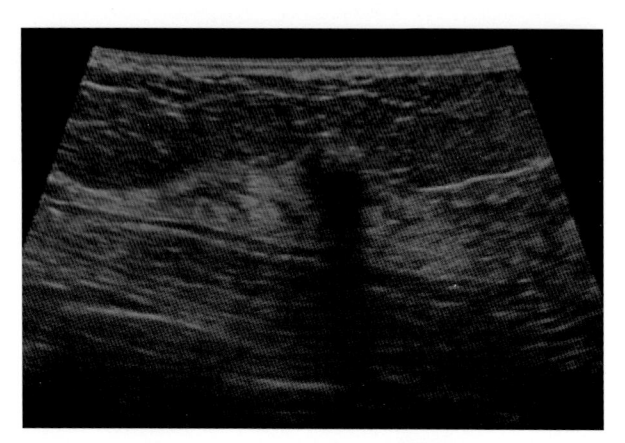

図5-1 内部エコー（右C領域，横断像）
内部に粗大な高エコースポットを伴う線維腺腫．石灰化による後方エコーの欠損を認める．

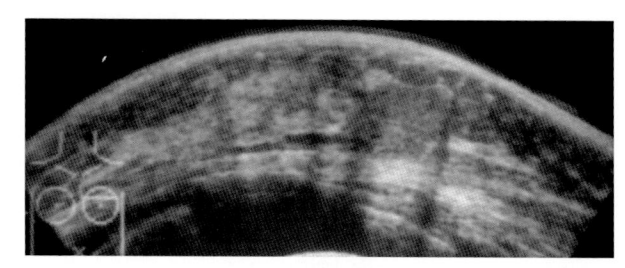

図5-2 高エコー腫瘤（脂肪腫）（左C領域，横断像）
エコーレベルの高い腫瘤は脂肪腫などの良性疾患が多い．

c）ハロー
　従来と同じ項目であり，腫瘍の辺縁に生ずる高エコー帯をさす（図3）．JABTSのガイドライン[2]では腫瘍径の計測にハローを含めるとしている．ハローは初心者で特に判断に迷うところであり，注意を要する．ハローは一般にはがんの浸潤を表す所見であるが，良性疾患でも認められるので，がんに特異的な所見ではない．

d）乳腺境界線の断裂
　乳がんが脂肪組織に浸潤する際に乳腺表面のcapsule（被膜）を破壊するものをとらえた所見である（図4）．

e）内部エコー
　これまで均一・不均一で表現してきたが，均質性，高エコースポット，エコーレベルに分けて記載する．高エコースポットは粗大であれば良性，微細であれば悪性を疑う（図5）．しかし，高エコースポットが必ずしも石灰化とは限らないので注意を要する．エコーレベルは後述の組織性状の推定で用いる．

f）硬さ
　腫瘍に外力を加えて変形の程度を視覚的に評価するもので，良性病変は変形しやすく悪性病変は変形しにくい（図6）．図7に最近臨床応用が進んだエラストグラフィ[4]の画像を示す．

g）縦横比
　腫瘍の最大割面において縦径を横径で除したもので，腫瘍の低エコー部分で計測する．縦横比が0.7より大きいものを悪性，0.7以下を良性とする．ただし，腫瘍径が小さくなるほど良性病変でも縦横比は高くなるので，1cm以下の腫瘍には適用しない．

h）vascularity
　ドプラで描出される血流の多寡を表す主観的な評

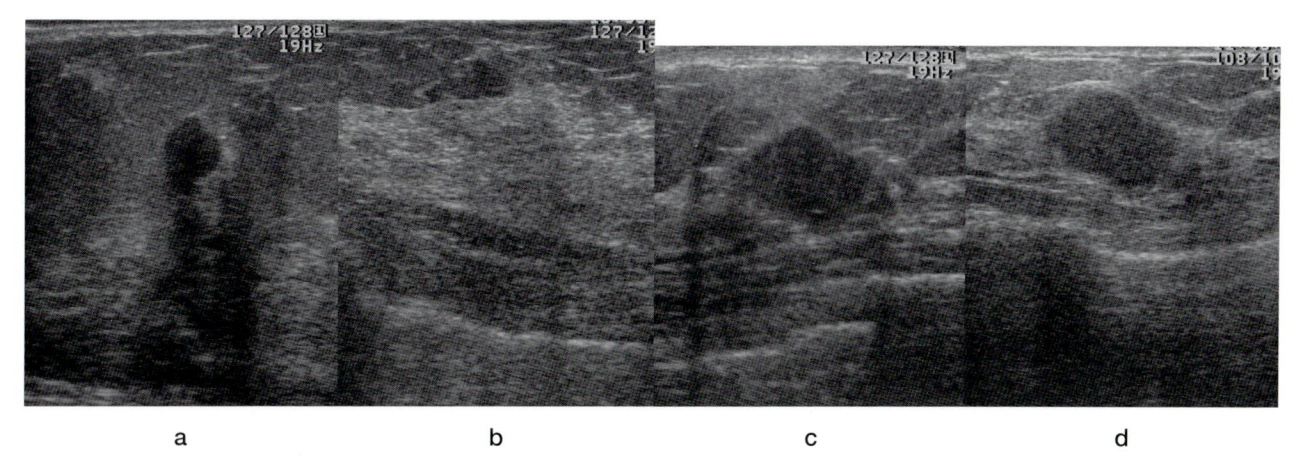

図6 硬さ（ともに右C領域，横断像）
線維腺腫は圧迫前（a）と圧迫後（b）で形状が変化するが，充実腺管がんでは，圧迫前（c）と圧迫後（d）で形状は変化しにくい．

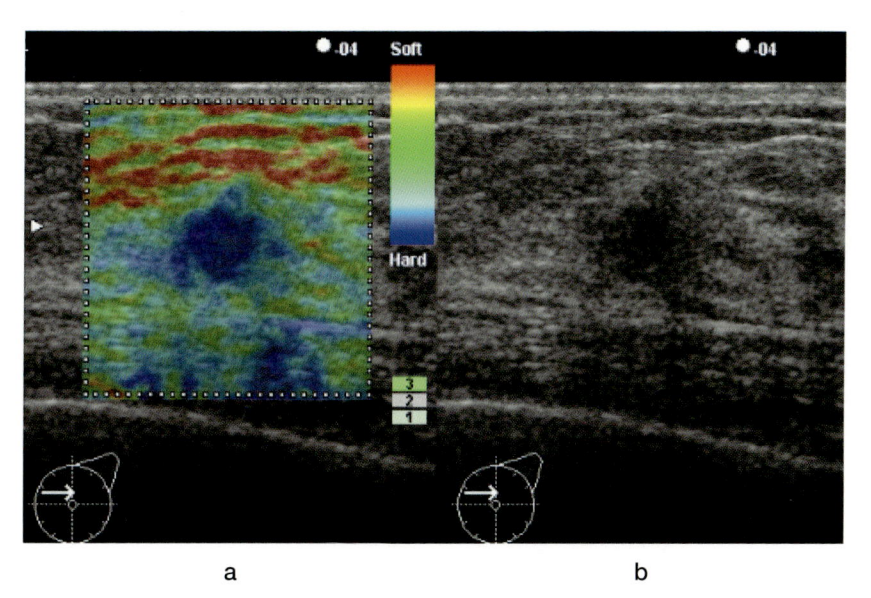

図7 乳がんのエラストグラフィ（右A領域，横断像）
Bモード（b）で不整な低エコー腫瘤を認める．エラストグラフィ（a）では脂肪組織が赤く表示されるのに対し，腫瘤は青色で表示され，相対的に硬い組織であることを示す．

価である．無，低，高といった表現を用いる．FFT解析による定量的指標は含まれていない．さまざまなindexについての有用性は多数報告されているが，使用装置および術者に依存性が高く，再現性も問題となるからである．

c．組織性状診断

ガイドラインでは，後方エコーとエコーレベルの組み合わせから組織型を推定する方法を提案しており，「推定される組織に言及することが望ましい」としている（**表3**，**表4**）．後方エコーは，同じ深さに存在する周囲のエコーレベルと比較し，増強，不変，減弱，欠損の4段階に分ける．後方エコーは主に腫瘤による超音波の減衰に依存し，細胞成分・水分に富むものは増強，膠原線維に富むものや石灰化を伴うものは減弱ないし欠損する．エコーレベルは脂肪組織と比較した相対的なエコーレベルをいい，エコーレベルの低い順から，無，極低，低，等，高の5段階に分類される．エコーレベルは構造の均質性，散乱体の多寡に依存しており，例えば充実性腫瘤でも髄様がんや悪性リンパ腫は極低エコー，粘液がんや脂肪腫では等または高エコーになる．

表3 後方エコーの強さによる組織性状の推定[3]

後方エコー	良性	悪性
増強	嚢胞，線維腺腫，乳管内乳頭腫，葉状腫瘍	充実腺管がん，粘液がん，髄様がん，乳頭がん，扁平上皮がん，悪性リンパ腫
不変	線維腺腫，硬化性腺症，脂肪腫	乳頭腺管がん，管状がん
減弱／欠損	陳旧性線維腺腫，濃縮嚢胞，瘢痕，硬化性腺症，シリコン肉芽腫，脂肪壊死	硬がん，浸潤性小葉がん

表4 内部エコーの強さ（エコーレベル）による組織性状の推定[3]

内部エコー	良性	悪性
無	嚢胞	髄様がん，悪性リンパ腫
極低	硬化性腺症	髄様がん，悪性リンパ腫，硬がん，充実腺管がん
低	線維腺腫，乳頭腫	乳頭腺管がん
等	乳頭腫，線維腺腫	乳頭腺管がん，粘液がん
高	脂肪腫，脂肪織炎	粘液がん

これらが腫瘍内の細胞成分と線維性分の割合や構造の音響的均質性に依存することを利用し，組織性状診断に用いる．

画像所見を理解するためには病理組織を推定することが必須であり，画像から組織像を推定する習慣をつけることで，これまで発見しにくかった小病変を検出し，良性らしく見える悪性腫瘍を的確に診断する能力を高めることができる．また，悪性腫瘍は組織型によって発育形式や予後が異なる点も重要であり，画像から推定される組織型に応じて注目するべき点が異なってくる．

d. 判断樹

腫瘍を見たとき，出発点として充実性，嚢胞性および混合性（充実性と嚢胞性の要素を持つ）のどれに該当するのか判断してから，想定する疾患を絞り込んでいくのがわかりやすい．そこからどのような所見に順次着目して鑑別を進めていくのかという「判断樹」については，それぞれの専門家が独自のスタイルを確立して診療に取り組んでいるのが実情であろう．経験を積めば，所見を細かに分析しなくとも，一見してがんかそうでないのかを判断し，あるいは特定の組織型を推定できてしまうことも少なくない．しかし，個々の所見項目にどのように重み付けをして鑑別診断を進めるのか，まったく参考になるものがないのは，特に乳腺超音波診断をこれから習得しようとするものにとっては不親切である．JABTSのガイドライン[2]では，異なった着目点から診断を進める方法をサンプルとして提示する形式がとられているので，それらを参考にしながら臨床経験を積み，自分のスタイルを確立していくべきであろう．

e. カテゴリー分類

良悪性の最終判断を記載する方法には，細胞診におけるクラス分類，各種のがん検診における要精査・要経過観察といった判定のように，領域によってさまざまな用語・判定基準がある．JABTSのガイドライン[2]では，カテゴリー分類を推奨している（表5）．

3. 腫瘤像非形成性病変

腫瘤像非形成性病変はJSUMのガイドラインが公示されていない段階であり，現在利用できるJABTSのガイドライン[2]に従って述べる．腫瘤像非形成性病変は，はなはだ微妙な所見を有意なものとして取り上げる場合も多く，初心者は「このようなものまで病変として拾い上げなければならないのか」と戸惑いを覚えるだろう．ガイドラインは「病

表5　カテゴリー分類による判定の基準[2]

カテゴリー	推奨される対応
0： 判定不能	
1： 異常所見なし	
2： 良性	他の検査と一致すれば穿刺吸引細胞診は不要で，6か月以上の間隔で経過観察
3： 良性の可能性が高い 3a：ほぼ良性と考えられるが断定はできない 3b：良性と考えられるが悪性も否定できない	細胞診を含むさらなる検査が必要，経過観察期間はカテゴリー2より短い
4： 悪性の疑い 4a：悪性が疑われるが良性の可能性もある 4b：悪性と考えられるが断定できない	穿刺吸引細胞診，針生検，外科的生検による診断
5： 悪性	適切な治療

表6　腫瘤像非形成性病変の主な対象疾患[2]

- 乳管拡張　duct dilatation
- 乳管拡張症　duct ectasia
- 乳管内乳頭腫（症）　intraductal papilloma, multiple intraductal papilloma
- 乳腺症　mastopathy
  　　上皮過形成，腺症，多発囊胞，腺腫様過形成，線維症
- 炎症　mastitis
  　　リンパ球性乳腺炎，急性炎症
- 放射状瘢痕（RS）
- 複雑型硬化性病変（CSL）
- 非浸潤性乳管がん　non-invasive ductal carcinoma, ductal carcinoma in situ（DCIS）
- 管内成分優位の浸潤性乳管がん　invasive ductal carcinoma with a predominant ductal component
- 浸潤がん　invasive carcinoma（乳管内充実性エコーの形状による評価）

変が存在することをどのように認識するのか」という観点から，画像所見ごとに推定される疾患名とそのカテゴリー判定を併記する形式となっており，腫瘤像形成性病変とは診断の進め方が異なっている．主な対象疾患を**表6**に示す．

　腫瘤像非形成性病変を理解するには，まず正常乳腺の超音波像をよく知ることが重要である．年齢，性周期，妊娠・授乳，ホルモン補充療法などによる影響で変化することもあって，健常者の正常像は多彩である．以下，腫瘤像非形成性病変を診断するうえで重要な画像所見について述べる．

a. 乳管の所見

　正常の乳管は，最新の高分解能装置では線状構造としてかなり末梢まで追跡できる場合もあるが，通常は乳頭直下を除いて管状に描出されない．乳管の拡張を認める場合，拡張乳管が1本か，領域性か，びまん性か，あるいは中枢側か末梢側か，といった分布と拡張した乳管内の異常なエコーの有無に着目する．特に血性の乳頭分泌物を伴う場合，約半数はがんともいわれており，乳管の所見を慎重にとる必要がある．乳管壁の肥厚や内腔の広狭不整，乳管内石灰化を思わせる高エコースポットに注意する．ただし，乳頭直下では乳管内の小病変の検出が難しい場合がある（図8）．

b. 多発小囊胞

　多発囊胞は乳腺症でよく認められる所見である．

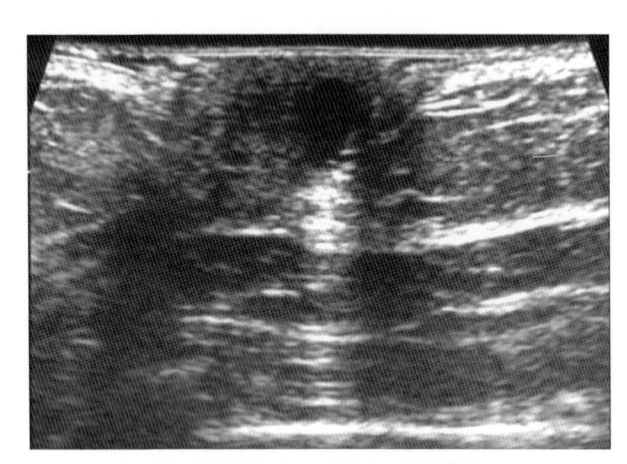

| a 超音波（右E領域，横断像） | b 乳管造影 |

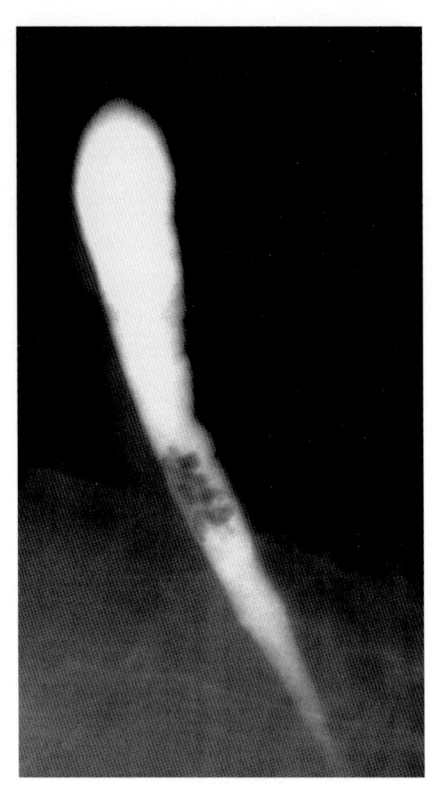

図8　乳管内乳頭腫
超音波では拡張乳管が描出されるものの，乳頭直下の乳管内の腫瘍は指摘しがたい．乳管造影では乳管内に乳頭状に隆起する腫瘤が明瞭に描出されている．

個々の嚢胞を腫瘤像形成性病変として解釈する方法もあるが，びまん性に存在する場合や特定の領域に集簇している場合には複数の嚢胞全体をひとつの概念で理解することが妥当と考えられる．非浸潤性乳管がんが小嚢胞の集簇に見える場合もあるので注意を要する．

c. 乳腺内の低エコー域

周辺の乳腺実質とは性状を異にする低エコー域を認める場合，びまん性・散在性であれば多くは乳腺症である．局所性，区域性の分布を示したり，片側乳腺全体に見られる場合には，非浸潤性乳管がん，浸潤性小葉がん，局所進行乳がんの可能性も考えて診断を進める（図9）．これらの低エコー域は，斑状，地図状などと表現されるが，明確な形状を定義しにくい低エコー域も多い．特に微細石灰化を示唆する高エコースポットがあればカテゴリーのランクが上がるので，慎重に診断すべきである（図10）．

d. 構築の乱れ

マンモグラフィ所見の「構築の乱れ」に相当する超音波所見である．ここでいう構築の乱れは腫瘤像を伴わないもので，腫瘤に随伴する構築の乱れは含めない．皮膚の瘢痕を伴わない場合，浸潤がん，非浸潤性乳管がん，放射状瘢痕，複雑型硬化性瘢痕などが鑑別にあげられる．

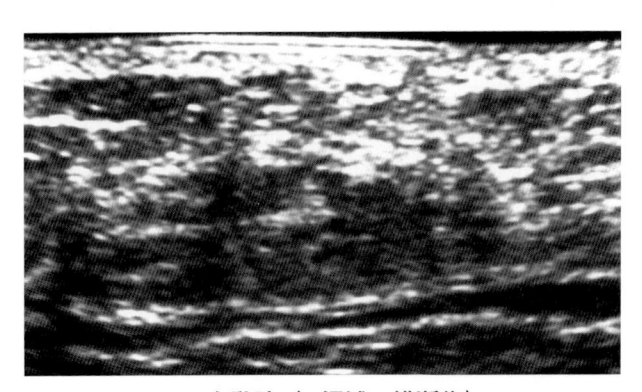

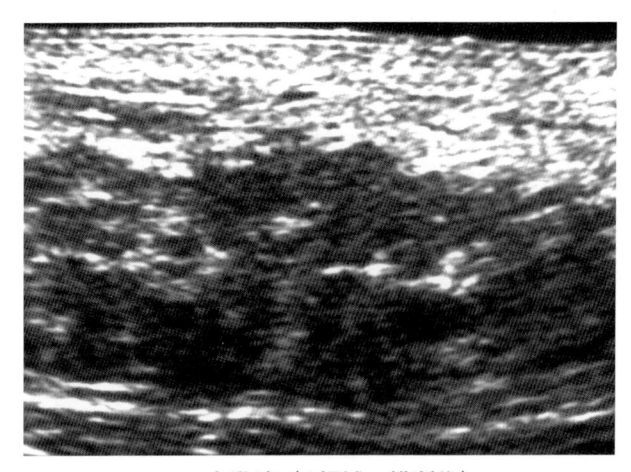

a　右乳腺（C領域，横断像）　　　　　　　　　　b　左乳腺（C領域，横断像）

図9　左右差のある乳腺内の低エコー域（乳頭腺管がん）
左乳腺は右側より肥厚し，低エコー域内に高エコースポットを伴う．

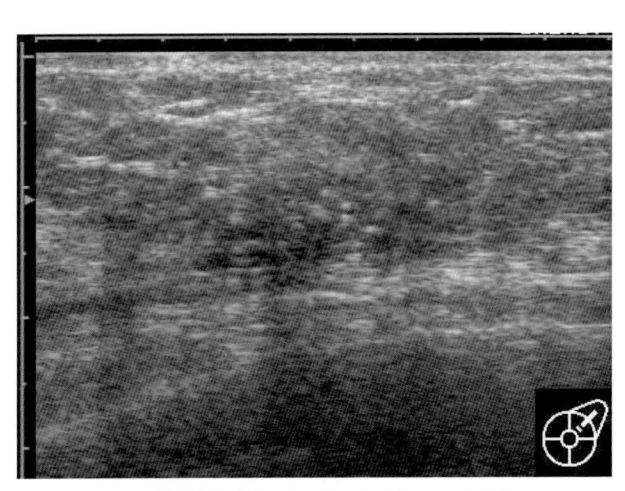

a　超音波（左C領域，ラジアル方向）　　　　　　b　MRI

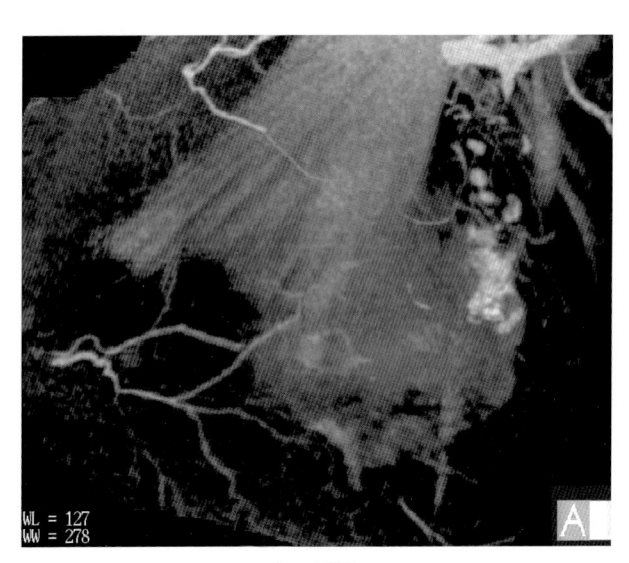

図10　微細石灰化を伴う乳腺内の低エコー域（乳頭腺管がん）
超音波では高エコースポットを伴う低エコー域を示す．同部は造影MRIで濃染する．

〈文献〉
1) 日本超音波医学会．乳腺腫瘍超音波診断基準．超音波医学．1989；16：106-7.
2) 日本乳腺甲状腺超音波診断会議（JABTS）．乳房超音波診断ガイドライン．南江堂；2004.
3) 日本超音波医学会．乳腺疾患超音波診断のためのガイドライン—腫瘤像形成性病変について．Jpn J Med Ultrasonics. 2005; 32: 589-94.
4) 椎名毅．Tissue elasticity imaging. 伊東紘一・編：超音波医学最前線—新技術と臨床応用（別冊・医学のあゆみ）．医歯薬出版；2004．p84〜8.

C. MRI

MRマンモグラフィの撮像原理は造影剤を用いてがん病巣を陽性描画することにあり，撮像法を選択する場合は病変部と病変以外の組織のコントラストを最大にできるように留意する必要がある．

また現在，日本におけるMRマンモグラフィの主目的は病巣の進展範囲を明瞭にして乳房温存療法の適応の有無を決定することにあり[1), 2)]病変の良悪性診断は主眼とはならない．したがって撮像範囲は通常乳房全体をカバーする必要があることになる[3), 4)]．

以下に考慮すべき技術的なポイントをあげる．

1. 撮像体位

通常用いる乳腺専用コイルは腹臥位用に設計されているため，一般には腹臥位で撮像されることが多い．しかしながら，柔らかい乳房は重力の方向により容易に位置関係が変化するため，がん病巣の進展範囲を正確に決定して手術計画に役立てるためには，腹臥位は必ずしも最適ではない[5)]．CTマンモグラフィ[6), 7)]が被ばくやヨード造影剤使用などの欠点にもかかわらず広く用いられるようになった原因のひとつは，仰臥位での撮像が容易であることにある（図1）．

MRマンモグラフィを仰臥位ないし手術体位に近い斜位で撮像する場合の問題は，乳腺専用コイルが使用できないため画像の十分な画質（特にSN比）が確保できない点にある．この問題を解決する方法としては，body用の8チャンネルのフェイズドアレイコイルとパラレルイメージングを用いてこれを補う方法[8)]と，さらに3T MRIを用いてSN比を補償する方法[9)]が考えられる．

2. 撮影時期と月経周期，ホルモン療法との関係

乳腺は内分泌的な支配を受けており，月経周期の第1週および第4週に撮影すると正常乳腺組織の濃染が強く見られ診断の妨げとなることがある．検査日程に余裕がある場合はできるかぎり上記時期を避けて予定を組むべきである．また閉経後にホルモン補充療法を受けている場合は正常乳腺組織に濃染を認めることがあり，可能であればホルモン投与を中止後3週間以後に撮像を行うことが好ましいとされる．

3. 撮像方向

MRIは任意の撮像断面が選択できるため，横断，冠状断，矢状断の大きく3通りの選択肢が考えられる．乳房内の進展範囲を評価することを考えた場合，CTマンモグラフィと同様に全乳房をほぼ等方性ボクセルのボリュームデータとして撮像し[10)]，必要な任意の断面で再構成するのが理想的と思われるが，現在のフェイズドアレイコイルとパラレルイメージングを用いれば無理なく実現可能である（図2）．

その際に撮像枚数と撮像時間が比例関係にあるため，ほぼ等方性ボクセルが実現できる場合は最も短時間で撮像できる冠状断が一般に最適である．特に仰臥位で撮像する場合は，乳房が重力により平坦になるため撮像枚数が節約できる利点もある．さらに症例によっては両側の乳房を同時に撮像する必要がある場合もあり，この際にも冠状断は対応可能である．

4. 撮像パルスシーケンス

造影剤を用いて全乳房を撮像することと，病変部と正常部とのコントラスが最大になるのが，造影剤注入後約90秒前後であることから，3D FTのグラディエントエコー法系のT1強調像を用いることが一般的である．この際に乳房内の脂肪組織が高信号を呈するため，造影剤により増強された病変との区別を明確にするためには，脂肪抑制を併用[11)]または造影前の画像をマスクとしたサブトラクション[12)]が必要となる．この際に留意すべき点は，正常乳腺組織は，脂肪抑制法では中等度信号のままだが，サブトラクション法ではsubtract outされて，低信号となる点である．

またサブトラクション法は中低磁場でも適用可能であるが，体動があった場合mis-registrationによる画像不良が生じる可能性がある点も知っておく必要

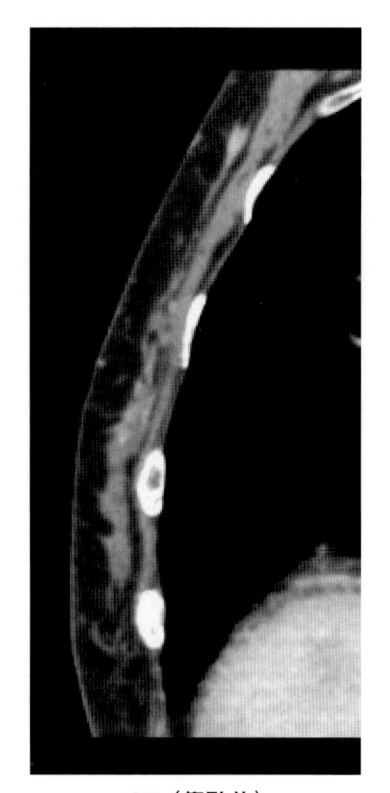

CT（仰臥位）　　　　　　　MR（腹臥位）

図1　仰臥位と腹臥位

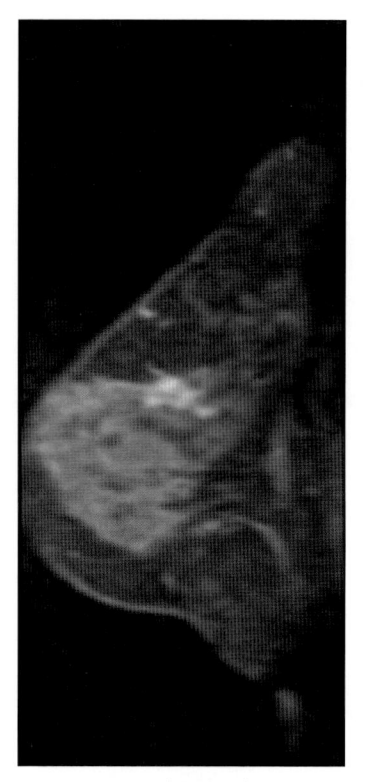

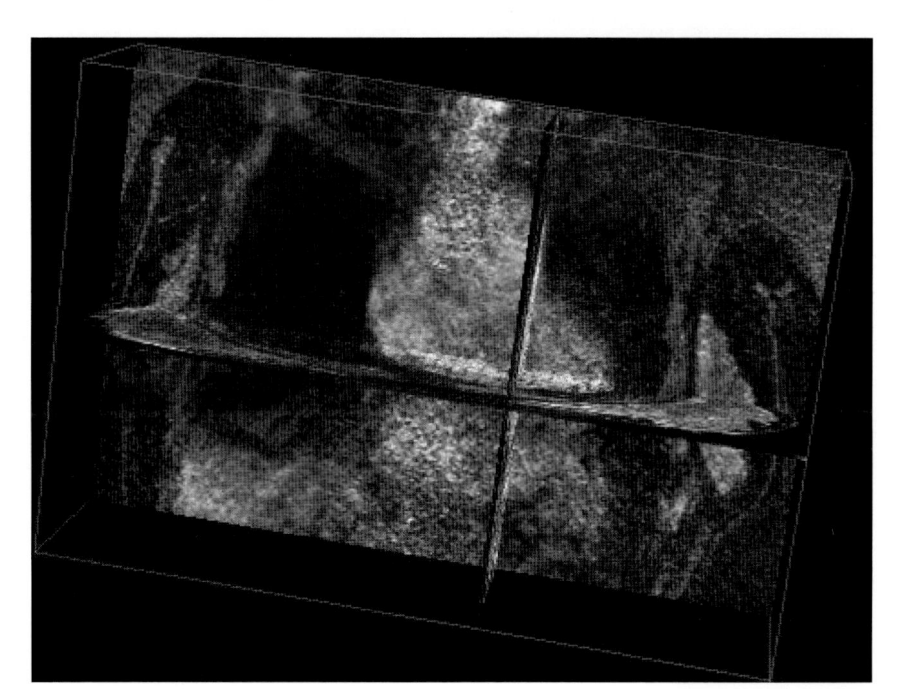

図2　3D isotropic MRマンモグラフィ

がある（図3）．

5. 撮像タイミング

　乳がん組織は正常乳腺組織よりも腫瘍組織自身による血管新生による血管密度の増大（図4）と，腫瘍血管自体の造影剤の透過性の亢進により，造影後90秒前後で強く濃染される．MRマンモグラフィを良悪性診断に用いる場合は，1回当たりの撮像時間を短くして経時的にダイナミック撮像を行うことに

a 脂肪抑制
・高磁場に適する
・不均一な脂肪抑制効果

b サブトラクション
・低中磁場でも可能
・motion mis-registration

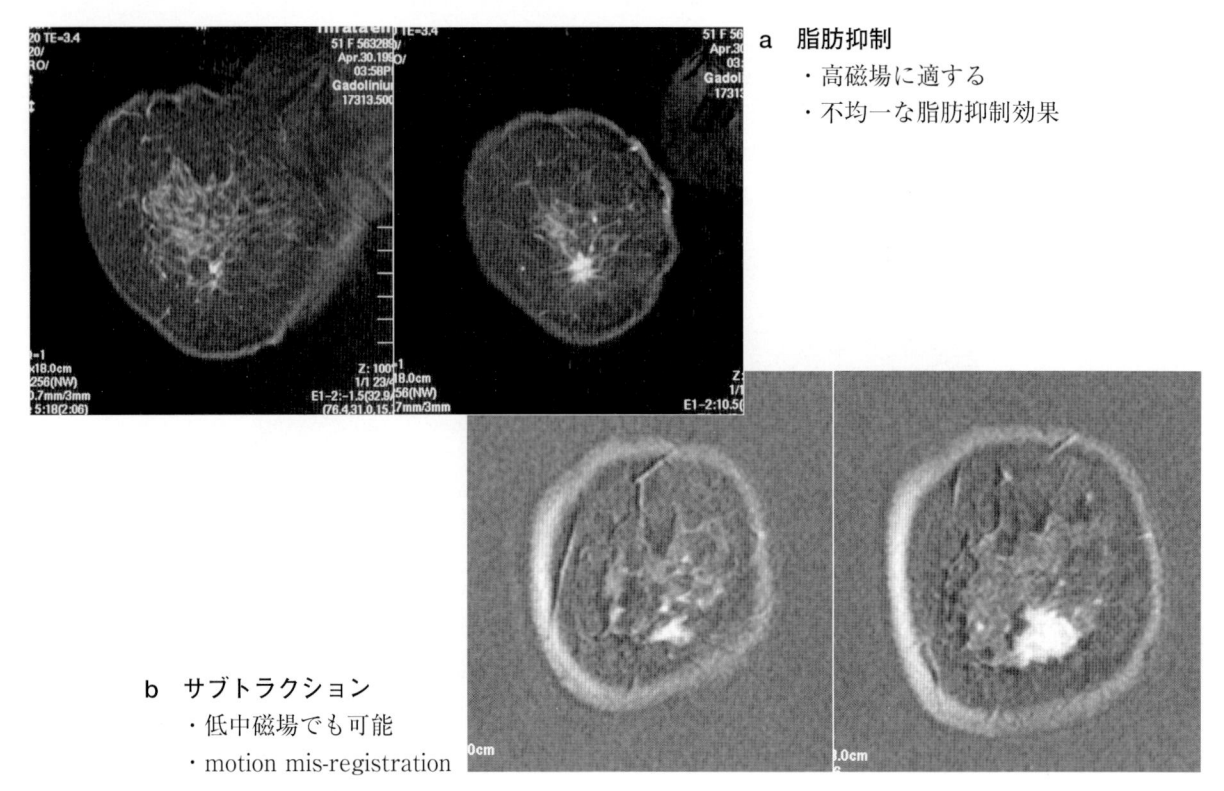

図3 脂肪抑制とサブトラクション

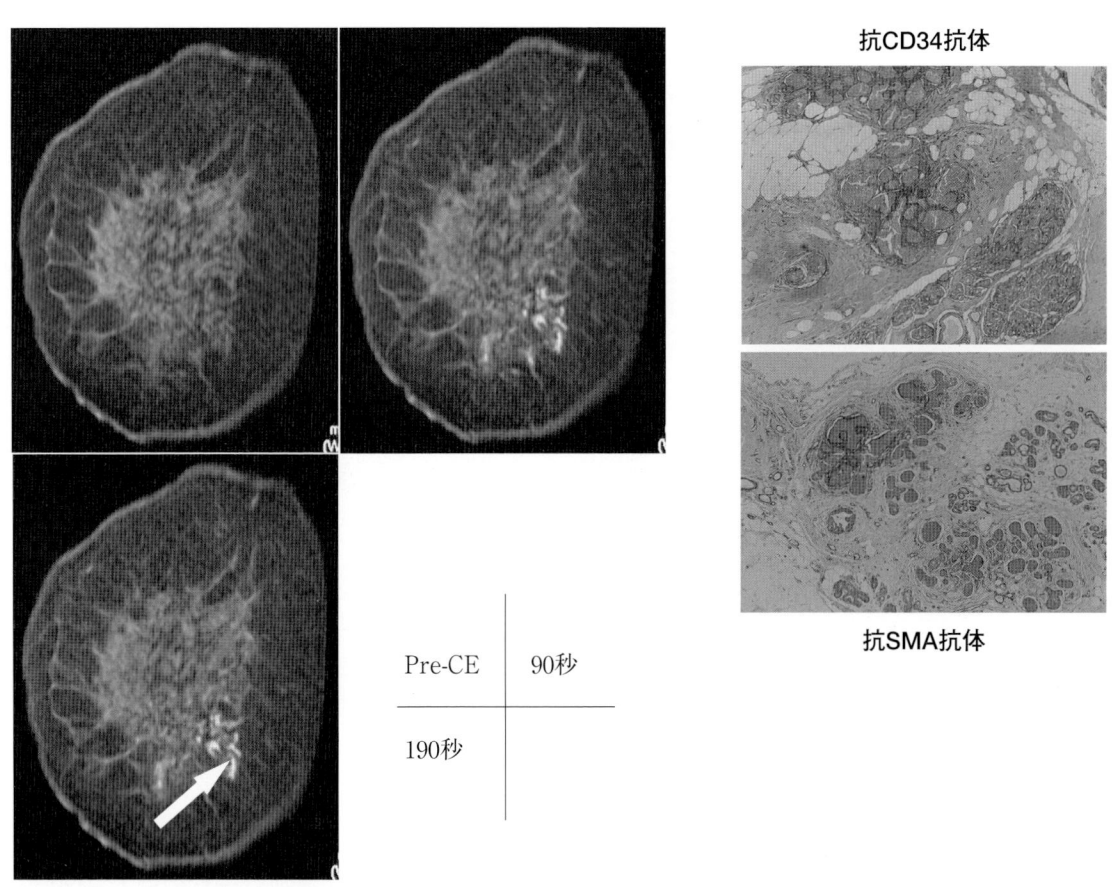

抗CD34抗体

抗SMA抗体

Pre-CE	90秒
190秒	

図4 乳がん病変部の血管増生

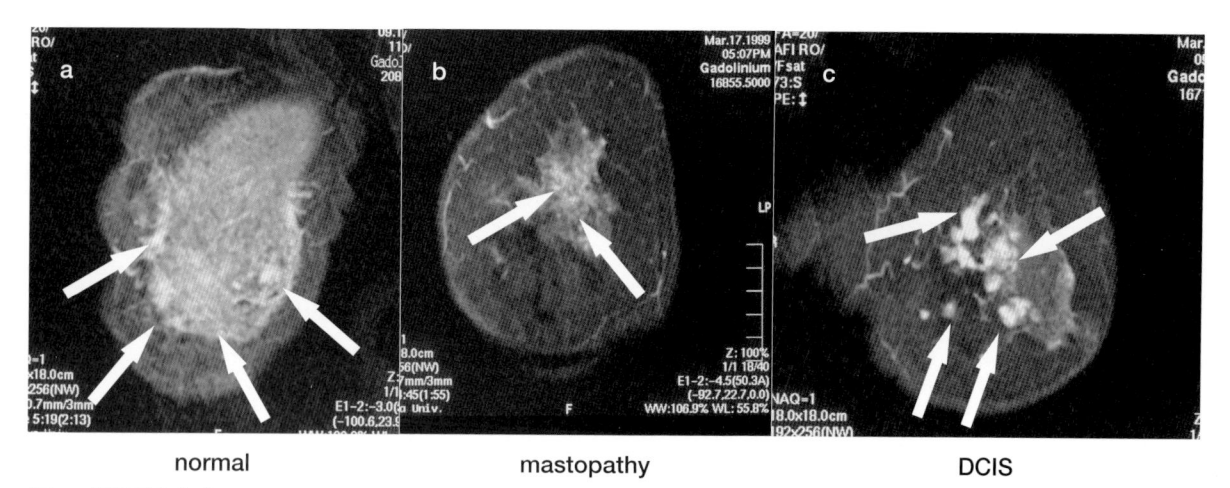

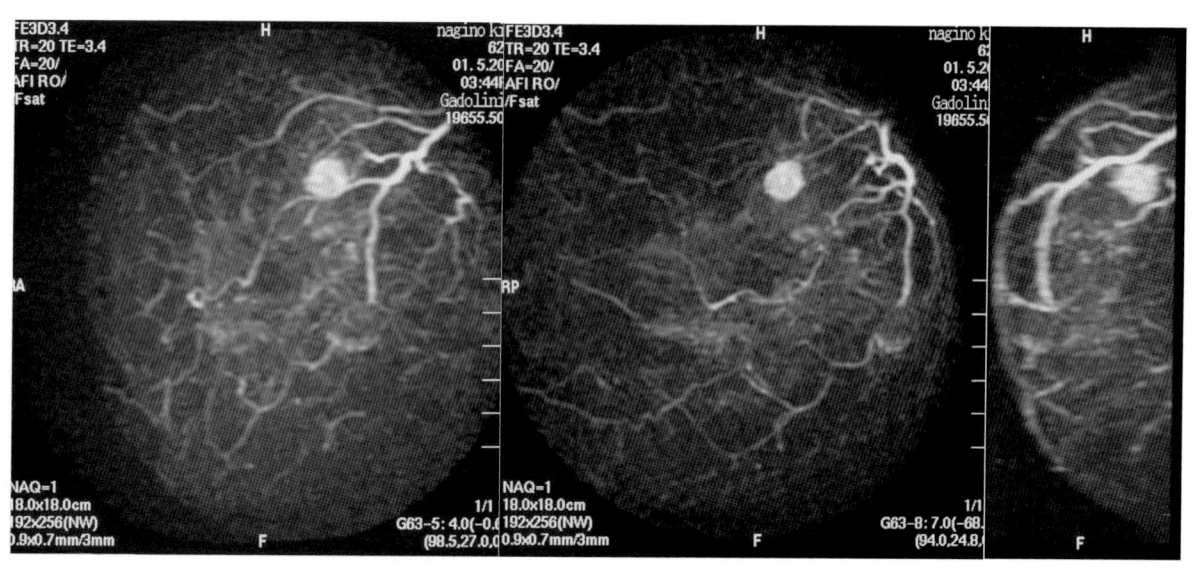

図5 疑陽性病変
normal　　　　　mastopathy　　　　　DCIS

図6　maximum intensity projection（MIP）

より，その診断精度を向上させられることが報告されている[13]が，進展範囲診断の場合は1分程度の撮像時間で，造影前に1回，造影後に3〜4回の撮像を行うのがよいと思われる．この際に注意すべきは3D FTのパルスシーケンスのコントラストの決定のタイミングであり，centric view ordering[14]では撮像開始直後にコントラストが決定されるのに対して，sequential view orderでは撮像中間で決定されるため，造影剤の注入後の撮像開始時間を調節する必要がある．

6．疑陽性病変

造影剤を用いて病変部を陽性描画させるMRマンモグラフィの手法自体は非特異的であることが知られており[15]，特に疑陽性病変がしばしば経験される．このなかで留意すべきは，特に閉経前症例における正常乳腺の濃染と，良性病変や非腫瘍性病変の濃染である（図5）．

7．後処理

一般には原画像に加え，maximum intensity projection（MIP）法での表示を行うことが一般的であるが（図6），CTマンモグラフィで一般的なボリュームレンダリングを行ったり，CT画像などとのフュージョン（重ね合わせ）も可能であり，今後の活用が期待される[16]．

以上より一般の1.5T装置で通常使用できる代表的な撮像法を示す．

a) 腹臥位の場合

乳房専用コイル使用，脂肪抑制併用3D SPGR; TR/TE/FA=20/4.6/20°，FOV=24cm（24×36cm；両側の場合），192×256マトリクス，3mmスライス（1.5mmごとに再構成），36〜60スライス，撮像時間は約60〜90秒となる．

b) 仰臥位の場合

8chフェイズドアレイコイル使用；脂肪抑制併用3D VIBE，TR/TE/FA=4.1/1.2/15°，FOV=22×38cm（両側撮像），224×448マトリクス，1mmスライス，48〜64スライス，parallel factor=2，撮像時間60〜100秒となる．

〈文献〉

1) Winnekendonk G, Krug B, Warm M, Gohring UJ, Mallmann P. Lackner Diagnostic value of pre-operative contrast-enhanced MR imaging of the breast. Rofo. 2004; 176(5): 688-93. German.

2) Van Goethem M, Schelfout K, Dijckmans L, Van Der Auwera JC, Weyler J, Verslegers I, Biltjes I, De Schepper A. MR mammography in the pre-operative staging of breast cancer in patients with dense breast tissue: comparison with mammography and ultrasound. Eur Radiol. 2004; 14(5): 809-16. Epub 2003 Nov 13.

3) Bluemke DA, Gatsonis CA, Chen MH, DeAngelis GA, DeBruhl N, Harms S, Heywang-Kobrunner SH, Hylton N, Kuhl CK, Lehman C, Pisano ED, Causer P, Schnitt SJ, Smazal SF, Stelling CB, Weatherall PT, Schnall M. Magnetic resonance imaging of the breast prior to biopsy. JAMA. 2004; 292(22): 2735-42.

4) Kneeshaw PJ, Turnbull LW, Drew PJ. Current applications and future direction of MR mammography. Br J Cancer. 2003; 88(1): 4-10.

5) Automatic image matching for breast cancer diagnostics by a 3D deformation model of the mamma. Biomed Tech(Berl). 2002; 47(Suppl 1 Pt 2): 644-7.

6) Akashi-Tanaka S, Fukutomi T, Sato N, Iwamoto E, Watanabe T, Katsumata N, Ando M, Miyakawa K, Hasegawa T. The use of contrast-enhanced computed tomography before neo-adjuvant chemotherapy to identify patients likely to be treated safely with breast-conserving surgery. Ann Surg. 2004; 239(2): 238-43.

7) Inoue M, Sano T, Watai R, Ashikaga R, Ueda K, Watatani M, Nishimura Y. Dynamic multi-detector CT of breast tumors: diagnostic features and comparison with conventional techniques. AJR Am J Roentgenol. 2003; 181(3): 679-86.

8) van den Brink JS, Watanabe Y, Kuhl CK, Chung T, Muthupillai R, Van Cauteren M, Yamada K, Dymarkowski S, Bogaert J, Maki JH, Matos C, Casselman JW, Hoogeveen RM. Implications of SENSE MR in routine clinical practice. Eur J Radiol. 2003; 46(1): 3-27.

9) Runge VM, Schoenberg SO. Special issue "clinical MRI at 3 tesla". Invest Radiol. 2005; 40(1): 1.

10) Englmeier KH, Hellwig G, Griebel J, Delorme S, Siebert M, Brix G. Dynamic MR-mammography in virtual reality. Stud Health Technol Inform. 2003; 94: 72-8.

11) Ikeda O, Nishimura R, Miyayama H, Yasunaga T, Ozaki Y, Tsuji A, Yamashita Y. Magnetic resonance evaluation of the presence of an extensive intraductal component in breast cancer. Acta Radiol. 2004; 45(7): 721-5.

12) Takahashi N, Sato M, Niitsu M, Saida Y. Value of subtraction in fat-saturated three-dimensional contrast-enhanced magnetic resonance angiography of the hemodialysis fistula. Acta Radiol. 2004; 45(6): 608-15.

13) Tuncbilek N, Unlu E, Karakas HM, Cakir B, Ozyilmaz F. Evaluation of tumor angiogenesis with contrast-enhanced dynamic magnetic resonance mammography. Breast J. 2003; 9(5): 403-8.

14) Okuaki T, Yamashita M, Wakamatsu O, Shirouzu I, Machida T, Matsuda T. Study of elliptical centric view ordering technique with spectrally selected inversion recovery pulse

(spec-IR pulse). Nippon Hoshasen Gijutsu Gakkai Zasshi. 2003; 59(3): 401-9.
15) Ohmori N, Ashida K, Fujita O. Estimation of glandular content rate and statistical analysis of the influence of age group and compressed breast thickness on the estimated value Nippon Hoshasen Gijutsu Gakkai Zasshi. 2003; 59(6): 737-45.
16) Behrenbruch CP, Marias K, Armitage PA, Yam M, Moore N, English RE, Clarke J, Brady M. Fusion of contrast-enhanced breast MR and mammographic imaging data. Med Image Anal. 2003; 7(3): 311-40.

D. CT

乳房温存療法は乳頭・乳輪を温存し，乳腺部分切除と腋窩リンパ節を切除する乳がんの術式であり，今日では乳がんの標準術式のひとつである．手術後の局所再発を防ぐためには，がんが遺残しないように切除範囲を決定することが必要であり，同時に，乳房の美容・整容的観点からは，がん細胞のない領域を過剰に切除することも避けられるべきである．そのためには，乳がんの拡がりを術前に適切に診断したうえで，術式の選択，切除範囲の計画をする必要がある．

画像診断は，従来はマンモグラフィと超音波検査を柱に，乳腺疾患の質的診断法として発達してきたが，温存術の普及に伴い乳がんの拡がり診断を適切に判定する必要が出てきた．マンモグラフィや超音波検査でも石灰化像や乳管像によって，触知しない乳がんや，その進展を診断することは可能である．しかし，一般にマンモグラフィでは石灰化が存在しないと病巣の進展を検出できないことがあり，また超音波検査では検査者の主観が影響することが多く，どちらかというと過少評価の傾向がある．さらに，マンモグラフィでは乳房を圧迫した状態で病変をとらえていることから，その位置を反映できないことも問題である．そこで，乳がんの拡がり診断として登場したのがMRIとCTである．従来，乳がんの拡がり診断はMRIのほうがより一般的な検査法であったが，ここ数年のCTの開発技術の向上は目覚ましく，特にマルチスライスCTの登場は，乳腺に限らずそれまでのCT診断のあり方を根底から変革するものといっても過言ではない．マルチスライスCTは高い空間分解能と時間分解能を併せ有しており，機種によっては各軸方向の空間分解能の等しい等方性（isotropic）ボクセルデータでの撮像が可能となった．これにより，高画質なＭＰＲ（multiplanar reconstruction）画像や三次元画像の再構成が可能となり，さまざまな分野で臨床応用されている．乳腺の診断領域においても，空間分解能の向上は微小病巣の検出能の向上が期待され，また

```
問診
　↓
視・触診
　↓
画像診断（質的診断）
　　・マンモグラフィ
　　・超音波検査
　↓　・（CT/ MRI）
病理学的検索
　　・穿刺吸引細胞診
　　・経皮的針生検
　↓　・外科的生検
画像診断（外科的治療を想定した場合/拡がり診断・
　　　　　術式の決定）
　↓　・CT / MRI
治療
```

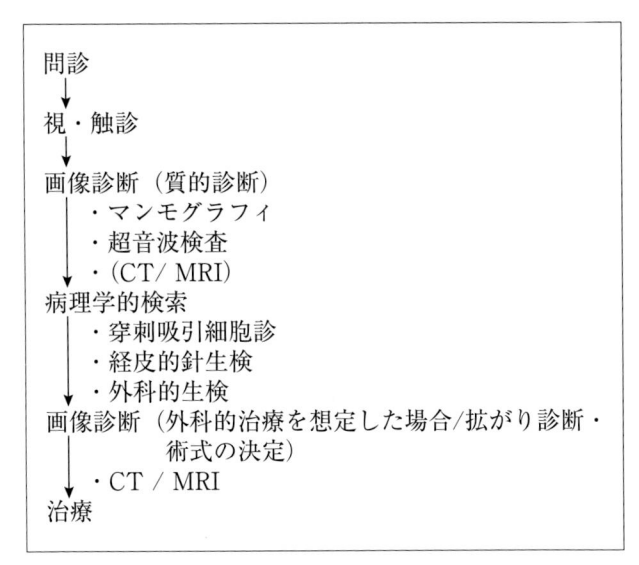

図1　乳腺疾患の診断の進め方

高画質な三次元画像は乳がんの拡がりを立体的・仮想的に表示し，術前のシミュレーションとしての活用の需要性も高まっている．本項では，マルチスライスCTを用いた乳腺の画像診断について，その目的，実際，撮像方法，診断法，新しい活用法などについて述べる．

1. 検査の実際

a. 乳腺CT検査の目的

乳腺外来における一般的な診断の流れを**図1**に示す．

CTは視触診，マンモグラフィ，超音波検査に続く検査で，これらを抜きにして行われることは誤診の原因となるので避けなければならない．乳腺CTの目的を**表1**に示すが，そのなかで，本邦で最も主体となるのががんの拡がり診断である．MRIでもその目的はほぼ同様であり，両モダリティの長所・短所を考え（**表2**），使い分けをするのが理想的であるが，その住み分けの境界は難しく，臨床的には各施設でより優れた装置を選択しているのが現状である．CTは被ばく・造影剤使用という問題点があるので，症例ごとに臨床所見・他検査所見と比較検討し，妥当性を考え，過剰な検査は避けるべきである．手術と同様の仰臥位体位で撮像が可能なことから温存術のシミュレーションを行う乳がん症例に関してはCTが適しているが，マンモグラフィや超音波検

表1　乳腺CTの目的

1. 乳腺疾患の質的診断
　＜対象の例＞
　　a. 触診・マンモグラフィ・超音波検査で検出される腫瘤症例
　　b. マンモグラフィでカテゴリー3以上の石灰化症例
　　c. マンモグラフィで構築の乱れや局所的非対称性陰影を認める場合，超音波検査で斑状低エコー域を認める場合など画像診断の難しい症例
　　d. マンモグラフィ・超音波検査所見と病理学的結果が矛盾する症例
2. 異常乳頭分泌症例や腋窩リンパ節腫大症例の乳腺内病変の検出評価
3. 乳がんの拡がり診断
　＜目的＞
　　a. 術式の決定
　　b. 温存術の切除範囲決定（術前シミュレーション）
4. 乳がんの化学療法後の効果判定
5. 乳房温存術後再発の有無の判定

表2　CTとMRIの長所・短所

	CT（マルチスライスCT）	MRI
検査時間	短	長
検査体位	仰臥位	腹臥位
空間分解能	高	
濃度分解能		高
被ばく	有	無
造影剤による重篤な副作用	可能性あり	可能性はあるが低い
体内金属	検査可	検査不可
閉所恐怖症	検査可	検査不可

査で乳腺内に病変の指摘されていない異常乳頭分泌症例や腋窩リンパ節腫大症例など，必ずしも外科的治療が想定されていない場合はMRIを第一選択と考えたほうがよいかもしれない．

b. 検査の前に

実際に撮像を計画する場合，検査の前にいくつか留意する点がある．対象の多くが女性であることから，まず，妊娠年齢の患者に対しては妊娠の有無を必ず問診する必要がある．そして，乳腺のCTは造影剤の使用が必須であるので，そのための説明・承諾を要する．一般的な造影CTを施行する場合と同様，ヨード造影剤アレルギーの既往，薬剤アレルギーの既往，気管支喘息などのアレルギー性疾患，腎不全，授乳などの有無の問診が必要で，同時に，造影剤使用による合併症・副作用のインフォームド・コンセントをもれなく得ることが必須である．

またMRI同様，正常乳腺の濃染が増強するといわれる月経第1，4週目[1), 2)]は避けて検査を計画するのが望ましいが，実際はその後のスケジュールとの関係で難しいことも多い．正常背景乳腺の濃染の程度の差は，一概に年齢や乳腺の量と必ずしも相関するとはいえないが，マンモグラフィ，超音波検査施行時に，背景乳腺の状態や病変の進行を観察したうえで，妥当性を総合的に考え，月経周期と検査日を調整する工夫はしてもよいと思われる．

表3　撮像プロトコル

	造影前（単純）	造影第一相目	造影第二相目
撮像範囲	胸部	腋窩～全乳房	鎖骨下～胸腹部
管電圧（kVp）	120	120	120
管電流（mA）	300	300	300
スキャン時間（秒/回転）	0.5	0.5	0.5
撮像検出器構成（mm）	1×16	0.5×16	1×16
テーブル移動速度（mm/s）	30	15	46
ピッチ	15	15	23
撮像タイミング（sec）	―	75[#]	145[+]

[#]：造影剤注入開始からの時間　　　　　　　　　（使用CT機種：東芝Aquilion）
[+]：前の相の撮影終了後からの時間

2. 撮像法・画像再構成法

a. 装置

　乳がんの拡がり診断を目的とした検査の場合，高い空間分解能・時間分解能が要求される．その目的に応えるためには，従来のシングルヘリカルCTよりもマルチスライスCTが望ましい．その高い空間分解能により小病変の検出が可能であり，また高い時間分解能によって，1回の呼吸停止にて腋窩～全乳房の撮像が可能となっている．さらに，マルチスライスCTの等方性（isotropic）ボクセルに近いデータからはワークステーションを用いて高画質なMPR画像や三次元画像の作成が可能で，再構成および観察の工夫によって病変の検出の向上が期待されると同時に，術前のシミュレーション画像への応用も可能である．

b. 撮像・再構成プロトコル（表3）

　撮像のプロトコルは施設によって異なるが，本項では名古屋大学医学部附属病院で用いられている撮像法を紹介する．患者は仰臥位とし，手術体位に近づけるため，可能なかぎり両側上肢は側方水平にして挙上している．手術体位に対応できることは非触知病変を切除する場合など，その位置，拡がりを知るうえで非常に有用で，可動性のある乳房を腹臥位で撮影するMRIと比較し，CTの最大の利点である．

　胸部単純CTを撮像後，撮像範囲を腋窩から全乳房を中心に設定し，非イオン性ヨード造影剤300mgI/mLを，0.07mL/kgsecの注入速度で肘静脈より約30秒間注入し，注入開始75秒後に第1相目の撮像を，約4分後に第2相目の撮像を行っている．転移の検索を同時に行う必要がある場合は，第2相目の撮像時に，胸腹部全体を含めて検査を行っている．検出器構成は，第1相目は0.5mm×16で，第2相目は1mm×16である．乳房内の診断のためには第1相目の画像データを採用し，まず，患側腋窩～乳房を中心としたFOVで，再構成スライス厚0.5mm，スライス間隔0.5mmの横断像を再構成し，さらに，これを用いて，MPR画像，三次元画像を作成している．MPR画像は，手術野に合わせて胸壁に対し正面視した像をイメージし，1～2mmのスライス間隔で胸壁にできるだけ平行に近い斜冠状断MPR画像を作成している（**図2a**）．さらに，われわれは超音波検査で汎用されているラジアル走査（乳頭を中心に回転させる走査法）を応用して，主病巣のある領域を主体に3°前後のスライス間隔で乳頭を中心としたラジアル方向のMPR画像（**図2b**）を作成している．マルチスライスCTの利点は等方性（isotropic）ボクセルに近いデータにより，横断像とほぼ分解能の等しい任意断面像を作成できることである．乳房の解剖は乳頭を中心として乳管および腺葉の放射状構造が基本であり，乳がんの拡がり診断をする場合の大きな問題のひとつとなるのは，この放射状走行した乳管内の進展である．一方，マンモグラフィや超音波検査など，従来から活用してきた乳腺の診断法

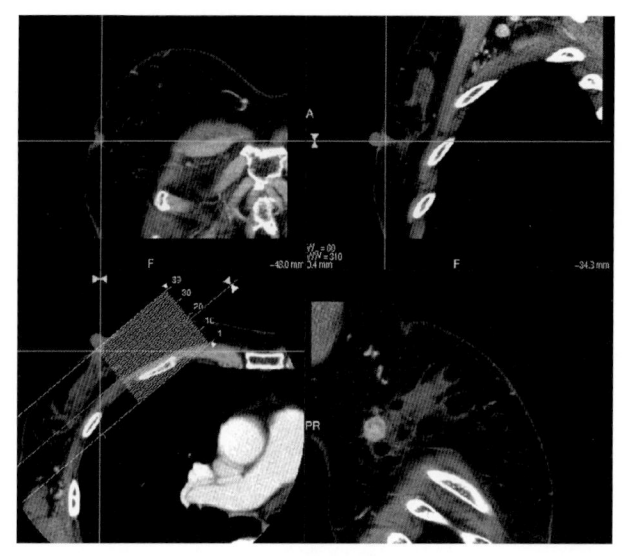

a　斜冠状断MPR（再構成計画）

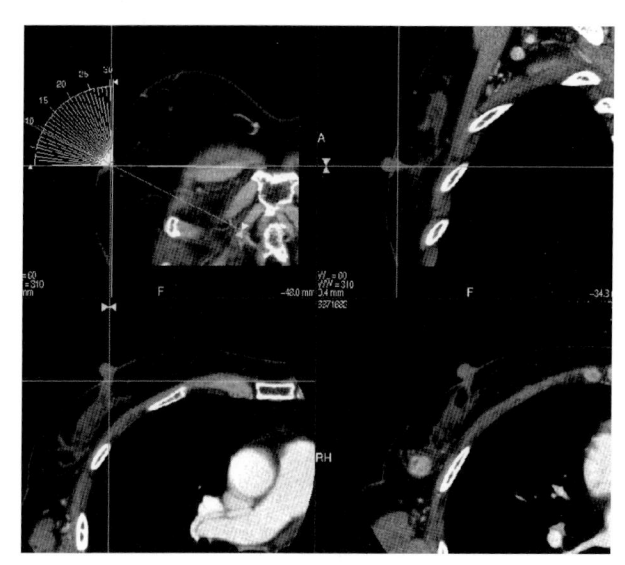

b　ラジアル方向のMPR（再構成計画）

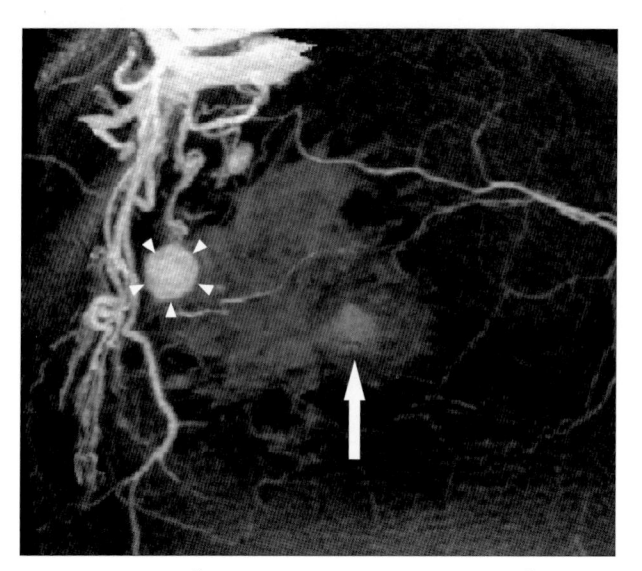

c　MIP（maximum intensity projection）

図2　乳腺CTの再構成画像法
　　a　ワークステーションのコンソールモニタ
　　b　ワークステーションのコンソールモニタ
　　c　乳頭（矢印），腫瘍（矢頭）

にしても乳房を常に横断させる診断法はない．乳腺診断においてマルチスライスCTの能力を遺憾なく発揮するためには，それまでのCTの横断像による診断法に固執することなく，その解剖学的・病理学的特徴や，他の診断法との対比を考え，臨機応変なMPR画像の作成がポイントと思われる．

　また，三次元画像は，MIP法（図2c）やボリュームレンダリング法によって作成し，適宜回転させたり，ステレオ視表示させたりして評価を行う．MPR画像と同様，高画質な三次元画像の獲得は，マルチスライスCTが乳腺診断に活用されるようになった大きな理由である．画像診断はあくまで，最終的には最適な治療を行うためのものであるが，現況における乳がんの主治療法は手術である．手術の術野は三次元画像であり，画像診断をこれに反映させるためには，正確でわかりやすい仮想的な三次元画像が必要である．

　一方，これらとは別に，病変の造影パターンを評価するために，単純，造影第1，2相目の画像データをそれぞれ4mmスライス厚，4mmスライス間隔で再構成し，ダイナミックスタディとして造影パターンの評価をしている．

3. 正常乳腺のCT

乳腺は加齢とともに脂肪に置換され，腺実質は退縮していくことが通常だが，その変化の始まる時期や速度には個人差が大きい．同年代の乳腺でも，その容積や内部の性状がマンモグラフィや超音波検査で異なることは日常茶飯事である．CTやMRIにおいてもこのことは同様で，これらの検査では，乳腺量がほぼ同じと思われる患者でも造影効果の強い場合もあれば弱いこともある．正常乳腺といってもその濃染パターンはさまざまであり，病理学的に対比解明することは難しい．乳腺辺縁部に全周状に認める帯状濃染や，腺実質全体にびまん性または散在性に認める非特異的な小濃染の場合は，良性の変化または正常範囲内の乳腺実質と判定することが一般的であるが（図3），これらのなかに病変が含まれている可能性の完全な除外は困難であり，他検査との対比が必ず必要である．

MRIにおいては月経周期と乳腺実質の造影効果との関連性はいくつか報告されている[1],[2]．CTにおいても同様の現象が考えられ，月経周期後半においては実質の濃染が増強する場合があることが予想される．また，閉経後でも，ホルモン補充療法施行患者においては乳腺実質の濃染が増強するといわれている．また，乳頭は造影早期から濃染することが多く，通常は後期まで濃染は持続する．

4. マルチスライスCTによる濃染域の所見用語

乳がんは，angiogenetic factorを分泌し，vascularityに富んでいることはよく知られており[3]，これを利用し，造影剤を用いてその濃染域を診断するのがCTやMRIである．CTにおいては，判定に用いる濃染域の撮像タイミングについては多々論があるが，MRIの撮像法を応用し，造影剤注入後1分から1分30秒後で撮像された画像で診断することが一般的である．濃染域の読影の実際については原理的に共通しているため，その形態的診断においてはCT，MRIともおおむね共通していると思われる．

本邦では，乳腺の診断においては，マンモグラフィはさることながら超音波検査についても診断のガイドラインの作成がここ数年で急速に進められている．一方，MRIに関しては，欧米ではその作成に動きをみせている[4],[5]．ここではACR（American Congress of Radiology）の提唱しているBIRADS（breast imaging and reporting database system）のMRIの所見用語[6]を参考に，濃染域の形態・分布についてCTでも応用できるように紹介したい．これらの所見用語を実際のCT診断に直結させるには問題がまだ多く，ガイドラインの整備はまだ先となると思われるが，基本的にはマンモグラフィや超音波検査と異なるものではなく，CT診断においても共通の用語を使用していくことにより，病理学的な背景の把握想定がしやすく，モダリティを超えて総合的で統一的な見解ができると思われる．

1）小濃染（focus/foci）

5mm以下の形態・辺縁の観察できない小濃染，乳腺症や正常乳腺に認めるような非特異的な小濃染．

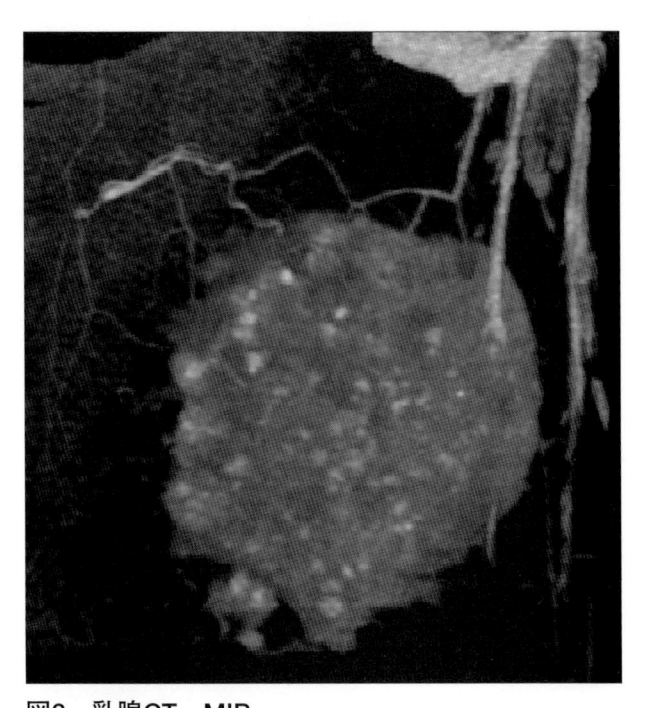

図3 乳腺CT　MIP
乳腺全体にびまん性の小濃染を認める．非特異的な濃染で，良性の変化または正常範囲内の乳腺実質と判定する判断されるが，病変の合併の鑑別が困難な乳腺である．

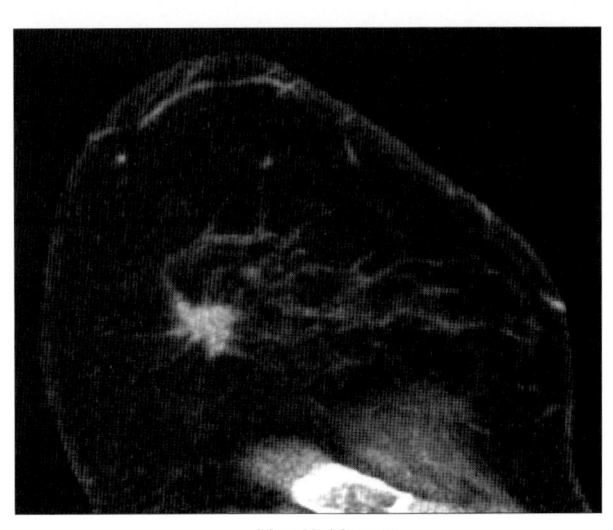

a　斜冠状断MPR
b　同症例のマンモグラフィ 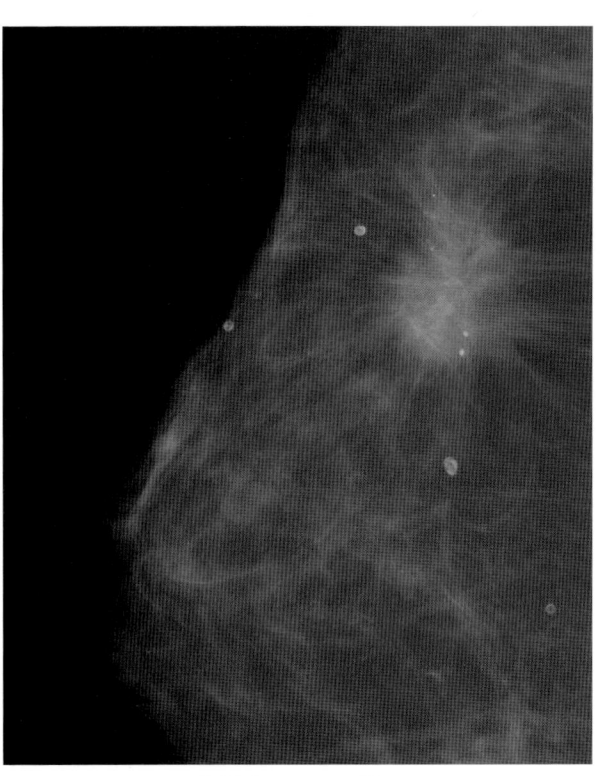

図4　乳がん（硬がん）
　a　濃染域はspiculated massを呈している．
　b　病変はCT像と同様，spiculated massを呈している．

2）**腫瘤濃染（mass）**

a）形状（shape）
　(1) 円形（round）
　(2) 楕円形（oval）
　(3) 分葉形（lobular）
　(4) 不整形（irregular）

b）辺縁（margin）
　(1) 平滑（smooth）
　(2) 不整（irregular）
　(3) スピキュラを伴う（spiculated）

3）**腫瘤非形成性濃染（non-mass-like enhancement）**

a）分布（distribution）
　(1) 局所性（focal area）：小さな局所性の濃染．
　(2) 線状（linear）：乳管内病変とは明らかには判定できない濃染．
　(3) 管状（ductal）：乳管内病変を推定させる乳頭側に向かう濃染．
　(4) 区域性（segmental）：乳頭側に向かう三角状の濃染．乳管腺葉系の拡がりを推定させる．
　(5) 領域性（regional）：地図状・斑状の濃染．乳管腺葉系の拡がりと明らかには判定できない．
　(6) 多発領域性（multiple regions）
　(7) びまん性（diffuse）

5. マルチスライスCTによる乳がんの拡がり診断

　マルチスライスCTによる乳腺診断の中心は乳がんの拡がり診断である．濃染域の範囲の診断には，超音波診断やマンモグラフィと同様，常に乳がんの進展形式を病理解剖学的に認識しておく必要がある．すなわち，間質浸潤巣であれば濃染域が不整形（irregular）の腫瘤であったり，辺縁にスピキュラを伴って（spiculated）（図4）いたりする．乳管内進展巣であれば（図5），腫瘤を形成しない場合がしばしばであり，管状（ductal）や区域性（segmental）の濃染域（図6）が想定される．われわれの施設で採用しているラジアル方向のMPR画像は，乳腺の解剖学的構成に忠実な断面像であり，乳頭側への進展が主病巣と同一断面像で観察可能で，これを付加

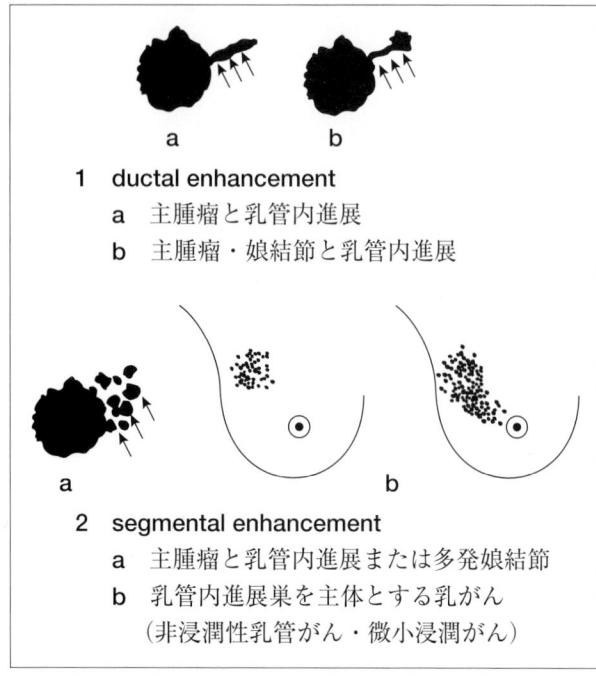

図5　乳管内進展巣の濃染分布

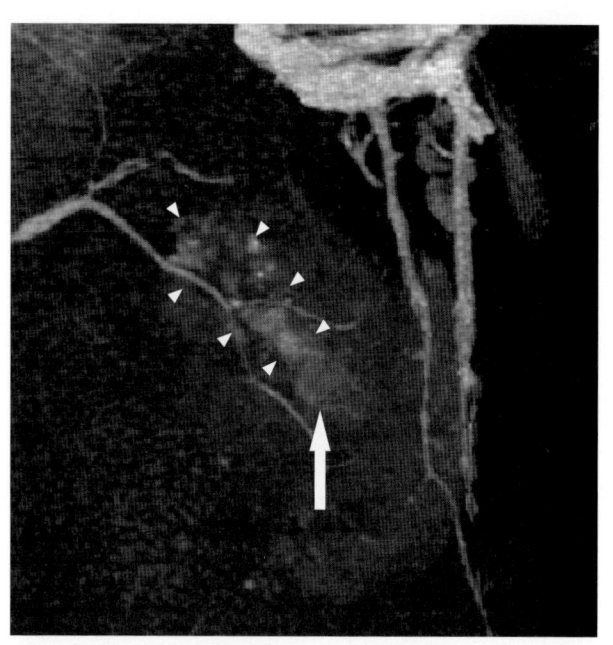

1　ductal enhancement
  a　主腫瘤と乳管内進展
  b　主腫瘤・娘結節と乳管内進展

2　segmental enhancement
  a　主腫瘤と乳管内進展または多発娘結節
  b　乳管内進展巣を主体とする乳がん
    （非浸潤性乳管がん・微小浸潤がん）

図6　乳がん（乳頭腺管がん）のMIP像
乳頭（矢印）からA領域に区域性（segmental）の濃染域（矢頭）を認める．

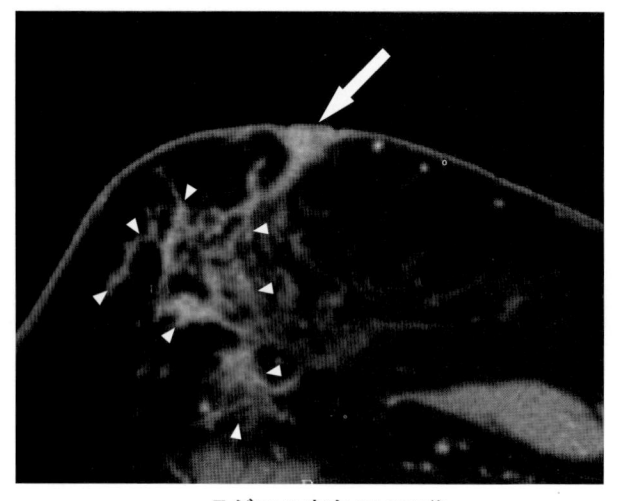

a　ラジアル方向のMPR像

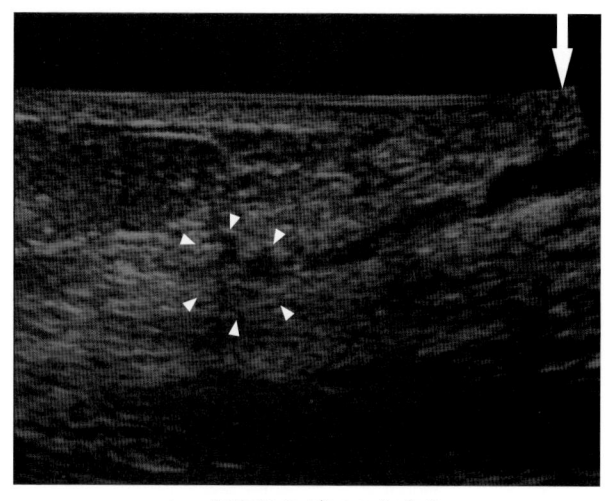

b　超音波ラジアル走査像

図7　乳がん（乳頭腺管がん）
  a　乳頭（矢印）下から連続して線状～区域性の濃染域（矢頭）を認める．
  b　ラジアル方向のMPR像と同様の形態で，乳頭（矢印）下から連続して拡張乳管を認め，末梢側には斑状・区域性の低エコー域を認める（矢頭）．

することにより，乳管内進展巣の検出能が向上する可能性が考えられる．超音波検査で乳がんの場合に必ず観察するラジアル走査像との照合も可能である（図7）．マルチスライスCTの利点は，ボリュームデータからの高画質な任意断面像を作成できることであり，昨今のワークステーションでは，このデータから超音波検査でスキャンするがごとくリアルタイムにモニタでMPR画像を作成観察することができる．乳腺の解剖学的特徴を考慮すると従来の横断像でのCT診断は矛盾しており，その解剖・病理学的特徴に合わせ，最適な再構成方向で応用観察する必要があると思われる．ただ，ラジアル方向のMPR画像は，従来の横断像診断という観念からはあまりにもかけ離れているため，観察に慣れが必要であり，

立体的イメージを頭のなかで構築しにくいのが難点である．ラジアル方向のMPRに限らず，軸位断，斜冠状断にしても，薄いスライス厚の断面像を膨大な枚数観察することは，モニタでシネ表示法を用いて観察しても全体の把握が困難なことがある．そこで必要となるのが三次元画像である．腫瘤を形成しない微細な乳管内病変は薄い断面像では濃染部の分布，拡がりの観察が困難で，これを立体的に積み重ねたり投影したりすることにより，集簇，分布した全体像が明らかになることもしばし経験することである（図6）．乳がんの診断には，モダリティに限らず，乳腺が乳頭を中心に放射状に配列した腺葉の集まりであること，乳管は乳頭に向かって放射状に走行することを常に念頭におく必要がある．これを考えれば，従来の横断のCT診断に，三次元画像を付加させることが有用であることは当然と思われる．しかしながら，三次元画像はあくまでもしきい値設定などの操作によってつくられた画像であり，設定の違いにより病変が不明瞭になることもしばしば生じる．診断においては，病変の詳細な診断はあくまでも高分解能の横断またはMPR画像で行うべきで，病変の立体的関係，分布，位置を理解するために，三次元画像を活用し総合的に判定するのが正しい診断法と考える．

　一方，乳管内進展巣の存在は，温存術に際して高率に断端陽性となり，これにより局所再発が多くなることは周知であり，マンモグラフィや超音波診断では過小評価しやすいことを考えると，CT診断においてその正確な検出が要求される．しかし実際には，comedo-type（面疱型）といわれるような悪性度の高いものや，病変のサイズがある程度あるものは検出可能であるが，低悪性度のものやがん細胞量の少ないものは検出できないことがしばしばある．検出されない場合は2通りあり，病変の濃染効果が弱く，背景乳腺とコントラストが得られない場合，またもうひとつは，乳腺症変化などで背景乳腺の濃染効果が強く，病変を分離することができない場合である．実際の読影の場では，乳管内進展を乳腺症と判定したり，乳腺症を乳管内進展と判定したりすることもしばしばである．CT診断の限界を理解し，マンモグラフィや超音波診断，さらには細胞診などの病理学的検査の情報を十分に得たうえで，症例ごとに臨機応変に読影することが実際の臨床現場では

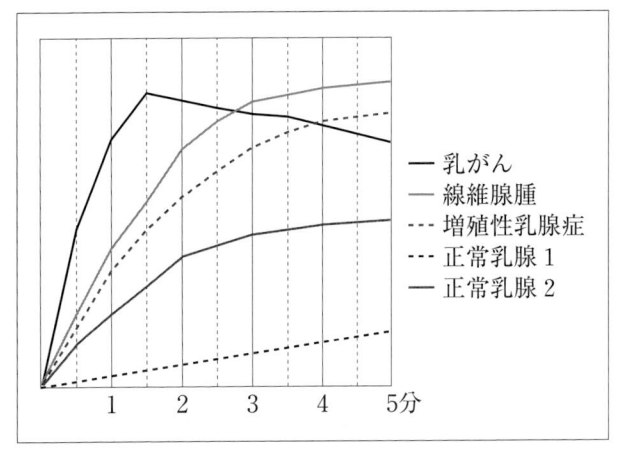

図8　典型的な乳がん，線維腺腫，乳腺（乳腺症）のMRIダイナミック曲線
（川島博子．手にとるようにわかる乳腺MRI—撮像・読影の基本と臨床例．ベクトル・コア；2004．より）

必要となってくる．また，乳房温存術を控えた症例を診断する場合は，その切除範囲を想定しながら読影することが重要である．例えば，主病巣から離れた区域に濃染域を認めた場合，その病変を切除すべき病変かどうか判定することで術式が変わってくる恐れがある．その病変が，もし前もって行われていた超音波検査で指摘されていなかった場合は，意識しながら超音波検査を再検することが重要で，場合によっては細胞診などの病理学的検査の追加も必要である．CTやMRIには偽陽性所見が多いことがあり，他検査で指摘できなかった濃染域の対処をどうするかということは今後の問題点のひとつである．

6. ダイナミックスタディによる良悪性診断

　図8にMRIにおける典型的な乳腺実質，乳がん，線維腺腫のダイナミック曲線を示す．CTでも同様の時間濃度曲線が描かれると考えられるが，一般に悪性疾患はピーク形成型〜プラトー型の，良性疾患は漸増型の造影パターンを呈するといわれている[7]〜[10]（図9）．そして，乳がんと背景乳腺とのコントラストは，通常，造影剤注入開始後1分後〜2分後の間で最大になることが多い[10]．ただ，先述のように背景の乳腺には個人差があり，また乳がんにおいてもその組織型によって造影のパターンは一定ではない．乳腺症や良性腫瘍と乳がんの鑑別には，その形

表2 日常の品質管理と要求程度

項　　目	S/F	CR	DR	管理間隔
X線装置の清掃	◎	◎	◎	毎日
暗室の清掃・整理・整頓	◎	―	―	毎日
カセッテとスクリーンの清掃	◎	―	―	毎日
CR受像器の清掃（カセッテの清掃を含む）	―	◎	―	毎日
モニタ画面の清掃	―	◎	◎	毎日
シャウカステンの清掃	◎	◎	◎	毎日
自動現像機の管理	◎	―	―	毎日
明室フィルム交換機	◎	―	―	毎日
画像評価（AEC/受像系/プリンタの作動確認を含む）	◎	◎	◎	毎日

(注) S/F：スクリーン/フィルム・システム，CR：CRシステム，DR：FPDを備えたデジタルシステム
　　　実施要求の程度：◎ 必ず行うべきである　○ 行うことが望ましい　― 非適用

d）フィルム自動現像機（以下，自動現像機という）

　一般的にフィルムは，自動現像機のタンク容量・処理速度，現像処理液の種類・液疲労度・液温度などによって性能が変動しやすい．スクリーンおよびフィルムと同様に自動現像機・処理薬品も数多く市販されているため，それらの組み合わせは多くなる．メーカーの推奨する現像処理に従うか，精度管理を実施して安定した画像が得られる最適な条件を見つけだすことが重要である．

e）明室フィルム交換機
　・フィルム交換機は，乳房撮影用カセッテおよび乳房撮影用フィルム専用に設計されていること．
　・フィルム交換機の製造メーカーが指定する乳房撮影用カセッテおよび乳房撮影用フィルムを使用する．

f）CR読取装置
　・CR読取装置の製造メーカーによって指定されたマンモグラフィ用CR受像器に対応できるものを使用する．

g）プリンタ
　・CR読取装置の製造メーカーによって指定されたマンモグラフィ用CR受像器に対応できるものを使用する．

h）シャウカステン
　・診断の恒久的な精度は，適切に仕上がったマンモグラムを常に一定の読影条件で観察することにある．シャウカステンとしては，次の条件が整っているものが望ましい．
　（1）全体的に輝度が均一であること．
　（2）高輝度タイプであること．シャウカステンの輝度は，3,500cd/m^{2}以上が望ましい．

i）画像表示装置（以下，モニタという）
　・施設は，乳房撮影の表示目的（例えばポジショニングの確認など）に合わせ，観察に必要な性能（輝度特性・画素サイズなど）を備えたモニタを使用する．

3. 品質保証プログラム[2)~5)]

　機器については，画像を常に高い水準に保つことが要求されるため，日本医学放射線学会と日本放射線技術学会のマンモグラフィガイドライン委員会が**表2**，**表3**に提示したQC項目について，最小限の周期でQC試験を行う．

　さらに，新しい乳房X線撮影装置を設置したときおよび圧迫圧の調整をした後は，受診者の乳房に危害を与える可能性がある圧迫板の試験を最初に行うべきである．また，新しいカセッテを使用するときは，スクリーンとフィルムの密着試験を行う．現像機のサービスが行われたときは，必ず現像機のQC試験を実施する．さらに，現像処理によるアーチフ

表3 定期的品質管理と要求程度

項　目	S/F	CR	DR	管理間隔
明室フィルム交換機の清掃（機器の内部）	◎	—	—	1か月
シャウカステンの管理	○	○	○	6か月
暗室内でのカブリ	○	—	—	6か月
スクリーンとフィルムの密着性	◎	—	—	6か月
プリンタの管理	—	◎	◎	6か月
X線装置の圧迫器の確認	◎	◎	◎	6か月
X線装置の評価				
1. 各部の動作確認	◎	◎	◎	1年
2. X線と光照射野の整合性	○	○	○	1年
3. 胸壁端の欠損確認	○	○	○	1年
4. 管電圧の精度と再現性	◎	◎	◎	1年
5. 焦点の性能	○	—	—	1年
6. 線質（HVL）	◎	◎	◎	1年
7. AECの性能	◎	◎	◎	1年
8. X線の出力	◎	◎	◎	1年
システムの評価				
1. 平均乳腺線量	◎	◎	◎	1年
2. アーチファクトの評価	◎	◎	◎	1年
3. 受像系の感度のバラツキ	◎	◎	—	1年

（注）S/F：スクリーン/フィルム・システム，CR：CRシステム，DR：FPDを備えたデジタルシステム
　　　実施要求の程度：◎ 必ず行うべきである　○ 行うことが望ましい　— 非適用

ァクト確認としてファントム画像試験を実施する．

QCプログラムを開始したときは，最初の数か月はより高い頻度でQC試験を実施することが望ましい．これはQCを行う診療放射線技師が短期間により多くの経験を体得し，画像機器の精度に関するきちんとした基準データを得ることができるからである．

QCの1項目でも不合格な場合は，マンモグラフィを行う前に問題の原因を特定し，是正措置を行わなければならない．**図1**に品質管理手順の典型例を示す．

4. 受入検査[2)〜5)]

受入検査は，製造および販売メーカーのサービスマンが装置を設置した後に，購入した施設が実施しなければならない．その主な目的は，購入した機器の性能が許容値を満足していることと，画質に影響する因子が規定を満足していることを確認することである．さらに，臨床画像基準を上回る画像に調整し，その結果を最初の品質管理のデータとして用いるようにすることが望ましい．

5. 日常の品質管理[2)〜5)]

表2に日常の品質管理を示す．日常の品質管理は，フィルム上に塵，埃などが混入して石灰化を擬態する陰影（アーチファクト）を防止する管理であり，撮影装置，暗室，カセッテ，スクリーン（増感紙）などの清掃が主である．日常のQC業務は，いくつかを同時に行うことができ，例えば，現像機の電源を入れたのちに現像機が温まるまでの間に，暗室の清掃，スクリーンの清掃，シャウカステンおよび観察条件の確認ができる．効率的なQC手順を確立すると，QCプログラムに要する時間が短くなる．

1）撮影装置の清掃（5〜10分）

X線照射野のなかに塵，埃などが混入すると，フィルム上に石灰化を擬態する陰影（アーチファクト）

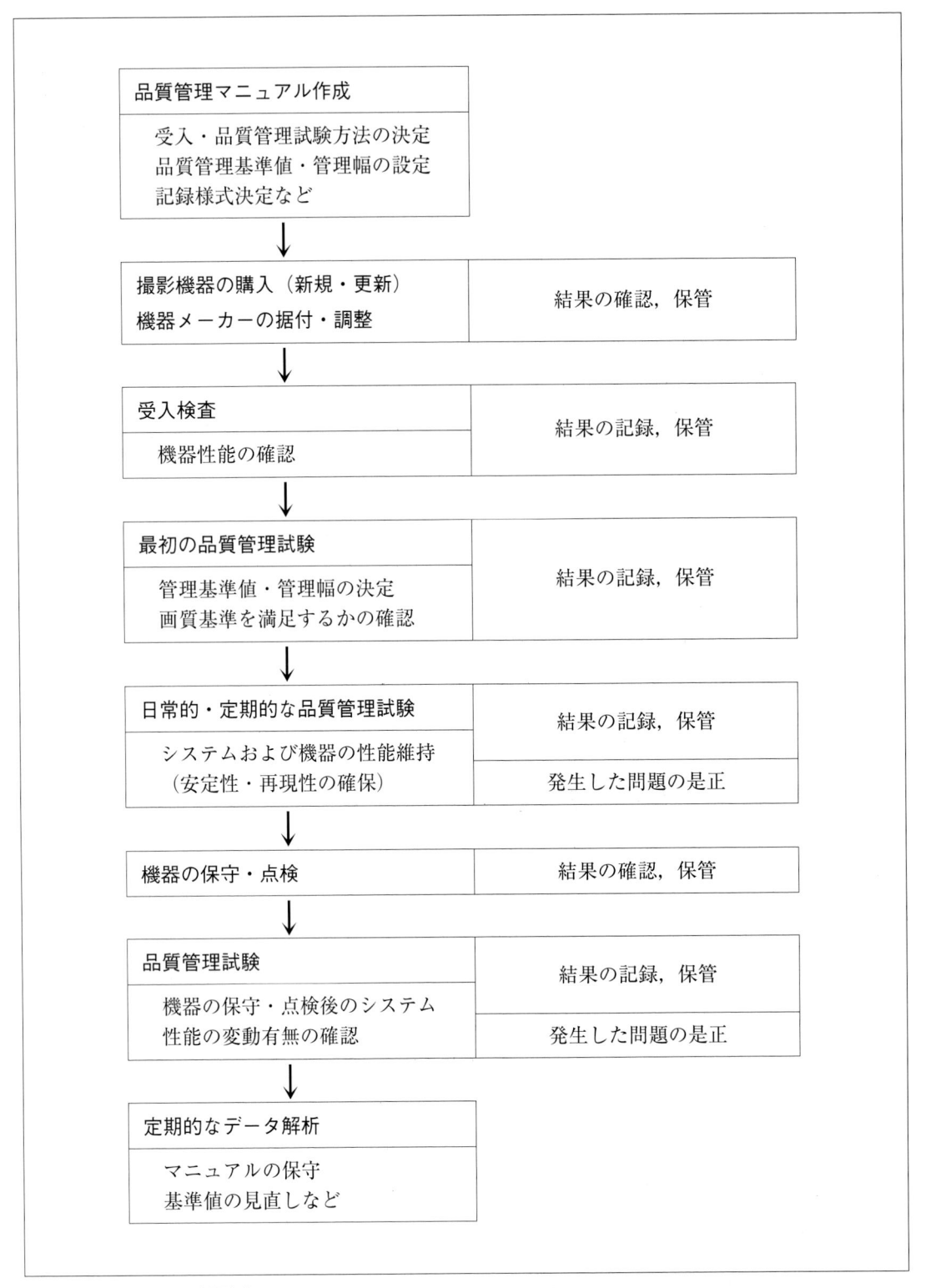

```
┌─────────────────────────────┐
│    品質管理マニュアル作成       │
│  受入・品質管理試験方法の決定   │
│  品質管理基準値・管理幅の設定   │
│  記録様式決定など             │
└─────────────────────────────┘
            ↓
┌─────────────────────────────┐      ┌──────────────┐
│  撮影機器の購入（新規・更新）   │      │ 結果の確認，保管 │
│  機器メーカーの据付・調整       │      └──────────────┘
└─────────────────────────────┘
            ↓
┌─────────────────────────────┐      ┌──────────────┐
│  受入検査                    │      │ 結果の記録，保管 │
│  機器性能の確認              │      └──────────────┘
└─────────────────────────────┘
            ↓
┌─────────────────────────────┐      ┌──────────────┐
│  最初の品質管理試験            │      │ 結果の記録，保管 │
│  管理基準値・管理幅の決定       │      └──────────────┘
│  画質基準を満足するかの確認     │
└─────────────────────────────┘
            ↓
┌─────────────────────────────┐      ┌──────────────┐
│  日常的・定期的な品質管理試験   │      │ 結果の記録，保管 │
│  システムおよび機器の性能維持   │      ├──────────────┤
│  （安定性・再現性の確保）       │      │ 発生した問題の是正│
└─────────────────────────────┘      └──────────────┘
            ↓
┌─────────────────────────────┐      ┌──────────────┐
│  機器の保守・点検             │      │ 結果の確認，保管 │
└─────────────────────────────┘      └──────────────┘
            ↓
┌─────────────────────────────┐      ┌──────────────┐
│  品質管理試験                │      │ 結果の記録，保管 │
│  機器の保守・点検後のシステム   │      ├──────────────┤
│  性能の変動有無の確認          │      │ 発生した問題の是正│
└─────────────────────────────┘      └──────────────┘
            ↓
┌─────────────────────────────┐
│  定期的なデータ解析           │
│  マニュアルの保守             │
│  基準値の見直しなど            │
└─────────────────────────────┘
```

図1　品質管理の手順例
　日本放射線技術学会放射線撮影分科会．乳房撮影精度管理マニュアル（改訂版）．放射線医療技術学叢書（14-3）．第3版．日本放射線技術学会；2004．より改変

が発生する場合があり誤診につながる．このアーチファクトを防止するため，圧迫板，被写体保持面などを常にきれいにする必要がある．

　また，受診者が気持ちよく安心して受診できるようにX線装置の受診者が触れる部分，見える部分は常に清潔にする必要がある．

　清掃は，毛羽立たない清潔なタオルで行う．

2）暗室の清掃および整理整頓（5分）

　マンモグラフィにおける問題の多くは暗室が原因

である．暗室内のどんな塵や埃もマンモグラフィ画像のアーチファクトの原因になる．きれいな暗室はアーチファクトの発生がわずかで，カセットおよびスクリーンの清掃に費やす労力も少なくなる．

暗室内でアーチファクトを防止するための重要項目を以下に示す．

(1) 暗室のなかで喫煙および飲食をしてはならない．
(2) いかなるときも，暗室内に食物を持ち込んではならない．
(3) カセッテにフィルムを装填，取り出すのに用いる作業台の上には何も置いてはならない．作業台の上に何か物があると清掃がしにくく，塵や埃がたまりやすくなる．
(4) フィルム保管に便利であっても，暗室内の作業台の上に棚があってはならない．このような棚は塵や埃がたまる．その棚からフィルム箱を取り出すごとに，たまった塵や埃がカセッテやフィルムを出し入れする場所に散らばるからである．
(5) 暗室の天井は，塵や埃がつきにくい堅い素材が望ましい．
(6) 冷暖房の通気孔がカセッテを取り扱う作業台の上にあってはならない．これも作業台の上に散らばる塵や埃の原因になる．
(7) 紫外線ランプは，暗室内の塵や埃が光にさらされると蛍光を発するので認識するのに有用である．
(8) 静電気エアクリーナの使用が暗室内の塵や埃の量を減らすのに有用である．
(9) 暗室内の湿度は年間を通じて40〜60％の間に維持されなければならない．

暗室内の整理整頓および常に清潔な環境が，最も重要な管理である．暗室内を常にきれいに保つためには，暗室作業に必要ないものを持ち込まないことと，フィルムの空き箱などはそのつど暗室の外に持ち出すなど日頃の心がけが大切である．

3) フィルムカセッテとスクリーンの清掃（10〜20分）

カセッテは，日頃からていねいに取り扱うことを心がけることと，明室フィルム交換機の誤動作を防止する清掃を行うことが大切である．

スクリーンは，塵，埃，汚れ，へこみ，キズなどが付き，画像上のアーチファクトとなることを防ぐことから清掃が大切である．

アーチファクトおよびスクリーンの問題を解決しやすくするには，個々のカセッテを識別できるようにすることが重要である．マンモグラム上の塵によるアーチファクトに気付いた場合，カセッテを個々に識別していれば汚れたカセッテを素早く見付け，清掃することができる．識別は，スクリーンに不透過な固定マーカーを用いて，スクリーンの右または左の隅近くに数字を記入し管理することを勧める（注意：いくつかのマーカーはスクリーンを損傷するので，スクリーンメーカーが推奨するマーカーまたはマーキング方法で行うことが望ましい）．また，同じ識別番号をそれぞれのカセッテ外部に表示する．

4) CR受像器とCRカセッテの清掃（10〜20分）

CR受像器に塵，埃，汚れ，へこみ，キズなどが付き，画像上のアーチファクトとなることを防ぐ．CR受像器の清掃も大切であるが，CRカセッテは日頃からていねいに取り扱うことを心がける．

5) モニタ画面の清掃（5分）

モニタを埃や指紋その他で汚れていないように維持し，最適な観察条件を確保する．

6) シャウカステンの清掃（5分）

診断の恒久的な正確さは，適正に仕上がったマンモグラムを常に一定の読影条件で観察することにある．シャウカステンなどの読影環境が一定の状態を保持しているかを確認する．

7) 自動現像機の管理（10〜20分）

適切な撮影機器を選択しても，現像状態が悪いと高画質なマンモグラムを得ることができない．常に高い品質のマンモグラムを得るために，濃度管理をして画像特性を監視する必要がある．マンモグラムの場合は「感度」と「コントラスト」を同時に管理することが望ましい．

8) 明室フィルム交換機の清掃（マガジン装着部などの開口部）（5分）

明室フィルムの自動装填システムを用いる場合，

表4　ACR認定ファントムの仕様

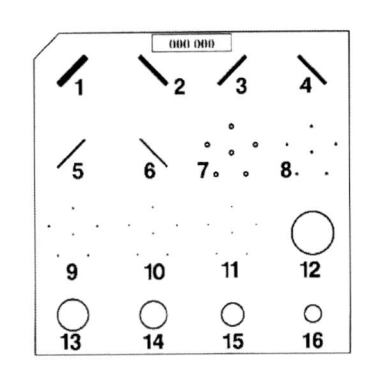

番号	試料の材料	備考
1	直径1.56 mmナイロン繊維	模擬線維試料
2	直径1.12 mmナイロン繊維	
3	直径0.89 mmナイロン繊維	
4	直径0.75 mmナイロン繊維	
5	直径0.54 mmナイロン繊維	
6	直径0.40 mmナイロン繊維	
7	直径0.54 mm酸化アルミニウム（Al_2O_3）	模擬石灰化試料
8	直径0.40 mm酸化アルミニウム（Al_2O_3）	
9	直径0.32 mm酸化アルミニウム（Al_2O_3）	
10	直径0.24 mm酸化アルミニウム（Al_2O_3）	
11	直径0.16 mm酸化アルミニウム（Al_2O_3）	
12	厚さ2.00 mmプラスチック円盤	模擬腫瘤試料
13	厚さ1.00 mmプラスチック円盤	
14	厚さ0.75 mmプラスチック円盤	
15	厚さ0.50 mmプラスチック円盤	
16	厚さ0.25 mmプラスチック円盤	

フィルムの自動装填システムの場所における塵や埃の管理に同じような注意を払う．カセッテ外部の塵や埃が自動装填システムのカセッテが通る場所に入り込み，フィルム上に塵や埃によるアーチファクトを引き起こす結果になる．自動装填システムの上方や周囲の場所および保管カセッテの表面は，暗室と同じく塵や埃から常にきれいにしておく必要がある．

9）ファントム画像評価（AEC，受像系，プリンタの作動確認を含む）（20分）

ファントム画像評価は，X線発生から写真観察までの全体における画質に関する経時変化を確認し，撮影前のシステム全体が適切に作動することを確認（始業点検）する重要な管理である．このため，評価は，臨床使用にできるかぎり近い状態で行うことが大切である．

スクリーン/フィルム・システムの場合は，上述の「7）自動現像機の管理」も同時に行う．ファントムはACR（American College of Radiology）認定品およびJCS（日本医学放射線学会）の推奨品を使用する．

a）**画像評価用乳房ファントム**（ACRファントム）（表4，図2～図5）

RMI社製156型，NA社製18-220型，CIRS社製15型または同等品

・RMI社：アメリカの品質管理測定器具販売メーカーで，正式名称はRadiation Measurements, Inc.
・NA社：アメリカの品質管理測定器具販売メーカーで，正式名称はNuclear Associates
・CIRS社：アメリカの品質管理測定器具販売メーカーで，正式名称はComputerized Imaging Reference Systems, Inc.

b）**管理方法**

日常的な画像評価においては，スクリーン/フィルム・システムでは画像評価用乳房ファントムを，CRシステムまたはDRシステムでは画像評価用乳房ファントムとマンモステップファントムを組み合わせて行う．次に画像評価の手順を示すが，受像器のタイプによっては該当しない箇所がある．この場合は，次の手順に進む．

（1）ファントムおよび圧迫板を配置する．

　ⅰ）画像評価用乳房ファントムの配置

　　図6のようにファントムの一端をカセッテホ

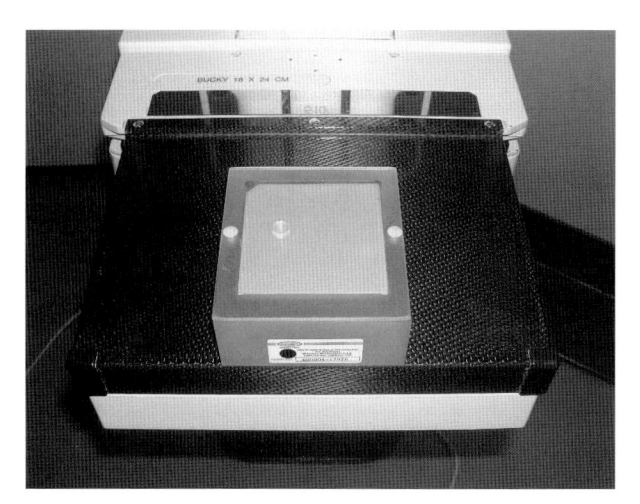

図2 ACR認定ファントム配置図

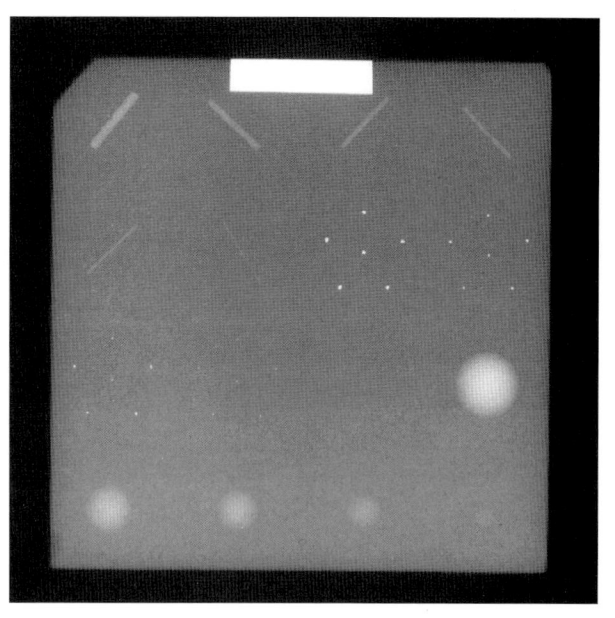

図3 ACR認定ファントムの封入模擬試料の写真

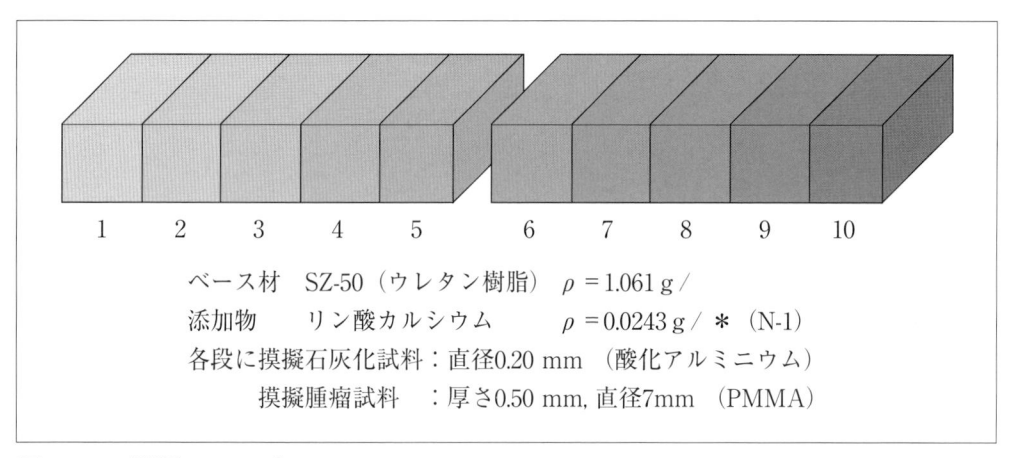

ベース材　SZ-50（ウレタン樹脂）　$\rho=1.061\,g/$
添加物　リン酸カルシウム　$\rho=0.0243\,g/$　＊（N-1）
各段に摸擬石灰化試料：直径0.20 mm（酸化アルミニウム）
摸擬腫瘤試料　：厚さ0.50 mm, 直径7mm（PMMA）

図4 JCS推奨ステップファントム

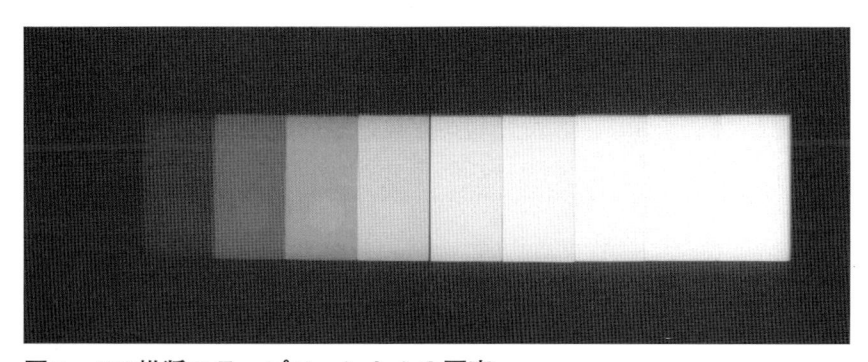

図5 JCS推奨ステップファントムの写真

準備品：受像器の種類またはシステム構成により，次のものを用意する．
・濃度計：測定範囲（少なくとも0～4.0），精度（±0.02以内）
・臨床で使用している拡大鏡
・臨床で使用しているシャウカステン
　マスク使用など読影と同じ条件で評価を行う．
・最初の試験および前回の試験で得たファントム画像
　マンモグラフィシステムの構成ユニットなどで画質に影響を与えるものを変更した場合，施設は最初の品質管理試験を行い，原本となるファントム画像を得る．
・臨床で使用しているスクリーン付カセッテおよびフィルム
・臨床で使用しているCRカセッテおよびCR受像器

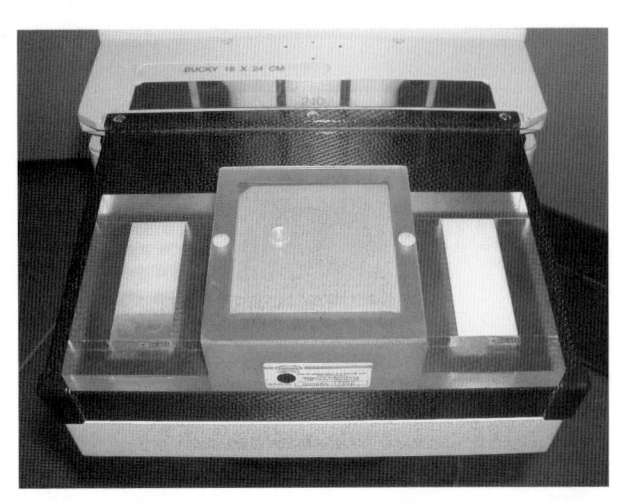

図6 ACR認定ファントムとJCS推奨ステップファントム

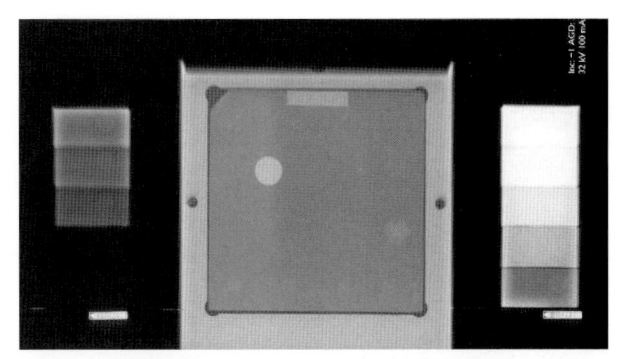

図8 ACR認定ファントムとJCS推奨ステップファントムの写真

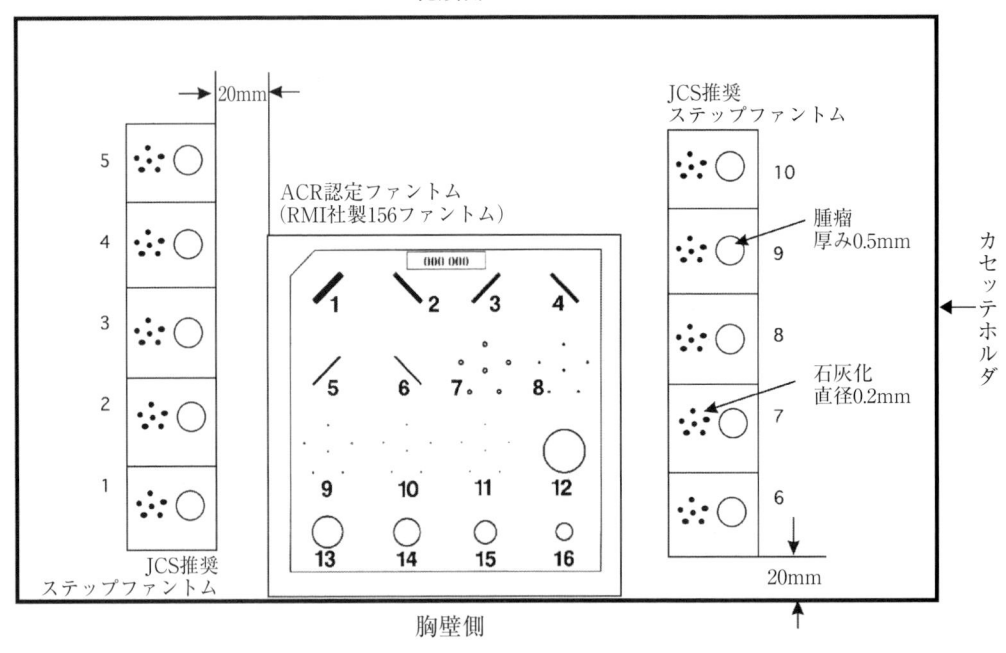

図7 ACR認定ファントム（RMI社製156ファントム）とJCS推奨ステップファントムの配置図

ルダ上の胸壁端に合わせ，カセッテホルダの左右中心付近に配置する．このとき，アクリル円盤も所定の位置に配置する．

ⅱ）マンモステップファントムの配置

図7のようにACRファントムの左右に，20mm離して配置する．ファントムの番号1と番号6のブロックの端はカッセテホルダの胸壁端内側20mmに配置する．

(2) 受像器をX線装置の所定の位置に装着するか，または所定の受像器サイズを選択する．

・スクリーン/フィルムの場合は，フィルムを装填したカセッテを15分間放置し，スクリーンとフィルムの密着が良い状態で行う．

(3) 撮影条件の設定は最初の試験などで定めた基準条件とする．これは臨床で最も多く使用する条件で行う（ターゲット/付加フィルタ組み合わせ，X線照射モード〈自動モードなど〉，管電圧〈および管電流〉，表示パラメータ，AEC検出器の位置など）．

・管電圧の設定は画像評価用乳房ファントムに相

当する厚さと密度に対して臨床で用いる値とする．
- スクリーン/フィルムの場合，施設のシステムに対する画質基準および線量基準の適合性に関する判定の目安のひとつは，管電圧設定28kVおよびAEC作動のX線照射で，ファントム中央付近のフィルム濃度1.5前後を約50mAsで得られるかどうかである（これは受像器の感度，現像条件などに依存する）．
- スクリーン/フィルムの場合は，前回と今回のこの試験前に得た自動現像機の管理データの感度データを比較し，その結果からファントム画像濃度を所定の許容範囲内で得るためにAEC濃度調整器の適切な設定を行う．

(4) AECモードまたは自動モードでX線照射し，臨床で使用している自動現像機でフィルム現像，またはプリンタで出力する（図8）．
　このときX線装置で表示されるmAs（またはtime）を記録する．また，自動モードではkVなど自動設定された照射条件を記録する．

(5) ファントム中央付近の濃度，アクリル円盤部とその周辺の濃度を測定し，記録する．
- 濃度測定はファントム内の試料陰影像がない部分とし，前回の試験と同じ位置とする．
- X線管の管軸方向（陽極〜陰極方向）はX線管のヒール効果でフィルム濃度が変化するので，円盤部とその周辺の濃度測定はX線管の管軸に直角の方向で行う．

c) 判定と対策

(1) 画像評価用乳房ファントム内蔵試料の描出
　i) スクリーン/フィルム・システム
- ファントム画像の中央付近の濃度：1.5±0.15
- アクリル円盤部とその周辺の濃度差：0.4以上あること．また管理幅は±0.05とする．
- 摸擬線維試料は4点以上，摸擬石灰化試料は3点以上，摸擬腫瘤試料は3点以上とする．

　ii) CRシステムまたはDRシステム
- ファントム画像の中央付近の濃度：1.5±0.1
- アクリル円盤部とその周辺の濃度差：0.4以上あること．また管理幅は±0.05とする．
- 摸擬線維試料は5点以上，摸擬石灰化試料は4点以上，摸擬腫瘤試料は4点以上とする．

(2) ステップファントムの描出
- 10段の判別ができること．
- 摸擬石灰化試料は10段のうち，4段以上視認できること．
- 摸擬腫瘤試料は10段のうち，5段以上視認できること．

ステップファントム内の摸擬石灰化試料と摸擬腫瘤試料の描出の評価方法は，画像評価用乳房ファントム内蔵試料の描出の評価方法に準ずる．視認段数は最初に評価を止めた試料までの合計点数を段数とする．

(3) ファントム内蔵試料の描出の評価方法
　i) 常に各試料（摸擬線維試料，摸擬石灰化試料，摸擬腫瘤試料）の評価は，大きなものから始め，順次小さいものに得点していく．得点が"0"または"0.5"で止め，それ以上は評価しない．
　ii) 摸擬線維試料に関する得点方法
- 摸擬線維試料の全長が識別でき，かつ摸擬線維試料の位置および方向が正しい場合，1点とする．
- 摸擬線維試料の全長の半分以上が識別でき，かつ摸擬線維試料の位置および方向が正しい場合，0.5点とする．

　iii) 摸擬石灰化試料に関する得点方法
- 摸擬石灰化試料において4個以上の摸擬石灰化試料を正しい位置で識別できる場合，1点とする．
- 摸擬石灰化試料において2〜3個の摸擬石灰化試料を正しい位置で識別できる場合，0.5点とする．

　iv) 摸擬腫瘤試料に関する得点方法
- 濃度差が識別でき，正しい位置にあり，腫瘤円周の境界線がバックグランド（背景濃度）に対して識別できる場合，1点とする．
- 濃度差が識別でき，正しい位置にあり，腫瘤円周の境界線が識別できない場合，0.5点とする．

6. 定期の品質管理[2]〜[5]

1) 明室フィルム交換機の清掃（機器の内部）30分
　明室フィルム交換機の内部に塵，埃が入り込むと，

画像上に石灰化を擬態する陰影が描出される．本体内部，マガジン，フィルタの清掃はアーチファクトの減少に効果があるので必ず定期的に実施する．

2）シャウカステンの管理（20分）

診断の恒久的な正確さは，適正に仕上がったマンモグラムを常に一定の読影条件で観察することにある．シャウカステンなどの読影環境が一定の状態を保持しているかを確認する．

3）暗室内でのカブリ（20分）

セーフライトおよびその他の光源による不要なカブリが発生していないかを検証する．カブリが発生するとマンモグラムのコントラストが低くなったり，画像アーチファクトの原因になる．

4）スクリーンとフィルムの密着性（30分）（図9）

スクリーンとフィルムの密着性が著しく低下すると，高解像度なマンモグラムが得られなくなるため，定期的に検査する．

5）プリンタの管理（30分）

(1) 定められた階調特性（目標濃度に対する出力濃度）を管理維持する．
(2) 臨床に影響するアーチファクトがないよう，管理，維持する．
(3) その他の点を確認する（機器の製造業者の提示項目などを実施する）．
　（例）クリーニングローラの清掃，通気フィルタの清掃など．
　湿式プリンタの場合は，自動現像機の部分の管理を実施する．

6）X線装置の圧迫器の確認（30分）

受診者を直接加圧する乳房圧迫の機能が正しく作動しているかを確認する．また，受診者に危害を与える兆候は，撮影前にすべて取り除き，安全なポジショニングを行えるようにする．

7）装置各部の作動確認（30分）

装置の各部（ロック機能，カセッテ保持機能，表示機能，安全機能など）が正しく機能しているかを確認する．また，受診者および操作者を危険な状態

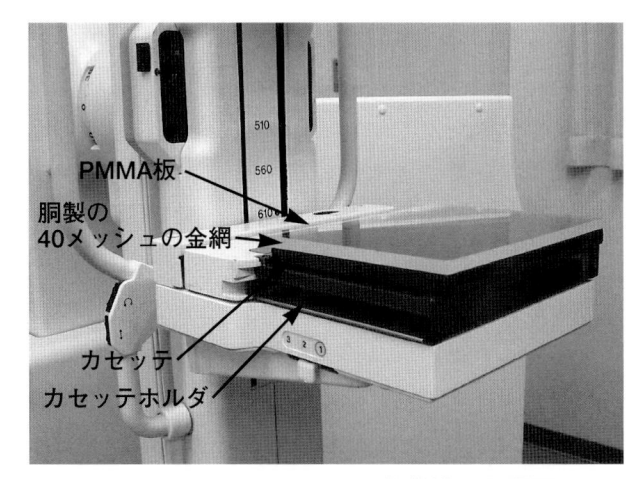

図9　スクリーンとフィルムの密着性の配置図

にする締結部の緩み，シャープエッジ（鋭い凸部）の発生などがないか確認する．

8）X線照射野，光照射野，フィルムおよびCR，圧迫板の整合性（30分）

不要なX線に対する受診者の防護のため，フィルム面から外れるX線照射野が最小限であることを確認する．

9）X線照射野，光照射野，DR受像面，圧迫板の整合性（30分）

不要なX線に対する受診者の防護のため，DR受像面から外れるX線照射野が最小限であることを確認する．

10）胸壁付近の画像欠損確認（30分）

胸壁端の受像機への写し込み欠損（図10）を最小限にするために，X線管の焦点位置はX線ビームが受像器胸壁端にほぼ垂直に入射するように配置されていることを確認する．

11）管電圧の精度と再現性

マンモグラフィでは適切な画像コントラストを得るために，乳房の大きさや乳腺組織の密度に応じた適正な管電圧の設定が必要である．

・図11のマンモグラフィ用間接型管電圧計（測定精度±2％以内）を使用して測定する．
・各管電圧で4回の測定の平均値を求め，設定管電圧との差を比較する．
　評価：設定管電圧25kV～32kV：±5％以内

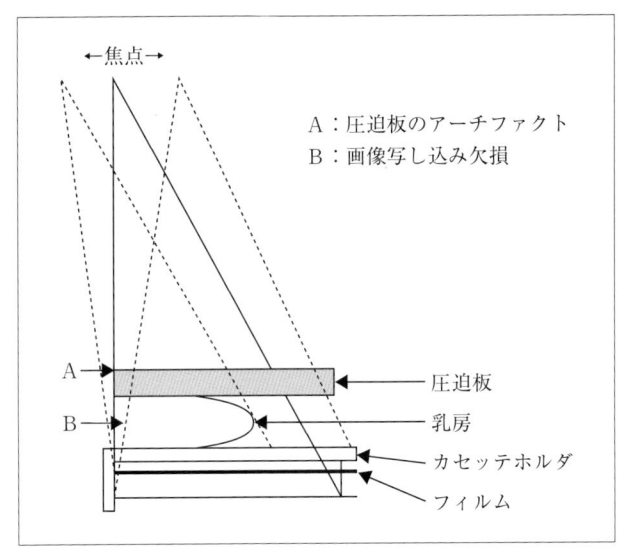

図10 焦点の位置による整合性試験
　日本放射線技術学会放射線撮影分科会．乳房撮影精度管理マニュアル（改訂版）．放射線医療技術学叢書（14-3）．第3版．日本放射線技術学会；2004．より改変

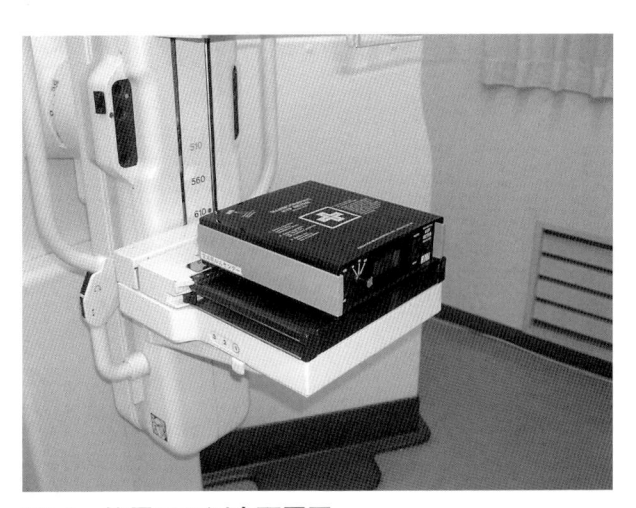

図11 管電圧の測定配置図

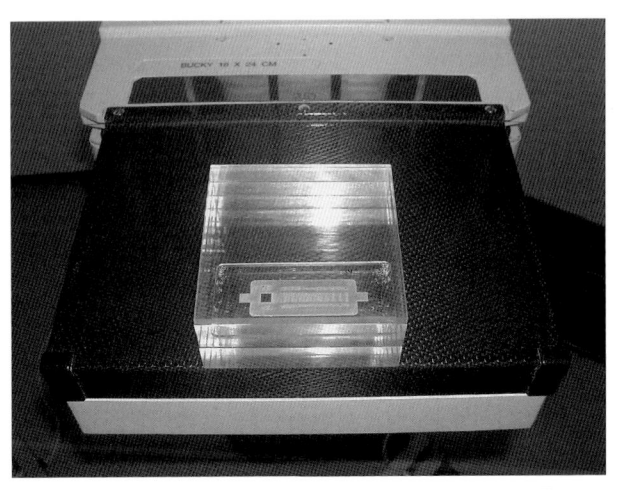

図12 焦点幅寸法の測定の解像力チャート配置図

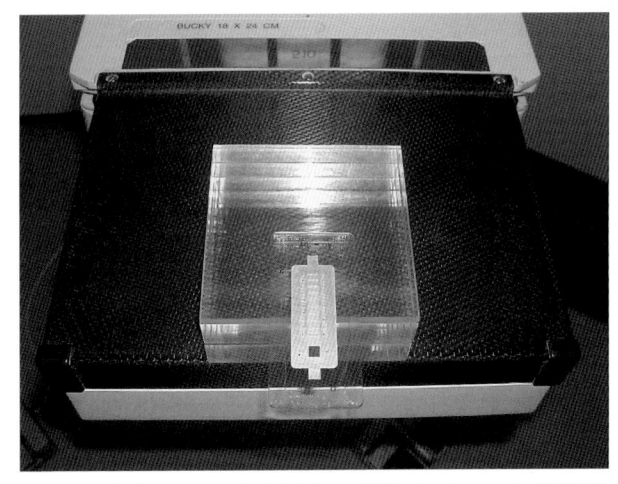

図13 焦点長さ寸法の測定の解像力チャート配置図

設定管電圧25〜32kV以外：±10％以内
各管電圧の変動係数は0.02以下

12）焦点の性能

　マンモグラフィでは微小石灰化および腫瘤など微細病変の描出が診断上不可欠であり，その微小石灰化の描出のためには高い解像力が要求される．これらの影響因子として焦点とフィルムの間の距離（source to image distance: SID）および焦点の大きさがあるが，焦点の大きさが最も重要であるため，これを評価する．この試験はスクリーン／フィルム・システムを用いる場合にのみに適用し，ここでは矩形の解像力チャートを用いた評価方法を述べる．

　矩形の解像力チャートは空間分解能16〜20lp/mmまで評価できるものを使用する．**図12**，**図13**に測定配置図を示す．

a）使用機材

・厚さ45mmのPMMAファントムまたは相当品
・濃度計：測定範囲；少なくとも0〜3.5，
　　　　　精度；±0.02以内
・拡大鏡（拡大率10〜30倍）

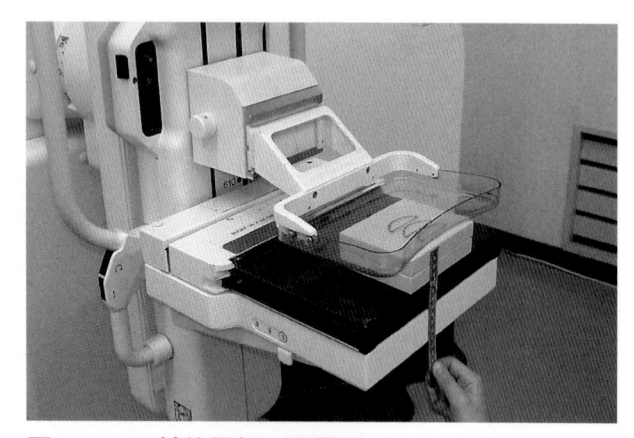

図14 AEC性能評価の配置図
この図はファントム厚40mmの配置を示す．

- 臨床で使用しているスクリーン付カセッテ
- 臨床使用と同じフィルム
- 臨床で使用している自動現像機

b）評価
- X線管の幅寸法についての分解能：13lp/mm以上
- X線管の長さ寸法についての分解能：11lp/mm以上

13）線質（HVL）

画像コントラストが満足できる範囲で受診者の被ばく線量を最小限にする適切な線質（HVL）であることを確認する．

a）使用機材
- 低エネルギー（少なくとも10～40keV）で校正されているX線測定用線量計
- 純度99.9％以上のアルミニウム板
- 絞りマスク
- 電卓など（自然対数の計算ができるもの）

b）HVLの決定
- 上記の線量データからアルミニウム板がないときの線量を基準（100％）として，アルミニウム板を付加したときのそれぞれのX線減弱率（％）を求め，その結果を記録する．
- X線減弱率50％前後の線量およびそれぞれの線量に対応したアルミニウム厚のデータから，次の式（対数の補間法）を用いてHVLを求め記録する．

$$\mathrm{HVL\,(mmAl)} = \frac{t_b \ln[2E_a/E_0] - t_a \ln[2E_b/E_0]}{\ln[E_a/E_b]}$$

ただし，E_0：アルミニウム板なしの場合の線量
E_a：$E_0/2$より少し大きい線量
E_b：$E_0/2$より少し小さい線量
t_a：E_aが得られたときのアルミニウム板厚
t_b：E_bが得られたときのアルミニウム板厚
$E_a > E_b$，$t_a < t_b$

c）評価

測定管電圧，ターゲット/付加フィルタの組み合わせ，および次の式からHVLの許容範囲を求めデータ用紙に記録する．上記で求めたHVL値がこの範囲にあることを確認する．

$$\frac{測定kV}{100} + 0.03 \leq \mathrm{HVL\,(mmAl)} < \frac{測定kV}{100} + C$$

ただし，Mo/Moの組み合わせ：$C = 0.12$
Mo/Rhの組み合わせ：$C = 0.19$
Rh/Rhの組み合わせ：$C = 0.22$

14）AECの性能（スクリーン/フィルム・システム）（図14）

さまざまな乳房（厚さおよび乳腺密度）に対して診断関心領域の情報を適正なフィルム露光量で描出する必要がある．このためにはX線装置のAECの安定作動が最も重要である．

a）使用機材
- BR-12ファントム（乳腺50％/脂肪50％比率の均一な材質または均一な材質のPMMAファントム．または相当品）．ただし，ファントムは代表的な乳房の大きさ20～60mmの厚さを評価できる厚さを備えるものとする．
- 臨床で使用しているスクリーン付カセッテ1枚
- フィルムマーカー（データ識別用）
- 濃度計：測定範囲；少なくとも0～3.5，精度；±0.02以内
- 電卓（標準偏差・変動係数の計算ができるもの）

b）評価

再現性，管電圧特性，被写体厚特性および撮影モードに対する特性
- 臨床で使用する撮影モードにX線装置を設定す

表5　AOPテストの撮影条件

アクリルの厚さ（mm）	ターゲット／フィルタ	mAs	kV
25	Mo/Mo	20〜60	27
40	Mo/Rh	50〜100	28
60	Rh/Rh	50〜100	32

る．設定した撮影モードおよびSID（SID可変の場合）を記録する．
・自動現像機の感度データからAEC濃度調整器を適切な位置に設定し，その設定を記録する．AEC検出器は臨床で最も多く使用する位置に設定し，その位置を記録する．

c）被写体厚特性
・厚さ20〜60mm（例えば，20mmまたは60mm．40mmは上記の管電圧特性のデータを用いる）のファントムを用い，それぞれの乳房の厚さに対する臨床使用の管電圧を設定する．手順c）〜i）を繰り返す．

d）AEC濃度調整器の評価
・代表的な厚さ40mmファントムおよびこの厚さに対応した各種撮影モードの管電圧設定で，AEC濃度調整器の設定を変えたときのフィルム濃度およびX線装置のmAs表示の変化を確認する．
・現像したフィルムの中央付近の濃度を測定し，記録する．
・X線装置のmAs表示およびフィルム濃度のデータから，mAsの変化の割合（濃度調整器の隣り合った各設定の間のmAs変化率）およびフィルム濃度の変化の割合（濃度調整器の隣り合った各設定の間の濃度差）を求める．

e）評価
AEC作動特性
・一定のkVではファントム厚の増加に伴い，mAsが増加する．
・一定のファントム厚ではkVの上昇に伴い，mAsが減少する．
・濃度調整器の設定では，各ステップがmAsで12〜15 ％の変化，もしくはフィルム濃度で約0.15の変化になることが望ましい．

f）判定
・AECの再現性：変動係数C≦0.05

乳腺組織のなかにある乳がん腫瘍を描出して観察に適切する乳腺部分の写真濃度はD=1.2〜1.59である．臨床においてこの濃度を得る目安として，ファントム濃度をD=1.7〜1.9にする必要がある．施設が定めるフィルム濃度の管理基準値は，上述を参考に定めることを推奨する．

15）AECの性能（CRシステム）

CRシステムでは，出力フィルムの濃度をコントロールすることでX線量をコントロールすることはできない．なぜならば，CRシステムの場合，X線量にかかわらず出力フィルムの濃度は自由に調整できるからである．

CRシステムのシステム感度（フジ，コニカミノルタ：S値，コダック：E値）を用いて，AECの安定動作を維持・管理する．

a）AECの性能（DRシステム）

さまざまな乳房（厚さおよび乳腺密度）に対して診断関心領域の情報を適正な撮影条件で描出する必要がある．このためにはX線装置のAECの安定作動が最も重要である．毎月1回の頻度で実施する．

b）AEC（AOP）テストの一例[6]
・AOP（automatic optimization of parameters）モードにおける適切なパラメータのテスト．
アクリルの厚さを順次25，40，60mmと変更し撮影，画像収集する．
・画像のSNR（signal-to-noise ratio）テスト．
・上記の収集画像のSNRを測定する．
・RAWイメージ，Trueサイズにて実施する．
・SNRのMean（平均値）/SD（標準偏差）を計算する．測定箇所は胸壁に近い管軸位置．

c）評価
・SNR許容値は50以下が望ましい．
・AOP撮影パラメータテスト結果は**表5**のような撮影条件が望ましい．

テスト結果が上記範囲外の場合は，検査を続行す

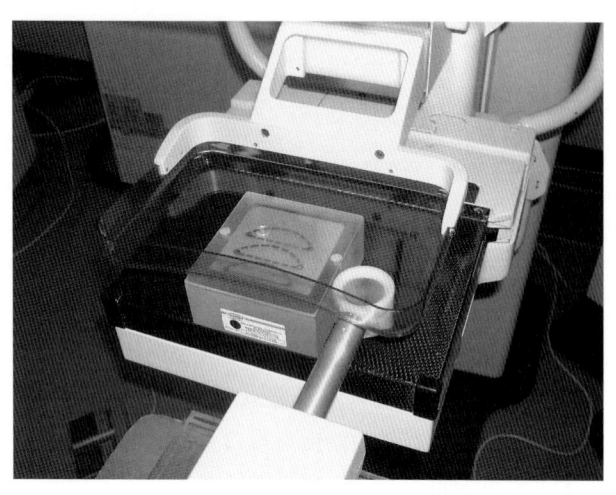

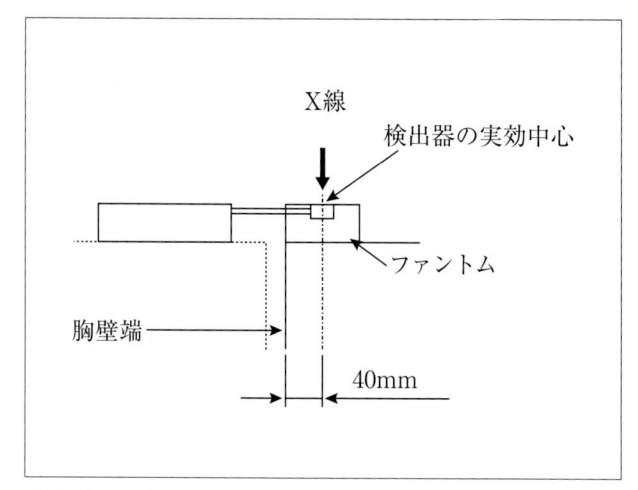

図15 ファントムと線量計の配置図

る前に問題の原因を究明し対策を講じる必要がある．

16）X線の出力

被ばく線量低減のため，X線の出力および再現性のある出力が得られているか確認する．

a）使用機材
- 低エネルギー（少なくとも10〜40keV）で校正されているX線測定用線量計．

線量計を図15のように配置する．

b）評価
- X線出力：4.5mGy/s以上（7.0mGy/s以上が望ましい）．
- X線出力およびその再現性が基準値を満たさない場合，追加で6回のX線曝射を行い合計10回のX線曝射に対する変動係数C≦0.05を確認する．

17）平均乳腺線量

平均乳房厚42mmで脂肪50％/乳腺50％比率の代表的な乳房に対する入射空中線量を測定し，その測定値から平均乳腺線量を算出する．

a）使用機材
- 低エネルギー（少なくとも10〜40keV）で校正されている低エネルギーX線測定用線量計．
- 画像評価用乳房ファントム（図2）：RMI社製156型，NA社製18-220型，CIRS社製015型，または同等品．
- 臨床に使用しているスクリーン付カセッテと未現像フィルム．CRシステムの場合はカセッテとCR受像器測定配置（図8）．

b）平均乳腺線量を求める手順

(1) 4回のファントム入射の照射線量（乳房表面位置における照射線量）データから平均値を求め，記録する．ただし，この平均値は線量計の校正定数および測定時の温度気圧補正係数によって補正されたものである．

(2) 試験したターゲット/付加フィルタの組み合わせに対応する平均乳腺線量への換算表を探す．

(3) 線質の試験結果（管電圧とHVL）と換算表を用いて該当する数値を探し，平均乳腺線量変換係数を求める．

照射線量の単位がRの場合，

（平均乳腺線量変換係数）＝

（該当する数値）× 10^{-2} ［mGy/R］

照射線量の単位がC/kgの場合，

（平均乳腺線量変換係数）＝

（該当する数値）× 39.7 ［mGy/(C/kg)］

(4) ファントム入射の照射線量の平均値と求めた平均乳腺線量変換係数とを掛け合わせた値が平均乳腺線量となる．

（平均乳腺線量）＝

（ファントム入射の照射線量）×

（平均乳腺線量変換係数）

（例）乳房厚4.2cmで乳腺50％/脂肪50％，Mo/Moのとき，28kVのHVLが0.34mmAl．ファントム入射の照射線量の平均値が0.5Rのとき，換算値174を得る．

表6 平均乳腺線量を算出するための換算値の求め方（例）

4.2cm厚，50%乳腺/50%脂肪，Mo/Mo

HVL (mmAl) \ kV	25	26	27	28	29	30
0.34	170	171	173	174	175	176
0.35	174	176	177	178	179	180
0.36	178	180	181	182	183	184
0.37	183	184	186	187	187	188
0.38	187	189	190	191	192	192
0.39	192	193	194	195	196	197
0.40	196	198	199	199	200	201

4.2cm厚，50%乳腺/50%脂肪，Mo/Rh

HVL (mmAl) \ kV	25	26	27	28	29	30
0.39	198	199	200	200	201	202
0.40	202	203	204	205	205	206
0.41	207	207	208	209	209	210
0.42	211	212	212	213	214	214
0.43	215	216	217	217	218	218
0.44	220	220	221	221	222	223
0.45	224	224	225	226	226	227

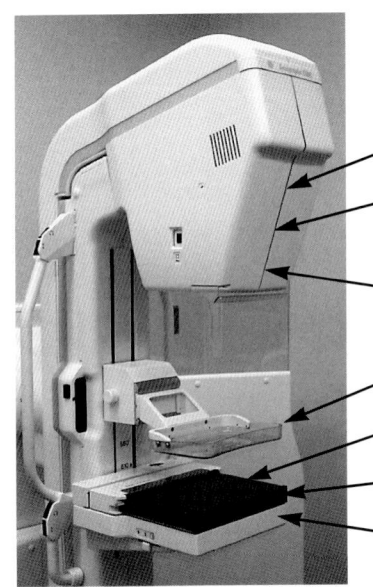

図16 撮影装置のアーチファクト発生場所

（X線管の照射窓／付加フィルタ（エッジ・フィルタ）／光照射野ランプミラー／乳房圧迫板／カセッテホルダ天板／移動グリッド／カセッテ（スクリーン/フィルム））

（平均乳腺線量）＝ 0.5〔R〕×（174×10^{-2}）〔mGy/R〕＝0.87〔mGy〕

となる．

また，ファントム入射の照射線量が1.29×10^4〔C/kg〕の場合，

（平均乳腺線量）＝ 1.29×10^4〔C/kg〕×（174×38.7）〔mGy/(C/kg)〕＝0.87〔mGy〕

となる．

c）評価

乳房厚42mmに対する1回照射当たりの平均乳腺線量は，3mGy以下とする（2mGy以下が望ましい）．

入射空中線量から平均乳腺線量への換算表を表6に示す．

18）アーチファクト評価

臨床画像に影響するアーチファクトの有無を確認し，アーチファクトを発生させる原因を究明する．

主なアーチファクト発生場所を図16に示す．

スクリーン/フィルムシステム，CRシステム，DRシステムとも装置で発生するアーチファクトは同じである．臨床画像に影響するCRシステムのアーチファクト（むら，きず，残像，その他のアーチファクト）の有無を確認し，アーチファクトを発生させる原因を究明する．

a）アーチファクト評価（DRシステム）

臨床画像に影響するアーチファクトの有無を確認し，アーチファクトを発生させる原因を究明する．

19）受像系の感度ばらつき（スクリーン/フィルム・システム）

臨床に使用する受像系（スクリーンを貼ったカセッテ）の感度の均一性を評価する．

画像濃度はAECの精度および自動現像機の変動などが影響するため，これらの要因を確認した後にこの評価に入る．

a）受像系の感度ばらつき（CRシステム）

CRシステムでは，CR受像器の感度ばらつきによる出力フィルムの濃度への影響はほとんどないが，CR受像器の感度が低下することにより診断画質の低下を招くおそれがあるため，感度のばらつき（低下）について管理する．

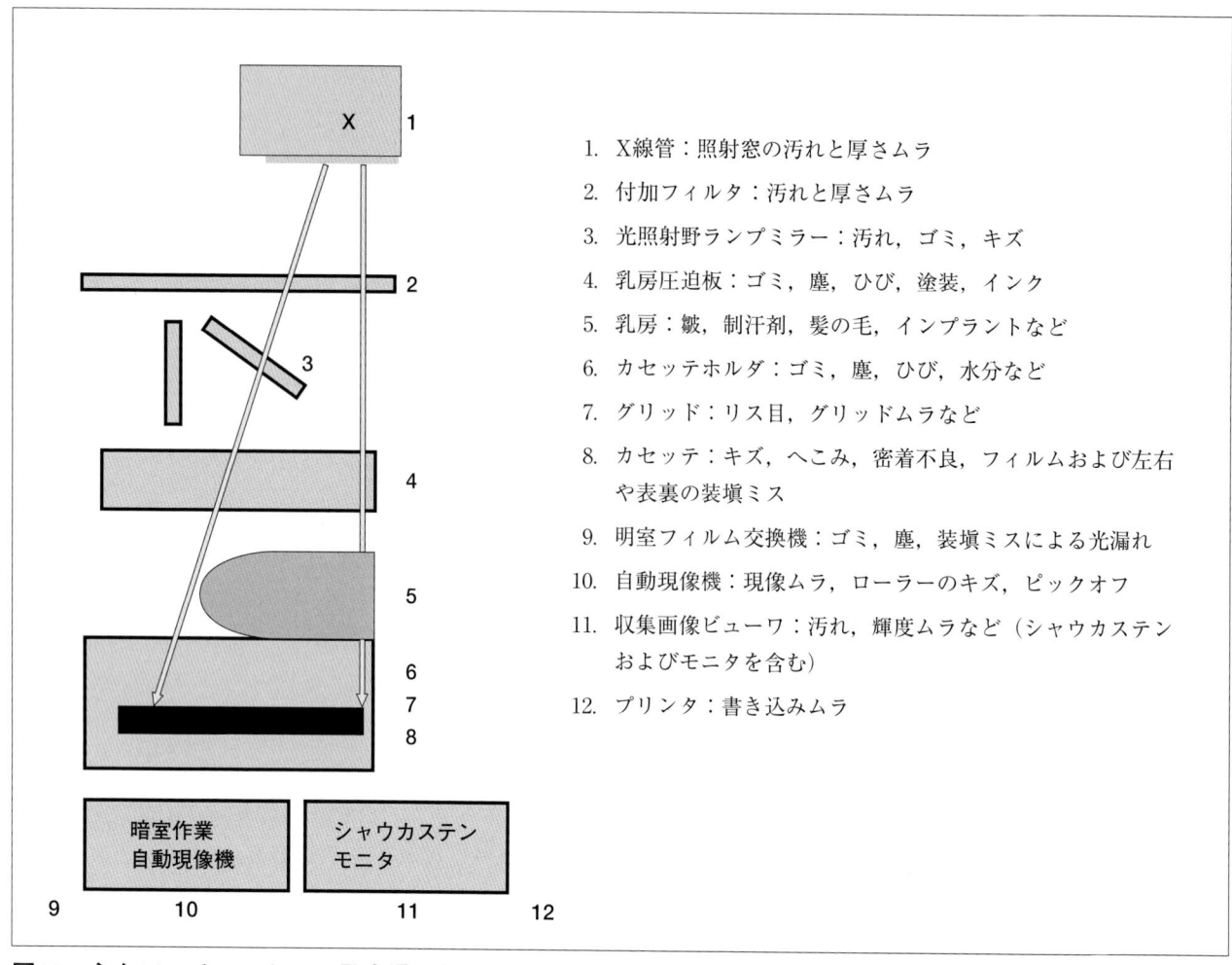

1. X線管：照射窓の汚れと厚さムラ
2. 付加フィルタ：汚れと厚さムラ
3. 光照射野ランプミラー：汚れ，ゴミ，キズ
4. 乳房圧迫板：ゴミ，塵，ひび，塗装，インク
5. 乳房：皺，制汗剤，髪の毛，インプラントなど
6. カセッテホルダ：ゴミ，塵，ひび，水分など
7. グリッド：リス目，グリッドムラなど
8. カセッテ：キズ，へこみ，密着不良，フィルムおよび左右や表裏の装填ミス
9. 明室フィルム交換機：ゴミ，塵，装填ミスによる光漏れ
10. 自動現像機：現像ムラ，ローラーのキズ，ピックオフ
11. 収集画像ビューワ：汚れ，輝度ムラなど（シャウカステンおよびモニタを含む）
12. プリンタ：書き込みムラ

図17　主なアーチファクトの発生場所とその原因

7. 画像評価[2)～4)]

a. はじめに

臨床画像評価には，認定を申請する施設におけるマンモグラフィの全体の質を評価するファントム画像評価を伴う．臨床画像が不合格であることが不認可の最も共通した理由である．

臨床画像評価は認定時のみ行われるものではないことを強調する．臨床画像の技術的な評価は乳房X線写真を読影する放射線科医の日常的な品質保証活動になるようにすべきである．放射線科医は検査の技術的な品質について，積極的な支援および建設的な批評を含めて，マンモグラフィを行う診療放射線技師に定期的なフィードバックを行うことが重要である．画像における所定の欠陥とそれらの起因を認識する勉強を行うと，放射線科医および診療放射線技師は画像のどこが悪いかを素早く見付けることができる．

マンモグラフィ検診および診療には，よいマンモグラムを確保することが重要である．しかし，撮影装置が仕様基準に合っていても，撮影技術や現像条件によって，実は思いがけない画質となることも珍しくない．

乳房X線写真撮影の実施機関は，日本医学放射線学会の定める仕様基準を満たした装置を有し，線量（3mGy以下）および画質基準を満たすことが定められている（表1）．

NPOマンモグラフィ検診精度管理中央委員会（精中委）は，2000年6月から線量および良い画質を得るためのスクリーン／フィルム・システム（S/Fシステム）を用いたマンモグラフィによる乳がん検診および精密検査実施施設の評価を行ってきた．しかし，日本においてはS/Fシステム以外のデジタル・マンモグラフィ・システム（CR：CRシステム，

DR: FPDを備えたデジタルシステム）が約30％の施設で採用されている．このような現状から，2001年に日本医学放射線学会の乳房撮影委員会デジタルマンモグラフィ評価基準作成小委員会が主となり，精中委施設画像評価委員会，厚生労働省がん研究助成金による「50歳未満の画像診断による乳がん検診の有効性に関する研究」班（遠藤班），平成14年度厚生労働省老人保健事業推進費等補助金「がん検診に関する効果的な推進手法の開発に関する検討事業」（辻班）と共同で新画像評価基準作成を行った．

この新画像評価基準で，2004年4月1日から精中委施設画像委員会は評価を開始しているが，基準に達しない画質が多く見受けられる．

ここでは，新画像評価方法と基準のポイントについて述べる．

b. 新旧の画像評価基準の変更点

マンモグラフィはスクリーン/フィルム・システムのほか，日本ではデジタルシステムが多く採用されており，両システムの固有の特性もあるが基本的に画像の質は同じであることが望ましく，同一の評価基準としている．

新旧評価の相違点
(1) 仕様基準を満たさない装置は評価しないこととした．
(2) ACR認定ファントムにステップファントムを追加して評価を行うこととした．
(3) 臨床画像評価のコントラスト評価を乳腺内と乳腺外に分けて評価することとした．
(4) 撮影条件の表示（暫定的にシール添付を可とする）を追加した．
(5) アーチファクトの配点を減少した．
(6) 更新にあたっては日常管理の精度管理記載簿（3か月分：日時は委員会から任意に指定）を提出することとした．

c. ファントム画像評価

評価に使用するファントムは，ACR認定の乳房組織模擬試料内蔵ファントムと，これにJCS推奨の10段からなるステップファントム（京都科学製マンモステップファントムAGH-D210型）を加え，以下のように撮影し，評価する．

1）ファントムとその撮影法

ステップファントムはベース材SZ-50（ウレタン樹脂）$\rho = 1.061 \, g/cm^3$で，これにリン酸カルシウム $\rho = 0.0243 \, g/cm^3 \times (N-1)$ を添加して，15×30×15mm大の直方体を10段としたものに，各段に0.2mmの模擬石灰化と0.5mm厚の模擬腫瘤を貼り付けたものである．

ACR推奨ファントムとステップファントムは図6，図7，図8のように配置する．

a) スクリーン/フィルム・システム

ACR推奨ファントムの中心濃度1.5±0.15となる条件で撮影する．

〔ポイント〕臨床の乳腺濃度を1.20～1.59の基準範囲に適するには，ACR推奨ファントムの中心濃度を1.80～1.90になるよう設定するのがよい．ACR推奨ファントムの中心濃度は，各施設で決定し日常管理することが望ましい．

b) デジタル・システム

階調カーブの形状および周波数処理の設定は，臨床と同一条件で撮影し，撮影条件を明記したうえでACR推奨ファントムの中心濃度1.5±0.1の濃度となるよう，ハードコピーを作成する．

2）視覚評価

a) スクリーン/フィルム・システム

<判定基準> 4番目までの模擬線維，3群までの模擬石灰化，3番目までの模擬腫瘤が検出でき，合計点10点以上，かつ，ファントム上に置いたディスクとファントムの乳腺濃度の差が0.4以上であること．ステップファントムは，10段が識別可能，かつ順次濃度が上昇（下降）し，石灰化が4段以上，腫瘤が5段以上観察されることが要求される．

〔ポイント〕ディスクと周辺の濃度差ΔDが0.4前後ではコントラストが低くなる．コントラストが良い評価になるには0.45以上が望ましく，それには平均階調度が3.5以上となるシステム選択と現像処理条件を適正に設定することが大切である．反対にステップファントムが10段識別できない（X線吸収係数が低い1,

表7　臨床画像評価項目とその配点

1. 指定した乳房の構成の理解	4点	3. ポジショニング（24点）	
2. 画質（56点）		左右の対称性	4点
乳腺濃度	12点	乳頭の側面性	4点
ベース濃度	8点	大胸筋	4点
乳腺内コントラスト	8点	乳房後隙	4点
乳腺外コントラスト	8点	乳房下部の伸展	4点
粒状性	8点	乳腺組織の伸展性	4点
鮮鋭度	8点	4. フィルムの取り扱い（16点）	
アーチファクト	4点	照射野の範囲	4点
		撮影情報・フィルムマーク	8点
		撮影条件	4点

2段が識別できない），高コントラストシステムは，高濃度部がつぶれがちであり，ポジショニングや撮影条件に乳腺濃度が左右されやすい．常にフィルム特性曲線の直線領域濃度に入るように設定することがポイントである．

b）デジタルシステム

評価方法はスクリーン/フィルム・システムと同様である．

ACR推奨ファントムの評価は前述のようにディスクと乳腺濃度の差が0.4以上で，模擬線維5点，石灰化4点，腫瘤4点以上を獲得する合計13点とする．

ステップファントムは，10段とも認識可能であり，かつ，模擬石灰化が4段以上，模擬腫瘤が5段以上観察されることが要求される．

〔ポイント〕デジタルシステムは，ディスクと周辺の濃度差ΔDが0.5以上で設定する施設が多く，スクリーン/フィルム・システムに比べ高コントラストでハードコピーが作成されている．吸収体が均一なファントム評価では，スクリーン/フィルム・システムより，模擬試料の検出は，それぞれ一段階多くなる．しかし，コントラストをつけ過ぎるとステップファントムの10段識別が識別できなく，臨床画像も乳腺内外のコントラストが悪くなるため，適正な画像処理の設定をすることが大切である．

ACR推奨ファントムおよびステップファントムの模擬試料の評価方法およびディスクと周辺の濃度差ΔDの測定方法は，『マンモグラフィによる乳がん検診の手引きー精度管理マニュアルー第3版』（日本医事新報社　2004年8月），『放射線医療技術学叢書（14-3）．乳房撮影精度管理マニュアル（改訂版）』（日本放射線技術学会，2004年）に準じる．

3) デジタル評価

目視評価は観察者による変動が大きいという欠点があり，これを補うものとしてデジタル評価があり，より客観的に評価可能である．精中委施設画像委員会は，模擬試料および粒状性，書き込みムラなどについてデジタル評価を進めている．

d. 臨床画像評価（表7）

マンモグラムは乳房の構成により，脂肪性（図18），乳腺散在（図19），不均一高濃度（図20），高濃度（図21）の4つに分類される．臨床画像評価はこれらのうち乳腺散在，不均一高濃度，高濃度の3種類の画像により評価され，いずれの画像も基準に達していることが要求される．

1) 指定した乳房の構成の理解（4点）

乳腺散在は，乳腺内の脂肪が70〜90％程度，不均一高濃度は40〜50％程度，高濃度は20〜10％程度を目安とする．

<判定基準>　適切である　　　：4点
　　　　　　やや不適切である：2点
　　　　　　不適切である　　：0点

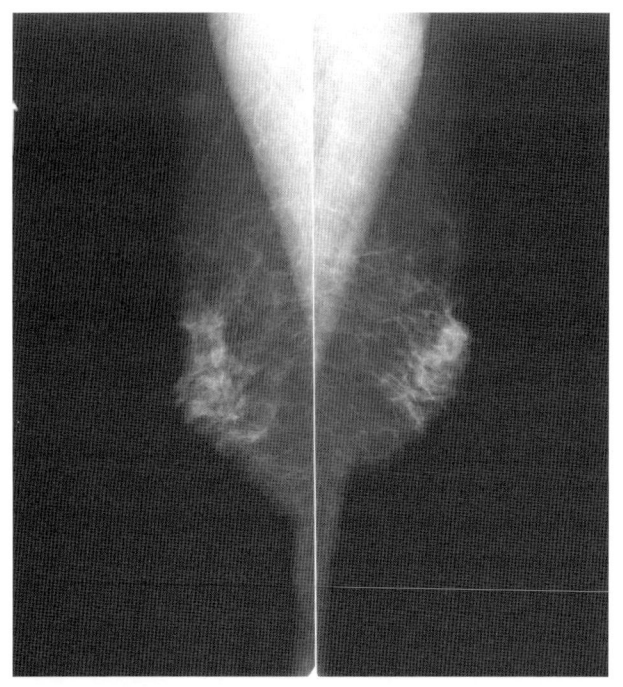

図18　脂肪性

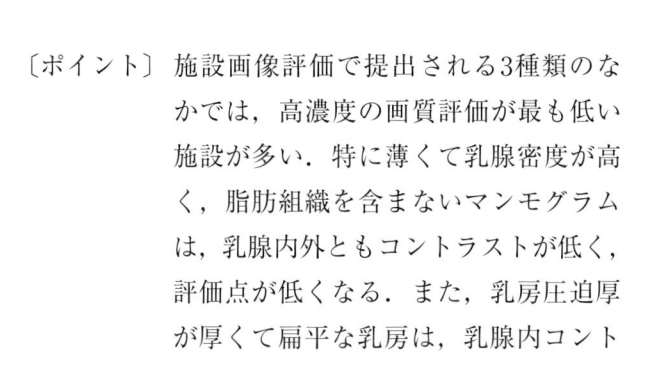

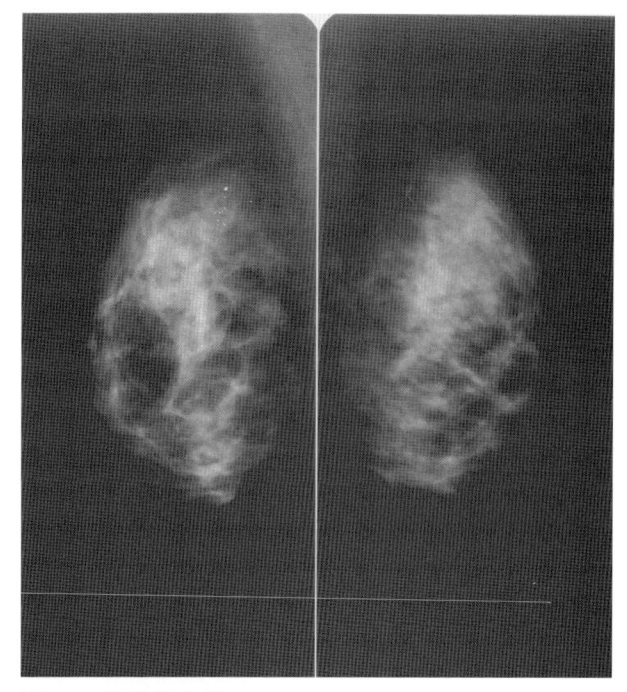

図19　乳腺散在性

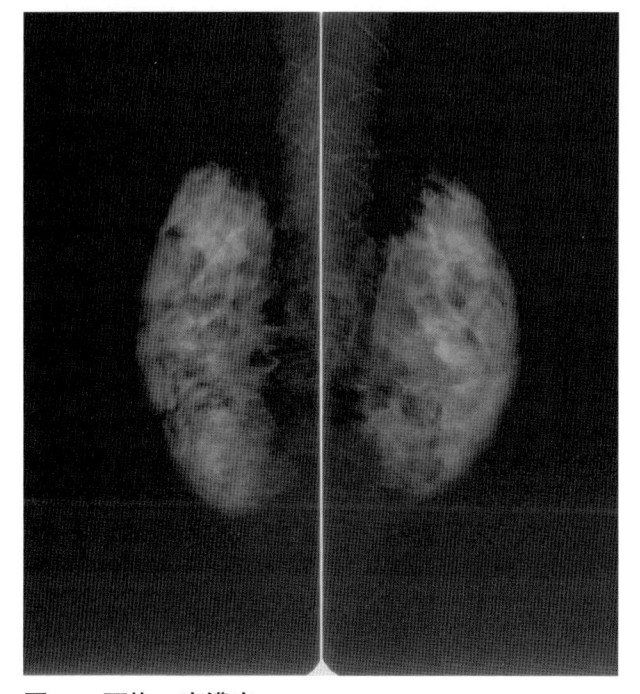

図20　不均一高濃度

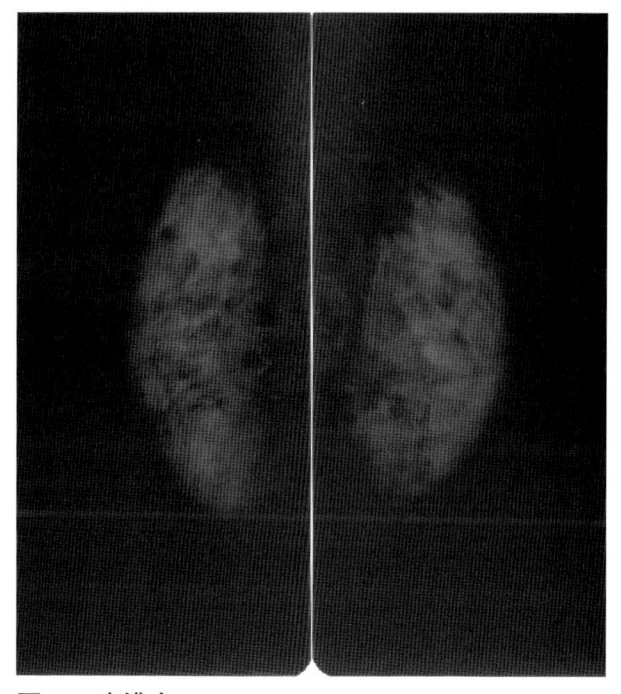

図21　高濃度

〔ポイント〕施設画像評価で提出される3種類のなかでは，高濃度の画質評価が最も低い施設が多い．特に薄くて乳腺密度が高く，脂肪組織を含まないマンモグラムは，乳腺内外ともコントラストが低く，評価点が低くなる．また，乳房圧迫厚が厚くて扁平な乳房は，乳腺内コントラストを高くすると乳腺外コントラスト（脂肪組織および皮膚ライン）の情報がなくなる可能性が高く，管電圧や画像処理に注意が必要である．

2) 画質 (56点)

a) 乳腺濃度 (12点)

適切な乳腺濃度は乳腺内の所見の判読に必須である.

マンモグラフィ用フィルムの濃度特性曲線によると, 乳腺濃度を1.20から1.59に設定すると乳腺内の密度差が濃淡差として表現されやすいが, 1.0を下回った場合にはコントラストは不良となる. また, 乳腺濃度が過剰に高い場合は, 線量の過剰あるいは不適切な現像条件が考えられ, 乳腺被ばく線量が過剰となる危険性とともにコントラストも不良となる危険性がある.

濃度計測は, 乳腺の最も高濃度部を左右各3か所, 計6か所を計測した平均値とする.

<判定基準> 1.20〜1.59 : 12点
1.10〜1.19 または 1.60〜1.69 : 10点
1.00〜1.09 または 1.70〜1.79 : 8点
0.90〜0.99 または 1.80〜1.99 : 6点
0.80〜0.89 または 2.00〜2.19 : 4点
0.60〜0.79 または 2.20〜2.49 : 2点
0.59以下 または 2.50以上 : 0点

〔ポイント〕マンモグラムにおける乳腺濃度は最も重要な要素であり, 点数配分も高くなっている. 適正な乳腺濃度範囲でないと乳腺と腫瘍のコントラストが低くなり, 病変の検出率が低くなる. 常に適正な乳腺濃度を得るには, 乳房の圧迫やAEC (automatic exposure control) センサーの設定が重要である.

b) ベースの濃度 (8点)

ベースの濃度とは, 圧迫板を透過したX線によって表現される乳房外領域の濃度である. ベースの濃度はフィルムの種類によって決められるところが大きいが, 濃度4.0以上, かつ露光量の増加が濃度の増加をもたらす範囲で用いられていることが必要である. デジタル画像でさまざまな強調処理が行われていても, ハードコピーで観察するかぎりは同様である.

測定は, 黒化度の高い部分を左右3か所ずつ測定し, 平均値で評価する.

<判定基準> 4.00 以上 : 8点
3.80〜3.99 : 6点
3.60〜3.79 : 4点
3.40〜3.59 : 2点
3.40 未満 : 0点

デジタルマンモグラフィ:レーザーイメージャ

〔ポイント〕デジタルシステムのイメージャ用フィルムはウエットタイプ:最高濃度2.8〜3.2, ドライタイプ:最高濃度3.2〜3.6で, S/Fマンモグラフィ用フィルムの最高濃度4.0〜5.0に比べ低い. したがってイメージャ用フィルムは表示能力が低く, 特にウエットタイプはファントム, 臨床画像とも合格基準に達しない. 4.0以上のイメージャ用フィルムの開発とそれに合わせた強調処理が待たれる.

c) 乳腺内コントラスト (8点)

コントラストはX線写真の判読にとって最も重要な因子であり, フィルムコントラストと被写体コントラストとにより規定される. 被写体コントラストは乳房の構成に規定されるところであり, 脂肪が少ない乳房ではコントラストが低くなるのが普通である. フィルムコントラストは, フィルムの種類, 線量, 現像条件, ターゲット, フィルタ, グリッド, 管電圧などによって影響される.

乳腺内コントラストは主として乳腺濃度を中心とした比較的低濃度域でのコントラストを評価する.

<判定基準> とても良い : 8点
良い : 6点
普通 : 4点
やや悪い : 2点
悪い : 0点

d) 乳腺外コントラスト (8点)

乳腺濃度を中心とした比較的低濃度域のコントラストとともに, 脂肪濃度から皮膚面におけるコントラストも画像の読影には欠かせない. 特にデジタル画像では乳腺内コントラストを追求するあまり, 皮膚情報が欠損し, あるいは乳腺の濃淡が描出されないこともありうるため, 低濃度域と高濃度域の両領域でのコントラストが必要である.

<判定基準> とても良い : 8点
良い : 6点
普通 : 4点
やや悪い : 2点
悪い : 0点

[ポイント] コントラストとは
A）乳房と乳房外：乳房全体を低濃度に描画．
B）脂肪組織と乳腺組織：乳腺組織は低濃度に，脂肪組織は高濃度に．
C）乳腺組織内：低濃度域内での濃淡．乳腺と腫瘍：淡い石灰化との濃度差．
D）脂肪組織内：脂肪組織に離れて存在する淡い乳腺や血管，靭帯が観察できる．
局所的非対称性陰影（FAD）の診断には重要である．

コントラストの良し悪しは，スクリーン/フィルム・システムおよび現像処理条件が大きな因子となるが，ポジショニング（乳腺の伸展と圧迫など）および撮影条件（乳房形態に則した撮影条件の選択）によって大きく影響されることから撮影技術の習得が大切である．

e）粒状性（度）（8点）

粒状性（度）とは，黒化した銀粒子が三次元的にランダムに分布した粒子構造によるもので，ざらつきとして認識される．一種の雑音であり，粒状性が悪い（ざらついている）場合には微細石灰化などのごく微細な構造物の判断に悪影響を与える．一般的に高感度のフィルムは粒状性が悪くなりやすい．粒状性は大胸筋や乳腺の高濃度（光学的には低濃度）部において評価しやすい．デジタルシステムでも線量不足あるいは過剰な強調処理により同様の現象が観察される．

<判定基準> とても良い：8点
　　　　　 良い　　　：6点
　　　　　 普通　　　：4点
　　　　　 やや悪い　：2点
　　　　　 悪い　　　：0点

[ポイント] 粒状性は，微細な石灰化の診断には重要な因子であり，ACR推奨ファントムで1mGyを下回る線量では粒状性が悪い．特にデジタルシステムは，管電圧を低くすると受光系の感度が低くなり，線量不足による粒状性悪化となりやすいので注意を要する．

f）鮮鋭度（明瞭度）（8点）

輪郭や細い線が明瞭に描出されているか否かを判断する尺度である．マンモグラムではクーパー靭帯などの細い線状構造，組織の境界，石灰化の辺縁などが明瞭かぼけているかで判定する．圧迫不足に起因する体動によって生じるブレやスクリーンとフィルムの密着不良による局所的な鮮鋭度の低下などがある．

<判定基準> とても良い：8点
　　　　　 良い　　　：6点
　　　　　 普通　　　：4点
　　　　　 やや悪い　：2点
　　　　　 悪い　　　：0点

[ポイント] 鮮鋭度が悪いと腫瘤の辺縁や石灰化の形状が正しく認識できない．鮮鋭度を良くするには乳房を均一に圧迫することと，撮影時間を1秒以下（100mAs以下）になるように管電圧を設定し，動きによるぼけを防ぐことが重要である．

g）アーチファクト（4点）

スクリーン/フィルム・システムのアーチファクトは，さまざまな理由で生じる障害陰影である．最も多いのは，スクリーンとフィルムの間に入った細かい塵がスクリーンからの光の影をフィルムにつくるものであり，暗室やスクリーンの清掃の重要性が強調される理由となっている．そのほか，指紋（図22），かぶり，グリッドライン，頭髪（図23），肩，対側乳房あるいは手などの陰影，制汗剤（図24），静電気やキズなど，さらに乳房皮膚の皺や現像の不調など，さまざまな因子による本来ないはずの陰影が起きる．その種類は程度により読影に使用を生じるので，細心の注意が必要である．

デジタルシステムでは，スクリーン/フィルム・システムで高頻度に見られるごみや指紋，現像機などによるアーチファクトはほとんどなく，書き込みムラなど異なった種類のアーチファクトが出現する．しかし，その頻度は低く，アーチファクトの画像評価における重要度は低い．

<判定基準> ない　　　　　　　　　　　：4点
　　　　　 多少あるが読影には支障なし：3点
　　　　　 読影に支障をきたす恐れがある：2点
　　　　　 読影に支障をきたす　　　　：1点
　　　　　 読影困難　　　　　　　　　：0点

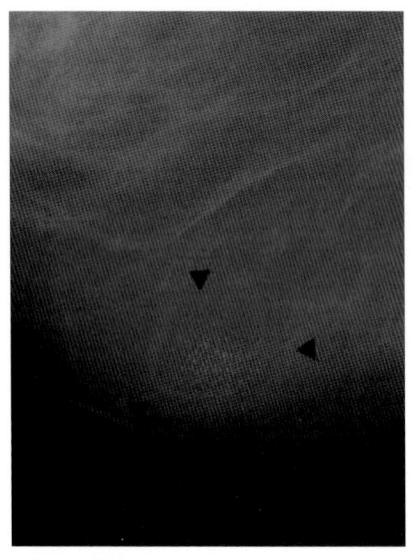

図22　指紋 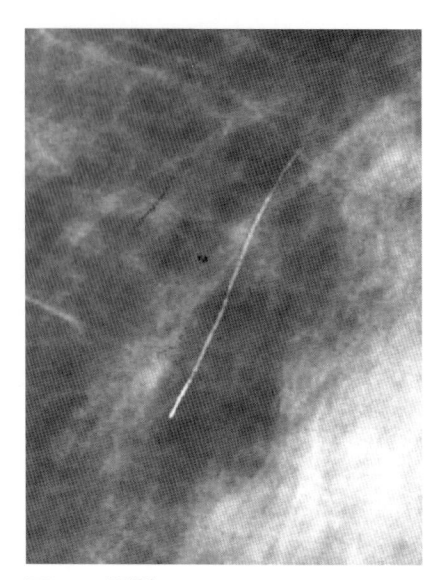　　　　　　　　　　図23　頭髪 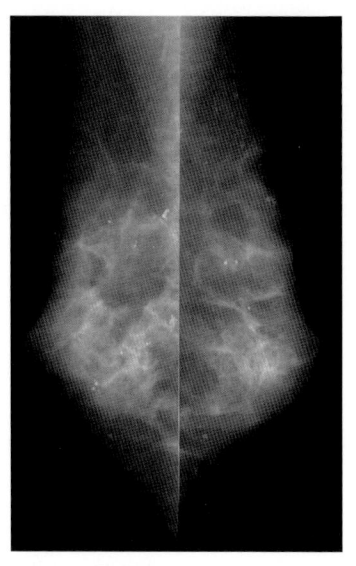　　　　　　　　　　図24　制汗剤

〔ポイント〕スクリーン/フィルム・システムは細かい塵が入りやすく，読影に支障をきたす画像質が多く見受けられる．暗室および明室でのフィルム交換機の清掃をこまめに行うことが重要である．また，自動現像機が原因のアーチファクトも多く，同じように点検と清掃が必要である．デジタルシステムのドライフィルムは高温にさらすと画像劣化が起きるので，保管には注意が必要である．

3) ポジショニング（24点）

乳腺のほとんど全体が撮影範囲に入っていることは最初に要求されることである．また，乳腺内の観察は，乳腺内の脂肪濃度と乳腺あるいは病変の濃度のコントラストによっており，乳腺が脂肪のなかに浮き出すよう，乳腺を広げて撮影する．軽微な所見を拾い上げ評価するためには，左右の比較読影は基本であり，そのために対称的な画像が要求される．これらを以下の項目により評価する．

a) 左右の対称性（4点）

左右乳房の全体的な対称性の評価である．

<判定基準> 良　　い：4点
　　　　　　　多少悪い：2点
　　　　　　　悪　　い：0点

b) 乳頭の側面性（4点）

乳頭がprofileに描出されているかの評価であるが，高濃度乳房などでは乳頭が観察できないこともあり，その場合には乳頭付近の左右対称性で評価する．

<判定基準> 良　　い：4点
　　　　　　　多少悪い：2点
　　　　　　　悪　　い：0点

c) 大胸筋（4点）

内外斜位方向撮影では，左右対称に，ほぼ乳頭の高さまで写しこまれていること，大胸筋がやや凸の弧を描いていること，乳房の大きさに比して大きすぎないことなどが要求される．大胸筋を入れすぎると乳腺への圧迫が弱くなったり，乳腺全体が照射野に入らなくなったりするためである．

<判定基準> 良　　い：4点
　　　　　　　多少悪い：2点
　　　　　　　悪　　い：0点

d) 乳腺後隙（4点）

マンモグラム上の乳腺後方の脂肪組織が途切れず描出されているかの評価である．乳腺全体が描出されているかの指標となる．乳房や体形によっては全体が描出しにくいこともある．

<判定基準> 良　　い：4点
　　　　　　　多少悪い：2点
　　　　　　　悪　　い：0点

e) 乳房下部（4点）

　inframammary foldが伸び，胸腹壁が入っているかを評価する．inframammary foldが伸びていないことは，乳房が下垂していることを意味する．

<判定基準> 良　　い　：4点
　　　　　　多少悪い　：2点
　　　　　　悪　　い　：0点

f) 乳腺組織の伸展性（4点）

　乳腺が十分広げられ圧迫伸展されているか，乳腺に不自然な重なりがないかを評価する．

<判定基準> 良　　い　：4点
　　　　　　多少悪い　：2点
　　　　　　悪　　い　：0点

〔ポイント〕ポジショニングで最も重要なことは，受診者への対応技術であり，
　　　　　　（1）検査内容
　　　　　　（2）検査の有効性
　　　　　　（3）放射線被ばく
　　　　　　（4）乳房圧迫の必要性
　　　　　　など，短い時間に笑顔で，はきはきとした態度で説明できるテクニックを身につけることである．

4) フィルムの取扱い（16点）

a) 照射野の範囲（4点）

　読影に支障のない照射野が設定されているかの評価である．

　胸壁側，上下に照射野の欠損がないこと，フィルムの「爪」はネームプリントの部位にあることを要求する．マスクによる明るい透過光は読影の障害になる．

　デジタルマンモグラムにおいては，焼付けの方法により左右が離れているために観察しがたいあるいは高さが合わない場合や，メジャーが焼き付けられているために乳房の観察が障害される場合もあり，これら読影しやすい焼付け条件もここに含める．

<判定基準> 適切である　　　　：4点
　　　　　　一部不適切である　：2点
　　　　　　不適切である　　　：0点

b) 撮影情報（8点）

　撮影施設，撮影年月日，個人の特定に必要なＩＤ，氏名，生年月日，年齢などが必要である．撮影施設，撮影年月日，氏名，ＩＤ，年齢または生年月日，フィルムマーク（左右の別，撮影方向）が適切な位置に焼きこまれていなければ減点する．フィルムマークは乳房より離れた腋窩側に表示する．裏返しは標準法ではないので，減点する．

　撮影技師名も表示されていることが望ましい．

　情報改ざんの可能性などからこれらの情報はフィルムに焼き付けられていることが必要であり，シールでの表示は不可である．

<判定基準> すべて適切である　　　　　：8点
　　　　　　一部不適切である　　　　　：項目分を減点
　　　　　　不適切である・表示なし　：0点

c) 撮影条件（4点）

　撮影条件は読影や次回の参考になる重要な情報であるが，デジタルマンモグラムにおいては，画像から線量を推定することが困難であり，かつ画質は線量に依存するため，線量あるいは線量が推定できる撮影条件の記載は必須である．

　ターゲット，フィルタ，乳房厚，圧迫圧力，kV，mAsを表示する．

　スクリーン・フィルム　システムおよびデジタルシステムの両システムに適用する．

　暫定的にシール添付も認める．

<判定基準> すべて適切である　　　　　：4点
　　　　　　一部不適切である　　　　　：項目分を減点
　　　　　　不適切である・表示なし　：0点

〔ポイント〕撮影条件は読影に重要な情報であるばかりでなく，画像の管理にも重要である．評価に提出するときだけでなく常にマンモグラムに表示するよう心がけることが大切である．暫定的にシール添付を認めているが，暫定期間は2004年4月1日から3年間である．

e. 総合評価

　3種類の画像につき，表8に示すように，それぞれA〜Dで評価する．評価はB以上の評価には3種類ともにB以上であることが必要であるが，A／BあるいはC／Dの判定は平均点で行う．A・Bは認定されるが，C・Dは改善し，再評価が必要である．

表8　臨床画像評価（100点満点中）

A：100〜88点	検診マンモグラムとして申し分ない．
B：87〜76点	検診マンモグラムとして適当であるが，多少の改善点がある．
C：75〜64点	検診マンモグラムとして適当とはいえず，かなりの改善点がある．
D：63点以下	検診マンモグラムとして不適当である．根本的な改善が必要である．

〈文献〉

1) Mammography Quality Control Manual, Radiologist's Section. American College of Radiology; 1999.
2) 大内憲明・編．マンモグラフィによる乳がん検診の手引き─精度管理マニュアル─．第3版．日本医事新報社；2005.
3) 日本放射線技術学会放射線撮影分科会．乳房撮影精度管理マニュアル（改訂版）．放射線医療技術学叢書（14-3）．日本放射線技術学会；2005.
4) 日本医学放射線学会，日本放射線技術学会・他編．マンモグラフィガイドライン．第2版．医学書院；2004.
5) 鈴木隆二，榊原俊文．撮影機器の品質管理．INNERVISION. 2005; 20(9): 72-5.
6) Hendrick RE, et al. Full-Field Digital Mammography Quality Control Manual. Chicago, Illinois: PhantomImage Publishing; 2003.

各疾患の画像診断

A. 良性上皮性腫瘍・非浸潤がん
B. 浸潤がん　通常型
C. 浸潤がん　特殊型
D. 結合織性および上皮性混合腫瘍，乳腺症・その他腫瘍様病変

A. 良性上皮性腫瘍・非浸潤がん

1. 乳管内乳頭腫
(非触知，血性乳頭分泌症例)

画像のポイント

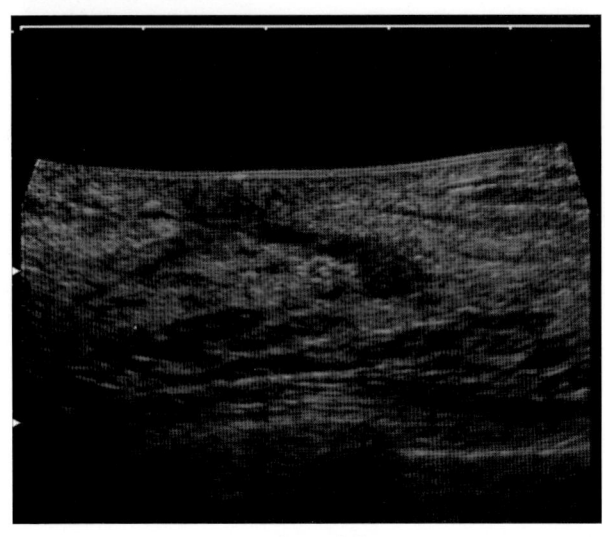

ラジアル方向

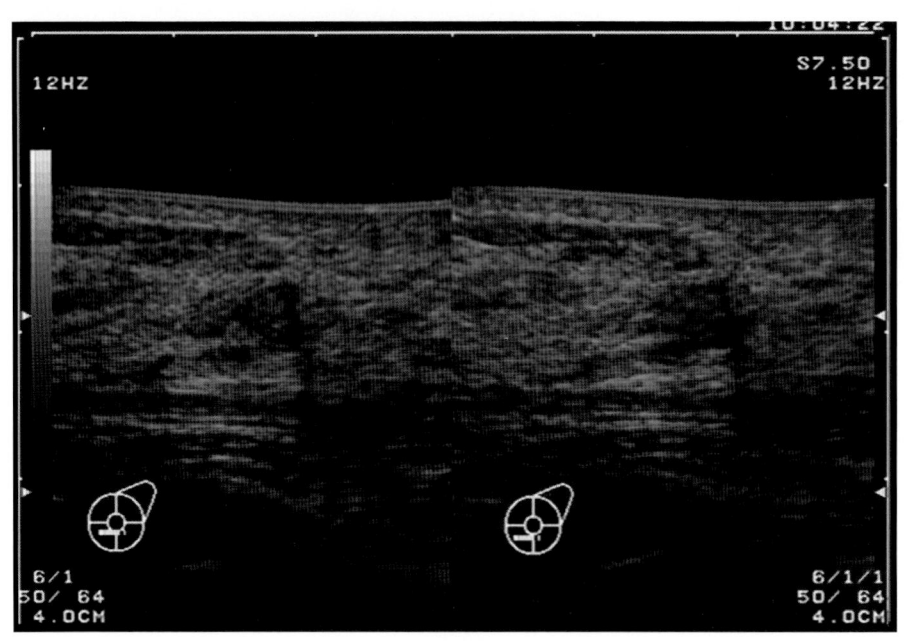

横断像

疾患の概要

乳管内に乳頭状の増殖をする良性上皮性腫瘍である．しばしば異常乳頭分泌を主訴に発見されるが，超音波検査で初めて発見されることもまれではない．末梢乳管に発生する多発性の乳頭腫は悪性との境界病変を合併しやすく，乳がんのリスクファクターのひとつとしても考えられており，注意深い経過観察が必要である．

画像1　超音波
乳頭から左D領域に拡張乳管を認め，内部に充実性腫瘤を認める．拡張乳管の辺縁は平滑である．

左CC　　　　　　　　　　　　　　　　　　　　左MLO拡大撮影

画像2　乳管造影
乳頭から拡張した乳管が描出され，第一次分岐部で分葉状の腫瘤様の造影欠損像を認める．
末梢側の乳管は再造影されている．病変は孤立性で限局しており，拡張乳管の辺縁は平滑である．

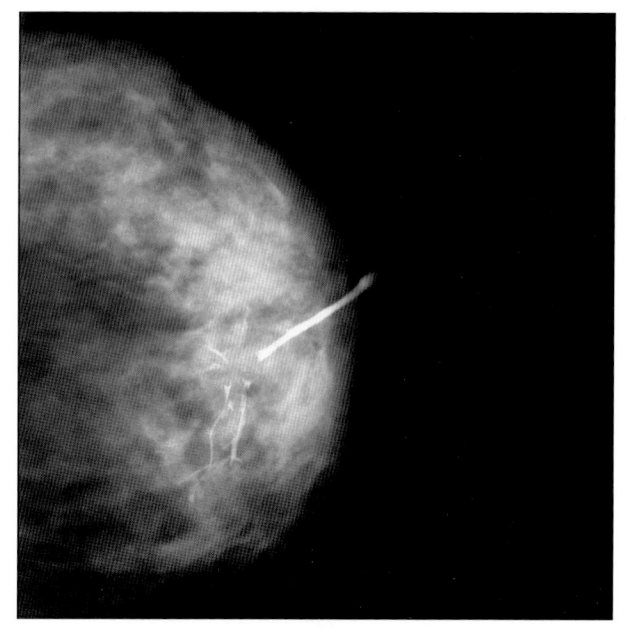

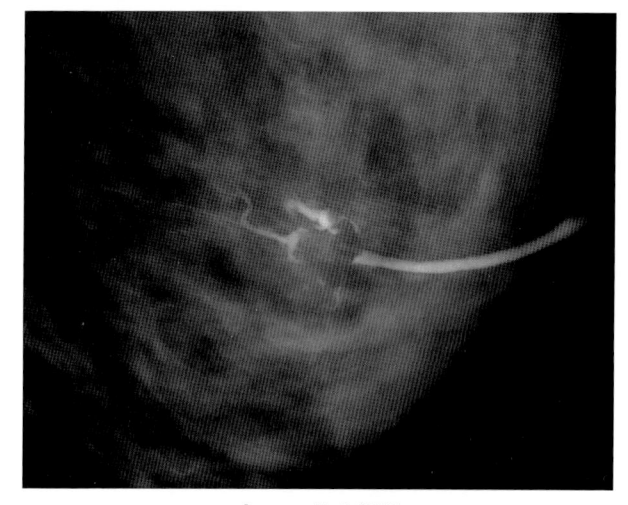

画像診断のポイント

　超音波装置の発達により，乳管拡張が多少でもあれば，乳管内病変の検出が可能となってきている．スキャンのポイントは乳頭下から延びる拡張乳管を探索し，その内部を抹消側まで慎重に観察することである．ラジアル走査は乳頭より放射状，つまり乳管や乳腺の腺葉系に沿ってスキャンする観察法で，乳管内病変の検出に有用である．一方，乳管造影は異常乳頭分泌が存在する場合に対象となる検査で，乳頭部より分泌の認める乳管口へ造影剤を注入してマンモグラフィを撮影する．乳管内に腫瘤性病変があれば，造影欠損像として描出されたり，乳管の途絶像を呈したりする．これらの検査において，乳管内に腫瘤を認めた場合，画像検査で良悪性診断は困難であることが一般だが，拡張乳管の辺縁が平滑であること，腫瘤が孤立性で乳頭の近位側に位置していること，腫瘤の辺縁が平滑であることなどが，乳頭腫をより疑うポイントとなる．

　乳頭腫は腫瘤が小さい場合は，通常のマンモグラフィで所見のないことがしばしばである．

代表的撮像法

　マンモグラフィ，超音波検査，乳管造影．
　MRIやCTを，病変が多発していないか，拡がりを検索するために行うことがある．

撮像のポイント

　超音波検査ではラジアル走査が有用であるが，横・縦断走査を含めて任意の方向で乳管と腫瘤の関係を慎重にスキャンすることが重要である．乳管造影では，通常のスクリーニング・マンモグラフィと異なり，責任乳管とその乳腺腺葉系に関心領域を意識したうえで撮像することが重要で，症例に合わせた臨機応変なポジショニングが要求される．MLOの代わりに，病変の位置をよりわかりやすくするために，ML方向の撮像が使われることもある．

A. 良性上皮性腫瘍・非浸潤がん

2. 嚢胞内乳頭腫
（腫瘤触知，血性乳頭分泌症例）

画像のポイント

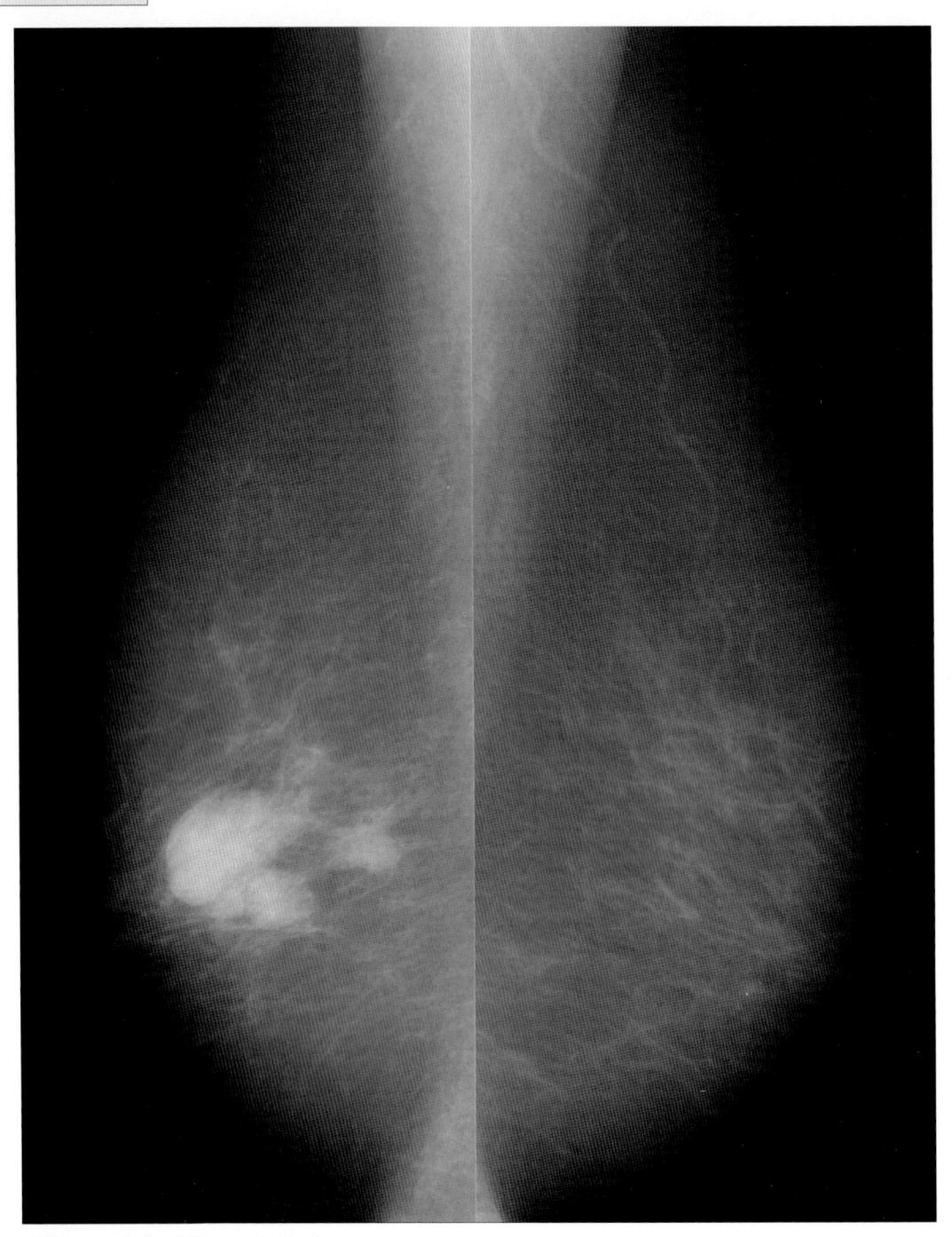

画像1　マンモグラフィ（MLO）

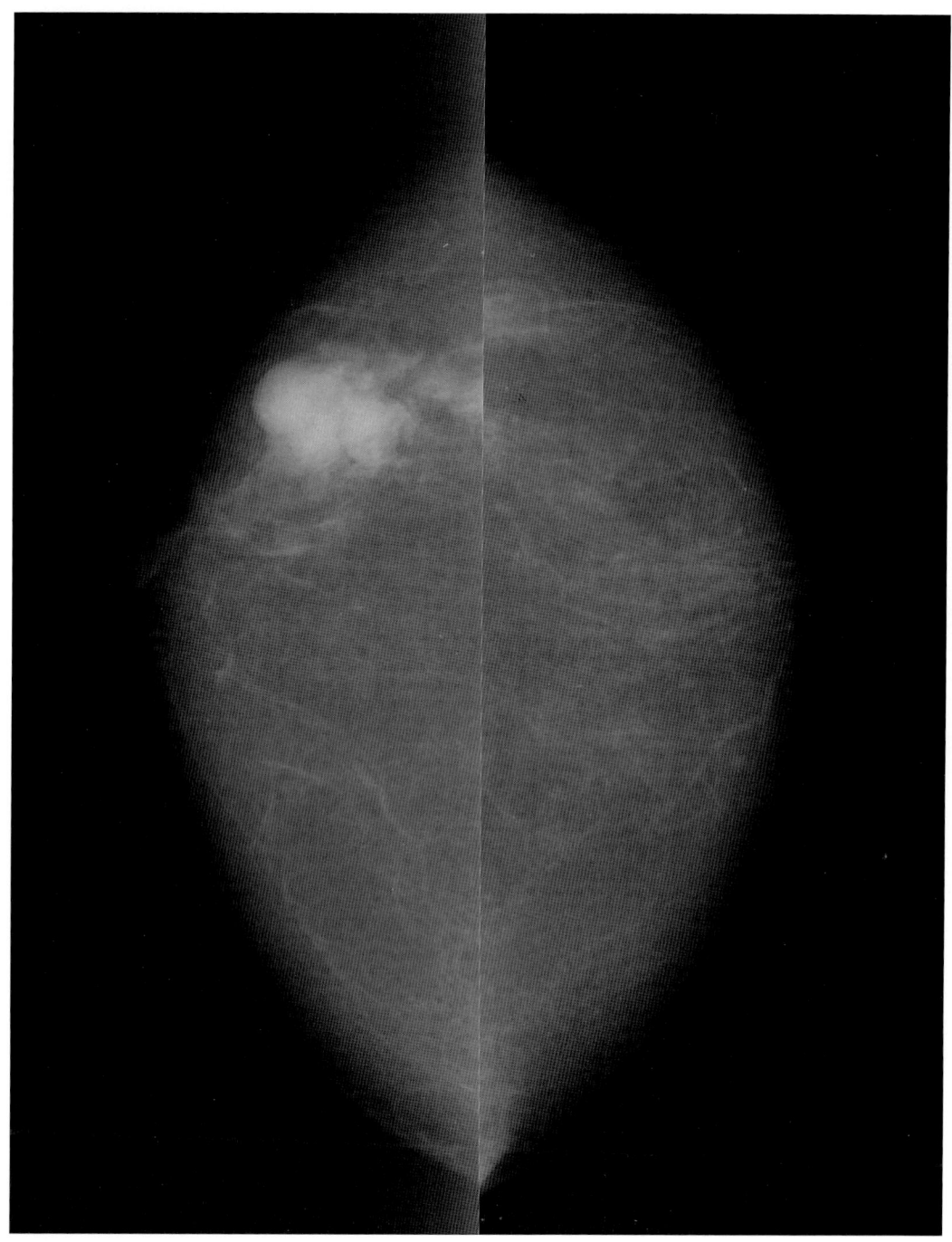

画像2　マンモグラフィ（CC）
右CD領域に境界明瞭な腫瘤が多発集簇しているのを認める．

疾患の概要

　乳頭腫の概要については，前項の「乳管内乳頭腫」を参照．

　乳頭腫は，乳管内に病変を形成するだけでなく，嚢胞内腫瘍の形態や，両者が混在するような形態を呈す場合もある．乳管内乳頭腫と同様，多発性の乳頭腫は悪性の境界病変と合併しやすく乳がんのリスクファクターのひとつとしても考えられ，慎重な観察が必要である．

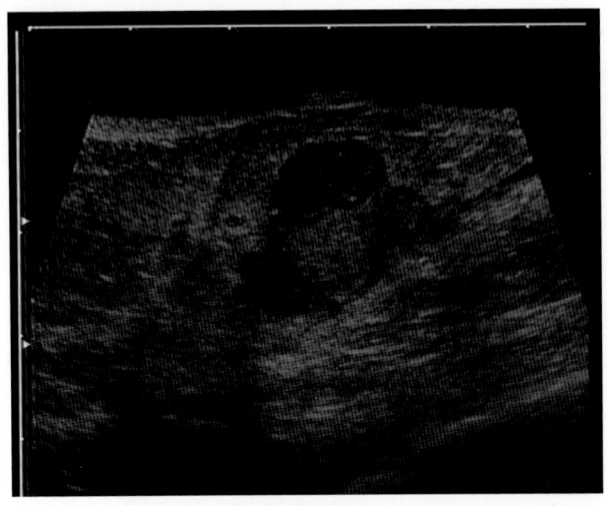

ラジアル方向

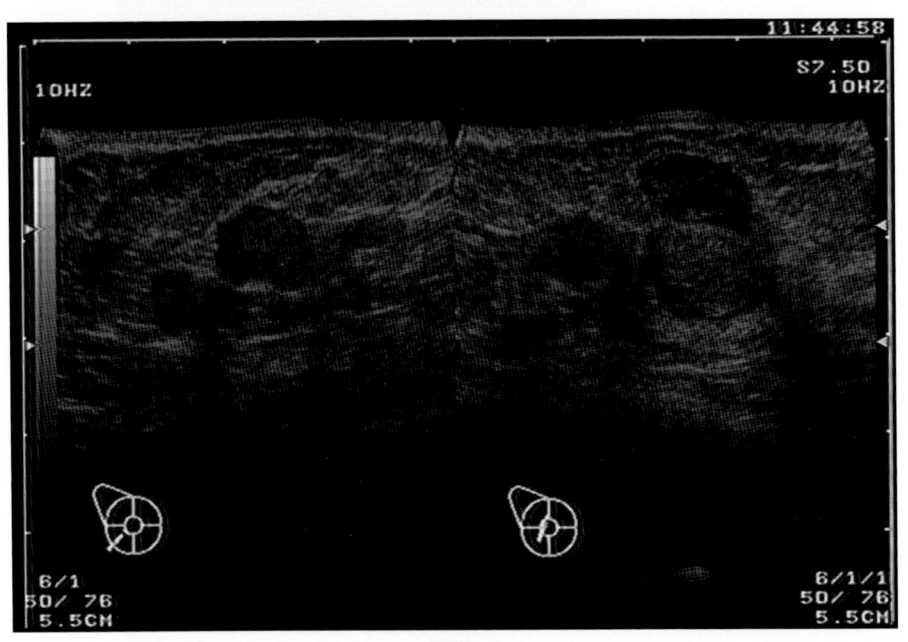

横断像

画像3　超音波
　乳頭下から右CD～D領域にかけて拡張乳管を認め多胞性の囊胞性腫瘤を形成している．囊胞内，乳管内に充実性成分を多発して認める．充実性成分が囊胞壁外に浸潤するような所見は認めない．

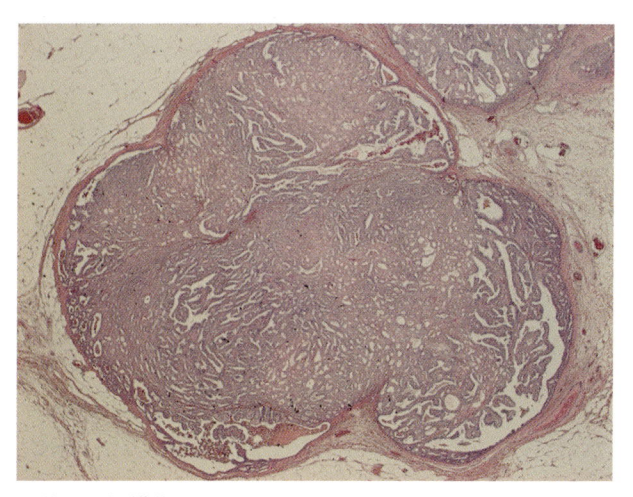

画像4　組織像
嚢胞状に拡張した乳管内に結合織の間質を伴う二相性の上皮の乳頭状増生を認める.

画像診断のポイント

本症例のように，背景乳腺の退縮した高齢者に境界明瞭な腫瘤を認めた場合は，嚢胞や線維腺腫などの良性病変の可能性以外に，乳がんの可能性を若年者の場合よりも十分に疑うべきである．さらに，腫瘤が多発している場合は悪性病変の可能性をより想定しなければならない．腫瘤内の性状の観察には超音波検査が適している．本症例では，嚢胞性成分と充実性成分が混在しており，嚢胞内腫瘍を疑う所見である．一般に充実性成分が多発している場合は乳がんの可能性を疑うが，実際には嚢胞内乳頭腫と嚢胞内がんの鑑別は難しい．本症例でも画像では乳がんの可能性を疑ったが実際は乳頭腫であった．

代表的撮像法

マンモグラフィ，超音波検査，乳管造影．
MRIやCTを，病変が多発していないか，拡がりを検索するために行うことがある．

撮像のポイント

超音波検査では嚢胞性病変と乳管との関係・連続性を観察しながらスキャンする必要がある．内部を観察して，充実性成分が限局しているのか，嚢胞内，乳管内に多発進展しているのか観察が必要である．

A. 良性上皮性腫瘍・非浸潤がん
3. 非浸潤性乳管がん①
（非触知，異常乳頭分泌症例）

画像のポイント

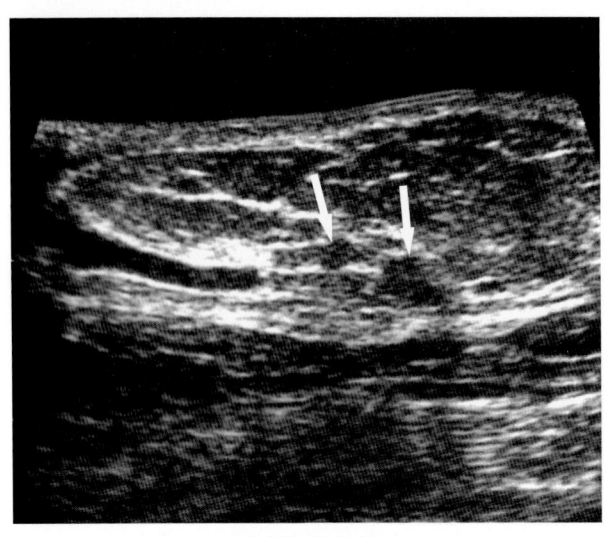

ラジアル方向

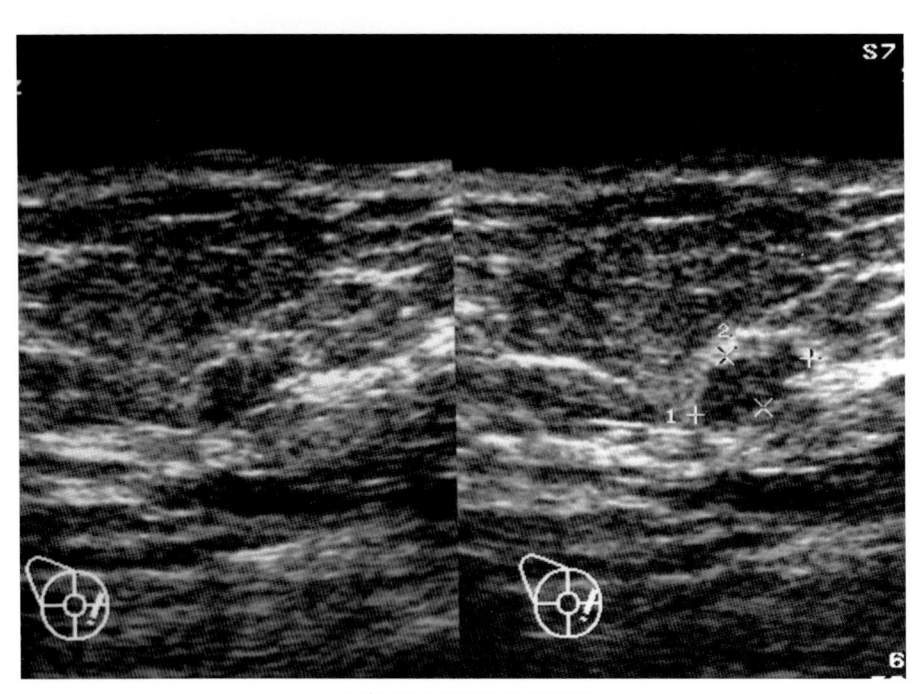

ラジアルと垂直方向に走査

画像1　超音波
　乳頭下より拡張乳管を認める．乳管は途絶しその末梢側で分葉状の腫瘤（矢印）を複数認める．

疾患の概要

　非浸潤性乳管がん（ductal carcinoma in situ: DCIS, noninvasive ductal carcinoma）はがん細胞が乳管内に限局し，間質への浸潤を伴わないものをいう．リンパ節転移を認めないため，予後が良好である．近年，画像診断の発達により発見される頻度が高くなっている．マンモグラフィで石灰化像としてしばしば発見されるが，本症例のようにマンモグラフィで異常所見を伴わない異常乳頭分泌症例もしばしば遭遇する．

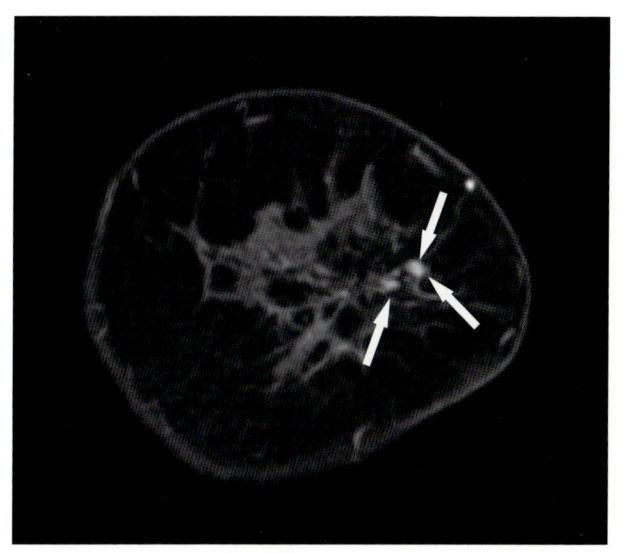

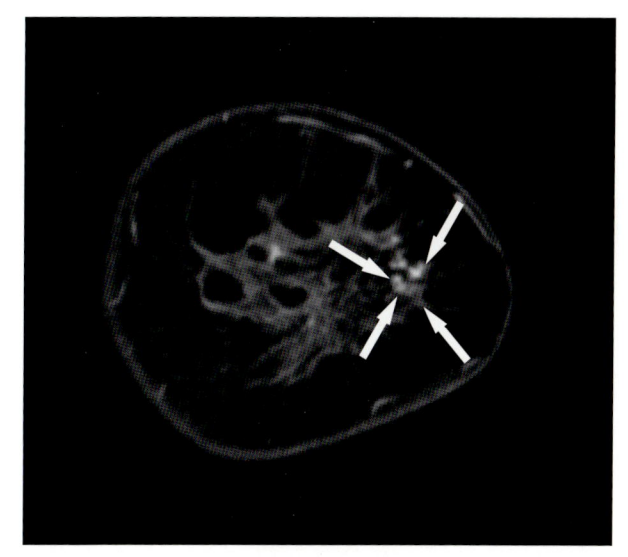

| T1強調像冠状断① | T1強調像冠状断② |

画像2　造影MRI（早期相）
超音波で腫瘤を認めた位置に一致して濃染される腫瘤が葡萄の房状に認められる（矢印）．

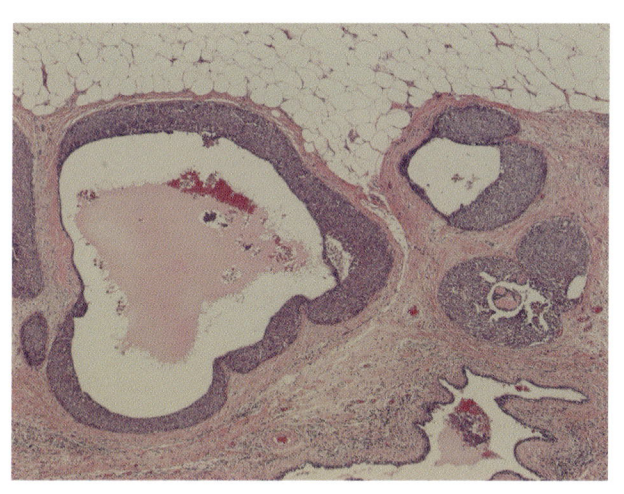

画像3　組織像
乳管内を癌細胞が増殖進展している．中心部には壊死性物質を認める．

画像診断のポイント

　血性乳頭分泌を主訴とし，腫瘤を触知しない症例は乳管内病変の可能性を考えて画像診断を進める必要がある．具体的にはマンモグラフィでは乳管内の石灰化の有無を判定し，超音波検査では拡張乳管の検出，さらに乳管内の異常エコーの有無を観察することである．本症例のマンモグラフィでは乳房内に石灰化病変は認めなかった．超音波検査で拡張乳管を認める場合は，両側性で複数本である場合は乳管拡張症など良性の変化をより考えるが，単発である場合は腫瘍性病変の可能性を考え，その内部，末梢側を注意深く観察する必要がある．特に本症例のように末梢側に腫瘤が多発している場合は悪性の可能性を十分考えうる所見である．さらなる画像検査として，MRIやCTが選択される．病変が乳管内の微小病変であるため所見を見落とさないように，超音波検査で認めた部位に異常濃染域がないか，検査間で照合させる必要がある．血性分泌の場合は，単純T1強調像で乳管内の血性成分が高信号域として検出されることがあり，責任乳管を知りうる重要な情報となる．異常濃染腫瘤がひとつの腺葉系と思われる範囲内に多発して認める場合は，MRIでも悪性の可能性を考えうる所見である．

代表的撮像法

　マンモグラフィ，超音波検査は必須で，質的診断と可能なかぎり拡がり診断を行う．異常乳頭分泌は乳管造影の適応にもなる．病理学的に乳がんであることが証明されれば，術式の決定，温存術の場合の計画のためにMRIやCTを行う．病変が微小であったり，がん細胞が少数であったりするため，細胞診や針生検などの病理学的検索が困難で，細胞・組織の採取が成功しない場合があり，そのような場合では，MRIやCTでも拡がり診断のみならず，質的診断を担うこともあり，総合的な診断が必要である．

撮像のポイント

　乳頭腫の症例でも述べたが，超音波検査ではラジアル走査が有用である．拡張乳管内に充実性成分がないか観察し，さらにその末梢側に腫瘤像や異常なエコー像がないか注意深く観察する必要がある．

A. 良性上皮性腫瘍・非浸潤がん

4. 非浸潤性乳管がん②
(非触知,異常乳頭分泌症例)

画像のポイント

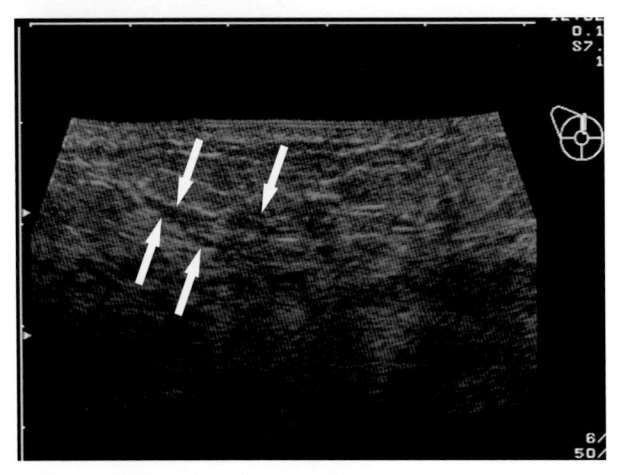

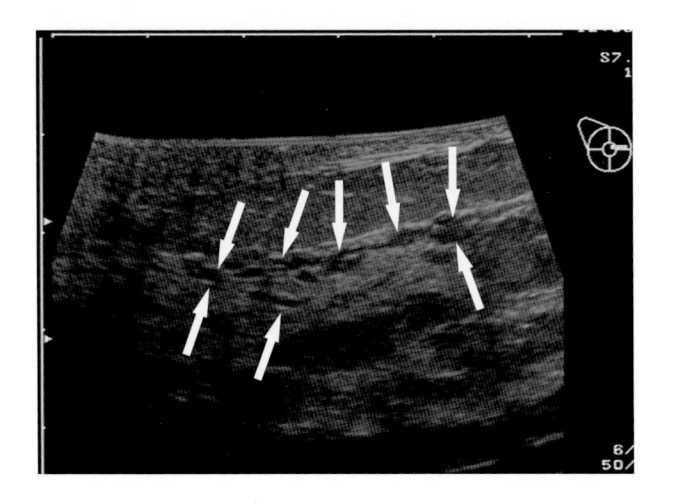

画像1　超音波（ラジアル方向）
右乳頭下よりAC領域およびAB領域に口径不整に拡張する乳管（矢印）を認める．拡張乳管内には不均一な内部エコーを認める．

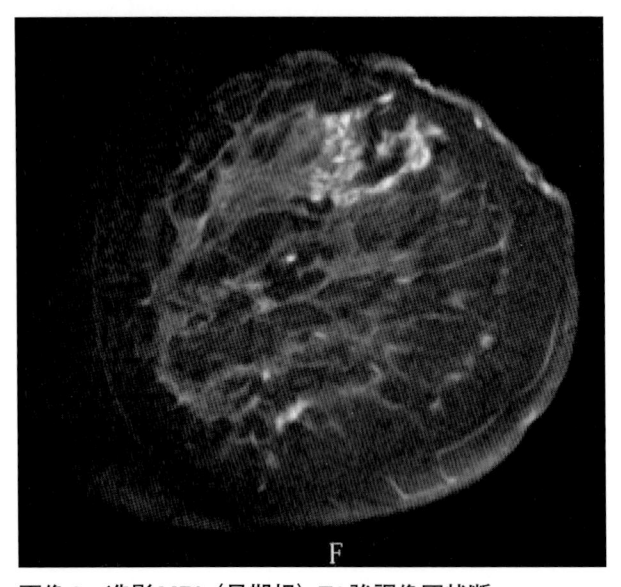

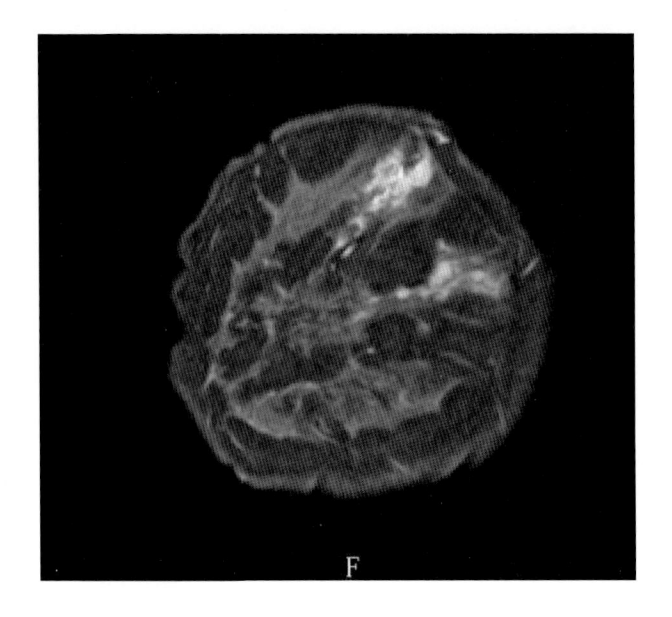

画像2　造影MRI（早期相）T1強調像冠状断

疾患の概要

「非浸潤性乳管がん①」を参照．

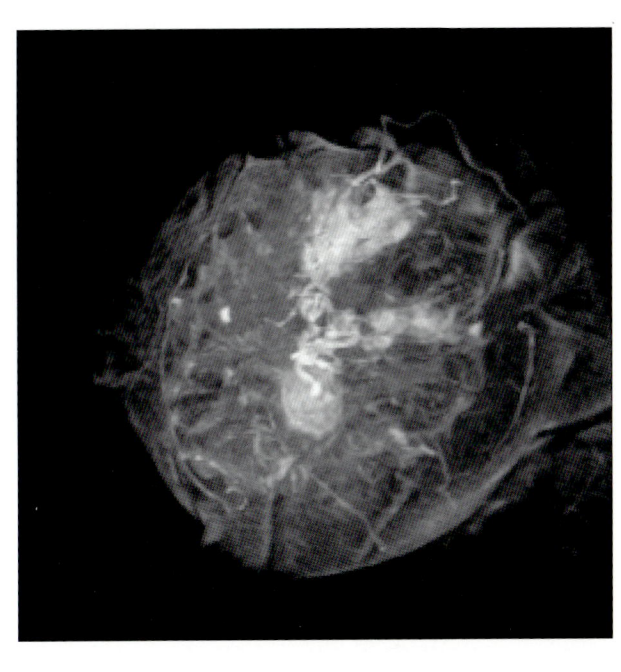

画像3　造影MRI（早期相）T1強調像MIP
右AC領域およびAB領域に乳頭側に向かう区域性の濃染像を認める．

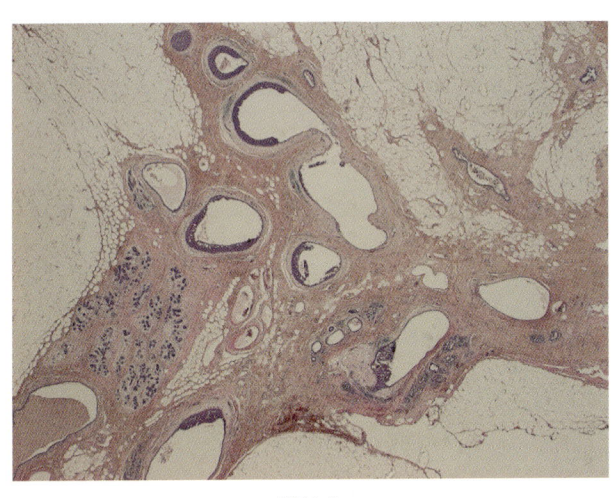

弱拡大

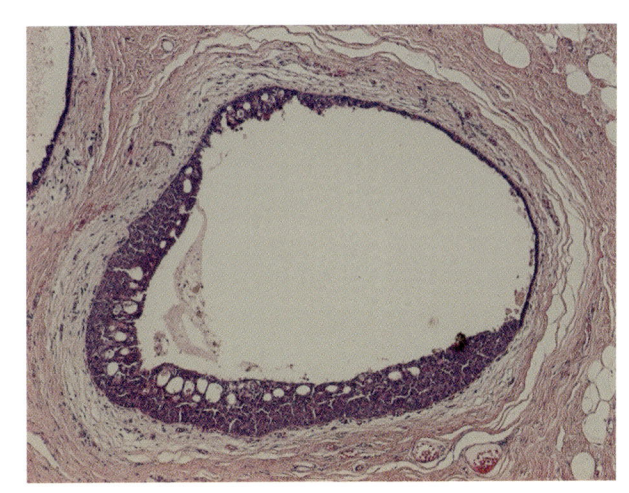

強拡大

画像4　組織像
拡張乳管が複数認められ，篩状構造に増生したがん細胞の進展を認める．

画像診断のポイント

本症例では，超音波検査で拡張乳管内に明らかな腫瘤像は指摘されないが，乳管内に不均一な内部エコーを広範囲に認める．また，描出される乳管の口径は不整である．これらの所見は悪性病変を示唆するものであり，乳頭腫などの良性の乳管内病変との鑑別点となる．異常乳頭分泌症例の場合，MRIで本症例のように広範な区域性濃染を呈する場合は，まず，非浸潤性乳管がんを鑑別に考える必要がある．異常乳頭分泌症，特に血性の場合はがんの可能性を十分に考え，MRIの適応を考慮すべきである．

代表的撮像法

マンモグラフィ，超音波検査，乳管造影，MRI，CT．

撮像のポイント

拡張乳管を検出した場合は，その口径の規則性を観察し，同時に内部エコーに留意する必要がある．MRIで区域性の濃染域を認めた場合は，ひとつの腺葉内の乳管に沿って病変が広く進展した状態を考え，非浸潤性乳管がんや乳管内進展が著明な乳がんを想定する必要がある．

A. 良性上皮性腫瘍・非浸潤がん
5. 非浸潤性乳管がん③
（非触知，異常乳頭分泌，MMG石灰化症例）

画像のポイント

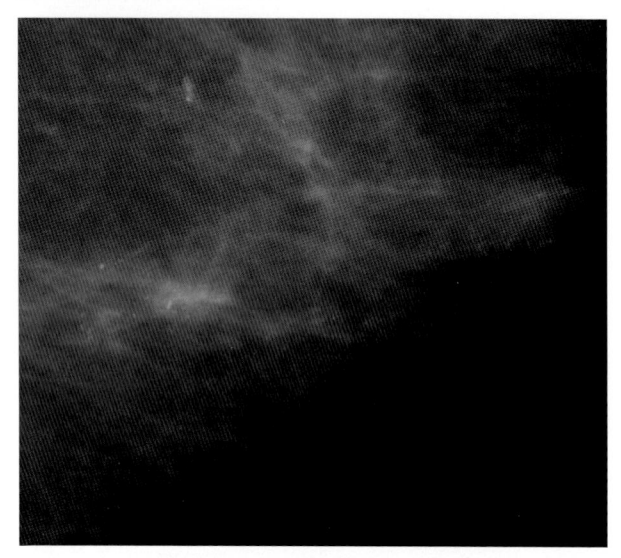

画像1 マンモグラフィ拡大撮影（左MLO）
乳頭下より多形性の石灰化が区域性に分布する．

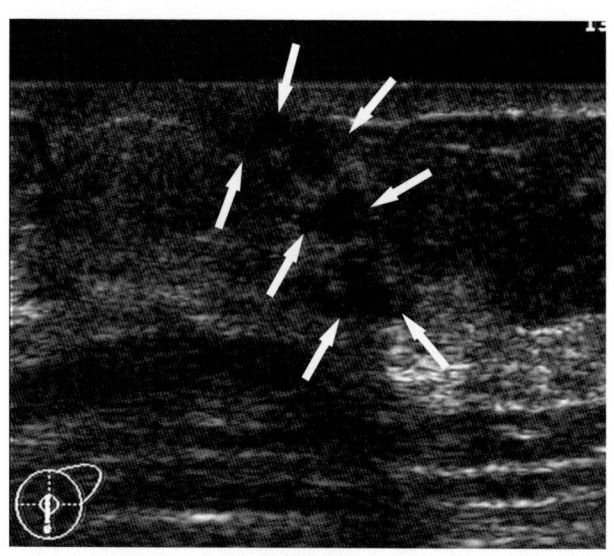

画像2 超音波（ラジアル方向）
乳頭下より乳管の走行に沿って，棍棒状，腫瘤状，分枝状のエコー領域を認める（矢印）．

疾患の概要

本症例は，非浸潤性乳管がんのうち面疱型（comedo-type）であった．がん細胞の壊死による乳管内の壊死物への石灰沈着が，マンモグラフィで多形性あるいは不均一な石灰化として描出される．壊死型の石灰化と分類され，良性病変には見られないといっても過言でない．

画像診断のポイント

マンモグラフィで多形性の石灰化が区域性に分布している場合は悪性と診断される．併せて，石灰化の認めた部位に一致して，本症例のように乳管の走行に沿うように棍棒状・分枝状のエコー像を連なって認めた場合は，非浸潤巣を主体とした乳がんが疑われる．非触知石灰化病変の場合，マンモグラフィでは圧迫して撮影をするため実際の部位がわからないのが問題である．それに対し，超音波検査は経皮的におおよその部位は想定可能である．一方，本症例のように仰臥位で乳管造影後CTや乳腺のCTを施行し，三次元画像を作成すると，病変の部位を視覚的に想定でき，手術時のシミュレーションに活用される．

各疾患の画像診断 — 93

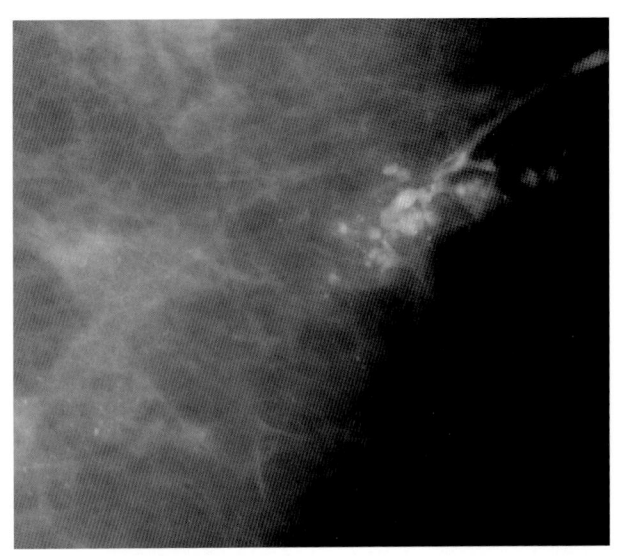

画像3 乳管造影（左MLO）
石灰化の部位に一致して乳管の小囊胞状の拡張が集簇し、末梢側は途絶している．

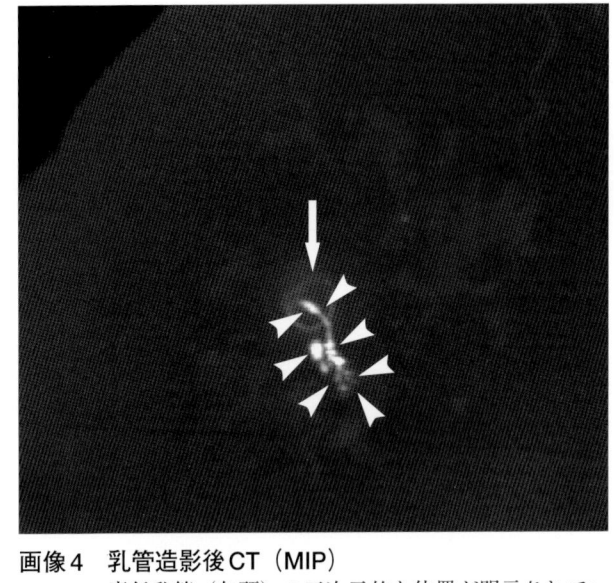

画像4 乳管造影後CT（MIP）
責任乳管（矢頭）の三次元的な位置が明示されている．乳頭（矢印）．

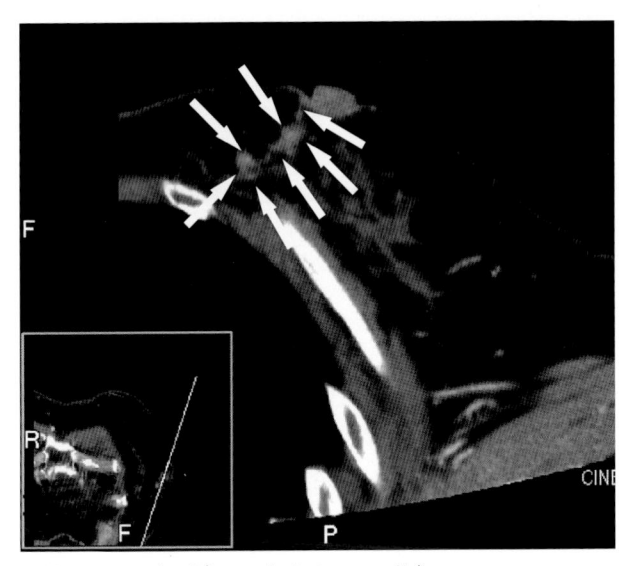

画像5 CT（ラジアル方向のMPR像）
超音波像と対応するように乳頭下から腫瘤状・不整形の濃染腫瘤が連なって認める（矢印）．

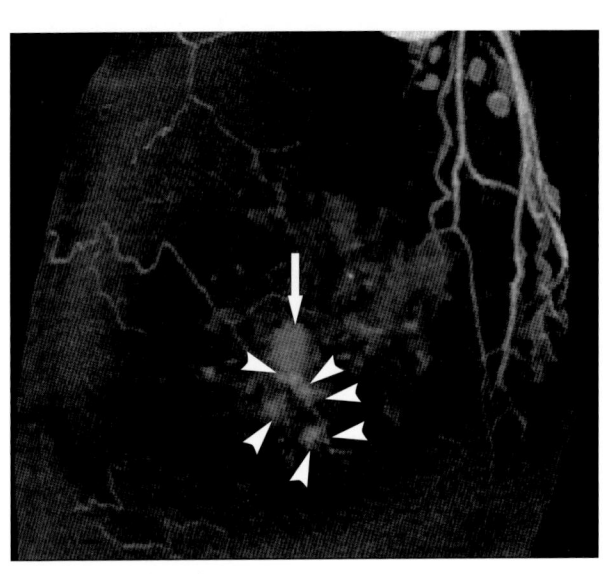

画像6 CT（MIP）
異常濃染域（矢頭）の三次元的な位置が明示されている．乳管造影CTの乳管像の部位と一致する．乳頭（矢印）．

代表的撮像法

マンモグラフィ，超音波検査，乳管造影，MRI，CT．

撮像のポイント

マンモグラフィでは，その形状，分布の詳細な観察が必要であり，スポット拡大撮影の追加が望ましいと考える．超音波検査では石灰化を認めた部位に，特に意識を集中して，所見がないか，乳頭下からの綿密な観察が必要である．

CT，MRIでは手術を想定して三次元画像が有用である．

A. 良性上皮性腫瘍・非浸潤がん

6. 非浸潤性乳管がん④
（非触知，豊胸術後，超音波発見症例）

画像のポイント

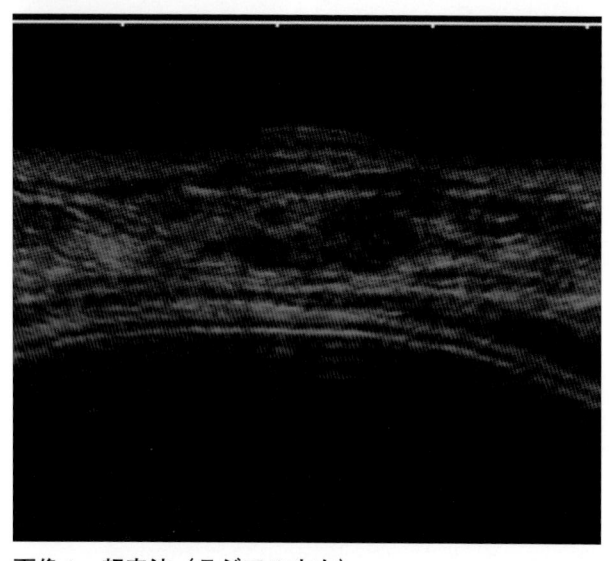

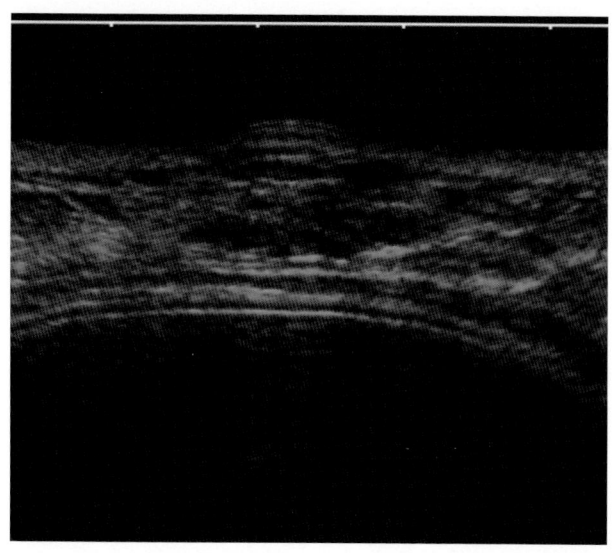

画像1　超音波（ラジアル方向）
扁平で斑状の低エコー域を局所的に認める．乳腺の後方にはシリコンと思われる無エコー域を認める．

疾患の概要

　本症例は豊胸術後で，マンモグラフィの撮像が拒否された症例である．非触知の非浸潤性乳管がんの発見契機は異常乳頭分泌やマンモグラフィ異常（石灰化）で見つかる場合が多いが，超音波検査でも発見される場合はある．

画像診断のポイント

　斑状，地図状，まだら状と表現される低エコー像は非浸潤性乳管がんの所見のひとつであるが，乳腺症でも同様の所見を呈することはあり鑑別が難しい場合がある．対側や他区域の背景乳腺の実質の状態との比較が重要である．MRIやCTでは，超音波検査で良悪性に迷うような低エコー域に対し，乳がんの場合は区域性の濃染域が明確に描出されることが多々ある．本来，拡がり診断が主であるが，このような症例の場合は，MRIやCTでの質的診断を適応のひとつと考慮してよいと考える．

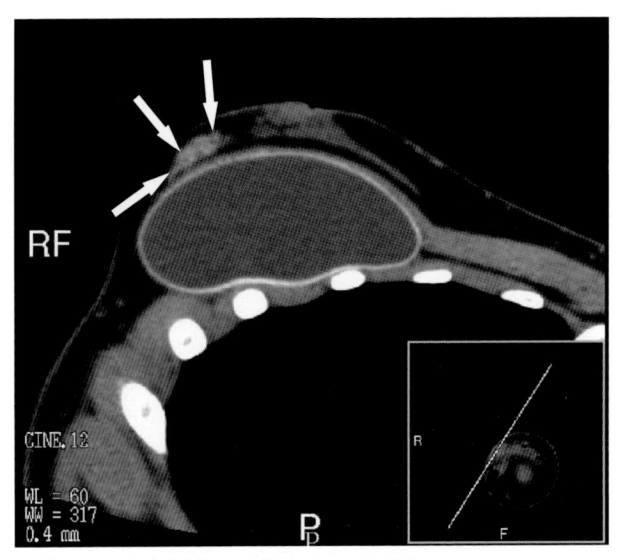

画像2　CT（ラジアル方向のMPR像）
右D領域の乳腺実質は腫大し，全体が濃染域に置換されている（矢印）．

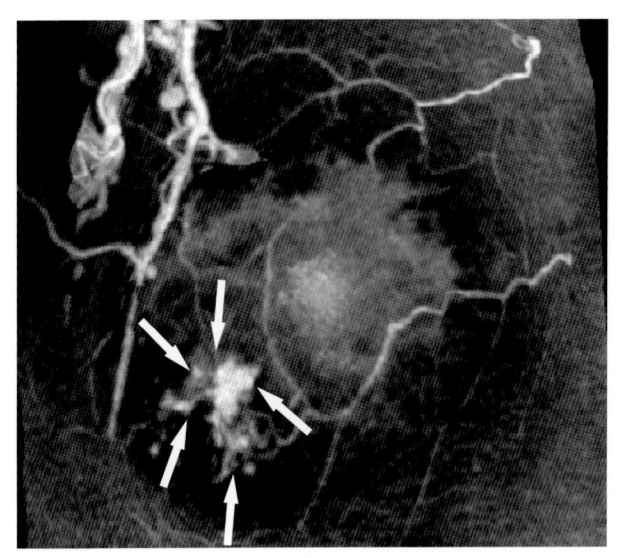

画像3　CT（MIP）
MIP像では豊胸術に用いられたシリコンは削除し，乳腺実質が観察しやすいように表示してある．右D領域には区域性（segmental）の濃染域を認める（矢印）．

代表的撮像法

超音波検査，マンモグラフィ，乳管造影，MRI，CT．

撮像のポイント

シリコンが挿入されている場合，画像の観察の妨げとなる場合が多々ある．CTはワークステーションでの操作によってシリコンの領域を消去し三次元画像を作成できる利点がある．

A. 良性上皮性腫瘍・非浸潤がん

7. 非浸潤性乳管がん⑤
（非触知，MMG石灰化症例）

画像のポイント

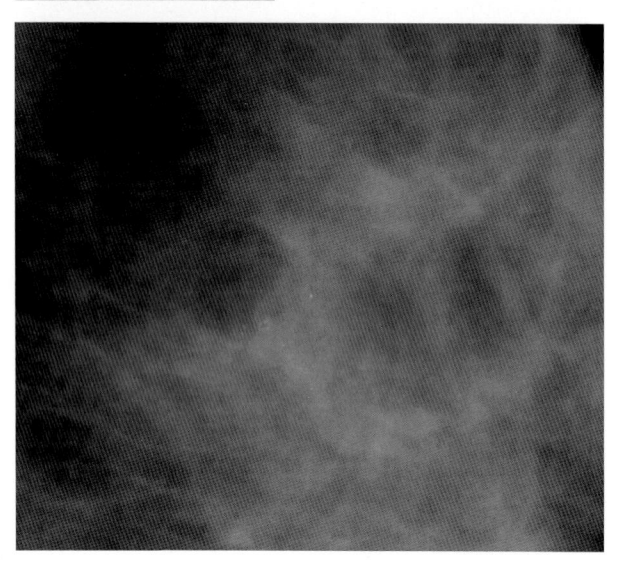

画像1 マンモグラフィ（拡大撮影）
左C領域に淡く不明瞭な石灰化を数個集簇して認める．

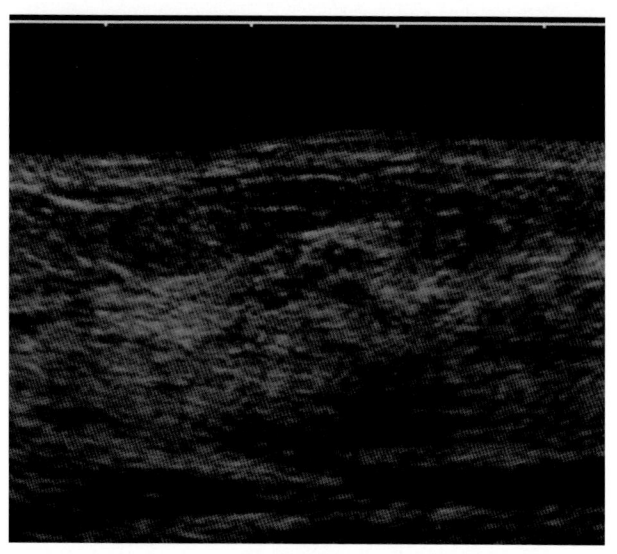

画像2 超音波（ラジアル方向）
マンモグラフィで石灰化を認めた部位に一致して小嚢胞集簇～斑状像を集簇して認める．

疾患の概要

　非浸潤性乳管がんのうち，本症例のような淡く不明瞭な石灰化を呈するものは篩状型などの非面皰型（noncomedo-type）の非浸潤性乳管がんであり，管腔内の分泌物の結晶化による石灰化である．分泌型の石灰化と分類され，良性でも，閉塞性腺症，硬化性腺症，囊胞，乳管乳頭腫症などの乳腺症，乳管内乳頭腫の管腔内に見られることがある．

画像診断のポイント

　マンモグラフィで淡く不明瞭な石灰化を集簇性に認める場合は，良悪性の鑑別を要する石灰化と判定されるが，積極的に悪性とは診断されず，さらなる精査を必要とする．超音波検査では，石灰化が存在すると思われる部位を慎重にていねいにスキャンし観察する必要がある．小囊胞集簇～斑状エコー像は非浸潤性乳管がんの超音波所見のひとつであり，石灰化の部位に一致して認めた場合は，その可能性を念頭に考え，病理学的検査を行う．本症例のような，軽微で微妙な非浸潤性乳管がんの画像所見を見逃さないように慎重な観察が常に必要であり，さらに，このような症例の場合，病理学的にはしばしば乳がんが石灰化や超音波所見以上に広がっていることを留意すべきである．温存術を考慮する場合は，MRI，CTが必須である．

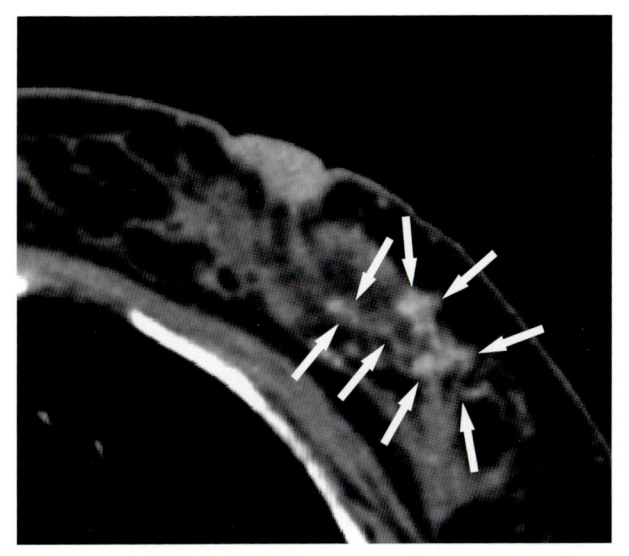

画像3　CT（ラジアル方向のMPR像）
超音波ラジアル像（画像2）に類似するような斑状の濃染域（矢印）を認める．

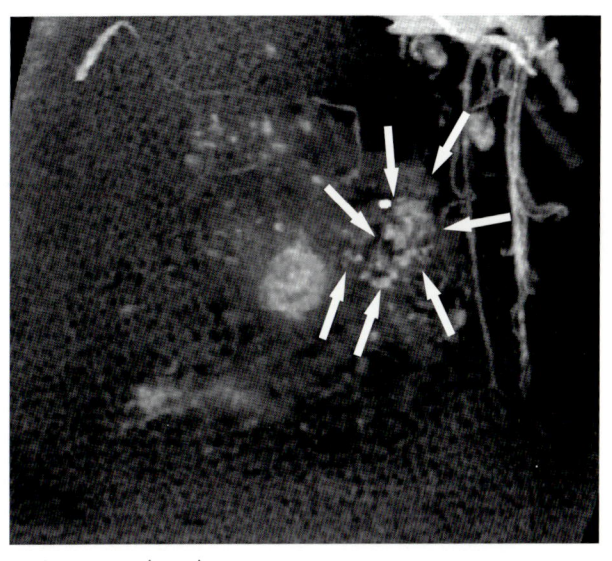

画像4　CT（MIP）
左C領域に全体として区域性に分布した濃染域を認める（矢印）．背景には散在性の非特異的濃染も認める．

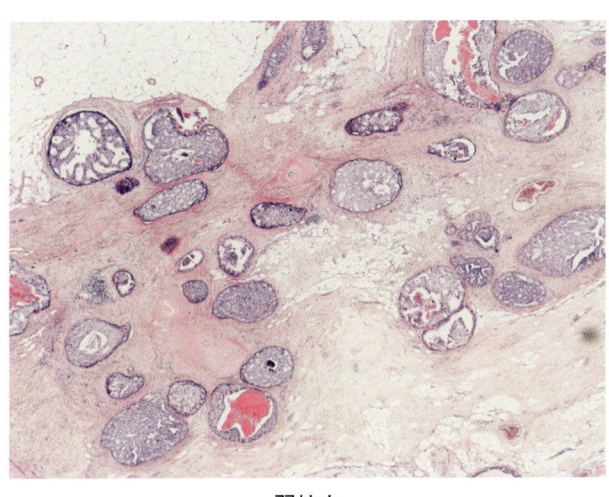

弱拡大 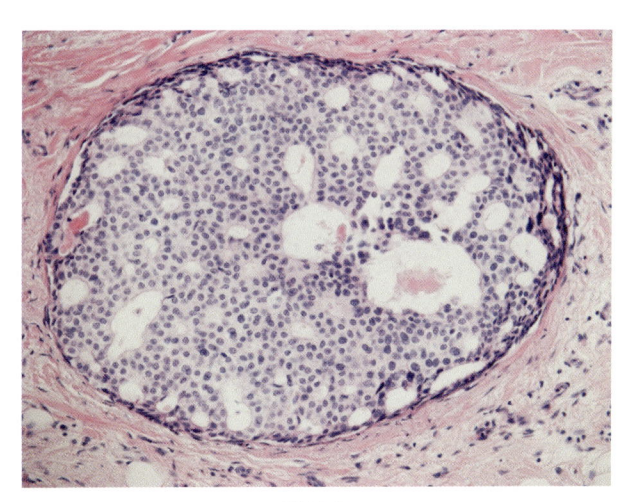　　　　　　　　　　　強拡大

画像5　組織像
非面疱型（篩状型）の非浸潤性乳管がんの組織像である．乳管内に管腔を形成しながらがん細胞は増生している．石灰化は分泌物の結晶化によるものである．

代表的撮像法

マンモグラフィ，超音波検査，MRI，CT．

撮像のポイント

マンモグラフィでは，その形状，分布の詳細な観察が必要であり，スポット拡大撮影の追加が望ましいと考える．超音波検査では石灰化を認めた領域を意識して観察することが不可欠で，さらに，対側乳腺や他領域の背景実質と比較しながら異常がないか慎重にスキャンする必要がある．CT，MRIでは手術を想定して三次元画像が有用である．

A. 良性上皮性腫瘍・非浸潤がん

8. 非浸潤性乳管がん⑥
（非触知，MMG石灰化症例）

画像のポイント

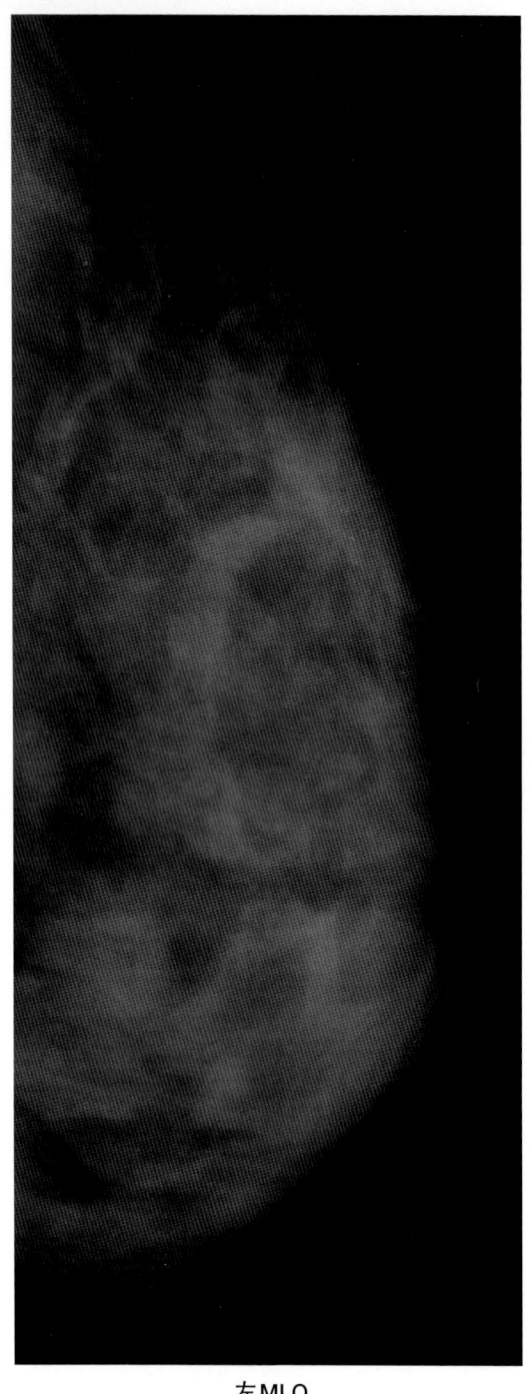

左MLO　　　　　　　　　　　　左CC

画像1　マンモグラフィ

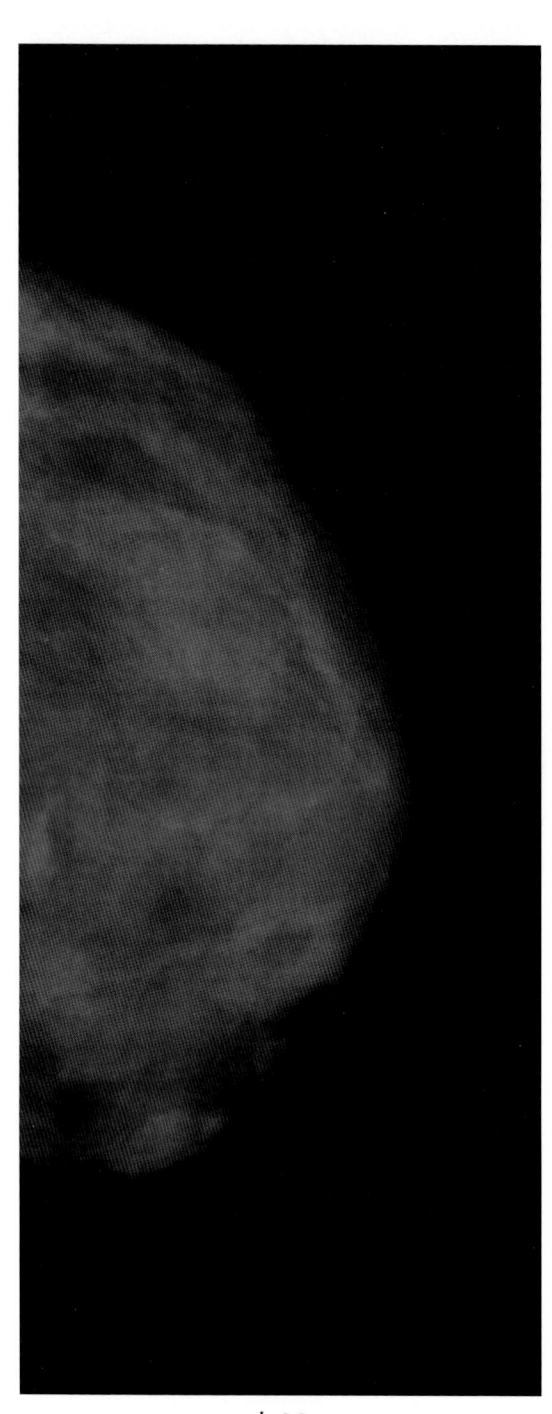

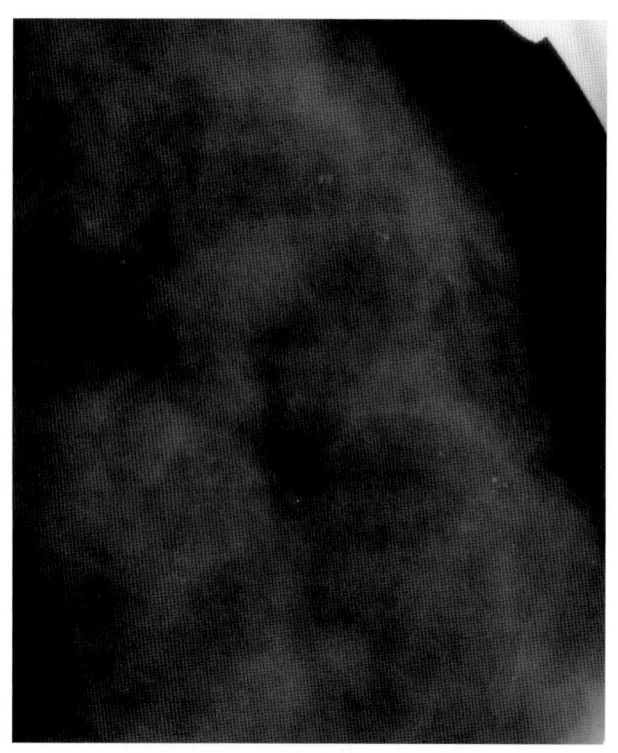

各疾患の画像診断 —— 99

画像2　マンモグラフィ（拡大スポット撮影）
左C領域に淡く不明瞭な石灰化の集簇を認める．数はまばらだが，ところどころに集簇群を形成し，全体として区域性の分布が疑われる．

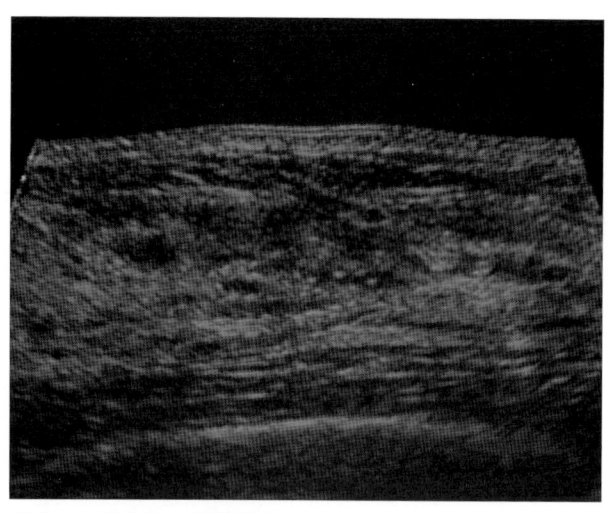

画像3　超音波（横断像）
マンモグラフィで石灰化を認めた部位に一致して斑状の低エコー域を認める．

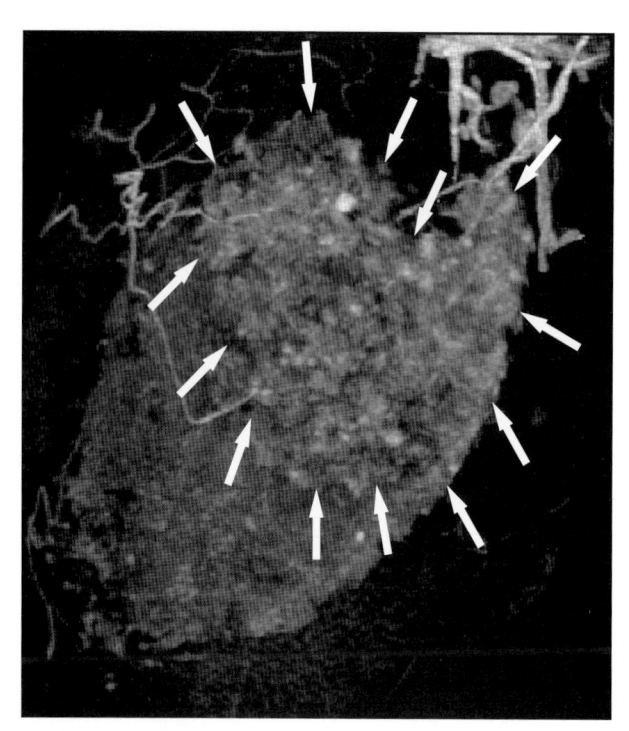

疾患の概要

「非浸潤性乳管がん⑤」参照．

画像診断のポイント

本症例も「非浸潤性乳管がん⑤」の症例と同様，マンモグラフィでは淡く不明瞭な石灰化の集簇を認めるが，よく観察すると集簇群を形成し，全体として区域性の分布が疑われる．超音波検査では，石灰化が存在すると思われる部位に斑状低エコー域を認めるが，所見は乳腺症様の所見に類似しており，本症例のように発達した背景の実質と変化を分離鑑別するのが難しい症例である．検出するポイントは，石灰化が存在することを意識しながら，対側乳腺や他区域と比較することである．また，本症例も「非浸潤性乳管がん⑤」と同様，石灰化や超音波所見以上に乳がんが広範に広がっているのがCT検査で明確になった症例である．

画像4　CT（MIP）
左C領域に広範な区域性の濃染域を認める（矢印）．

代表的撮像法

マンモグラフィ，超音波検査，MRI，CT．

撮像のポイント

「非浸潤性乳管がん⑤」参照．

A. 良性上皮性腫瘍・非浸潤がん

9. 非浸潤性乳管がん⑦
（非触知，MMG石灰化症例）

画像のポイント

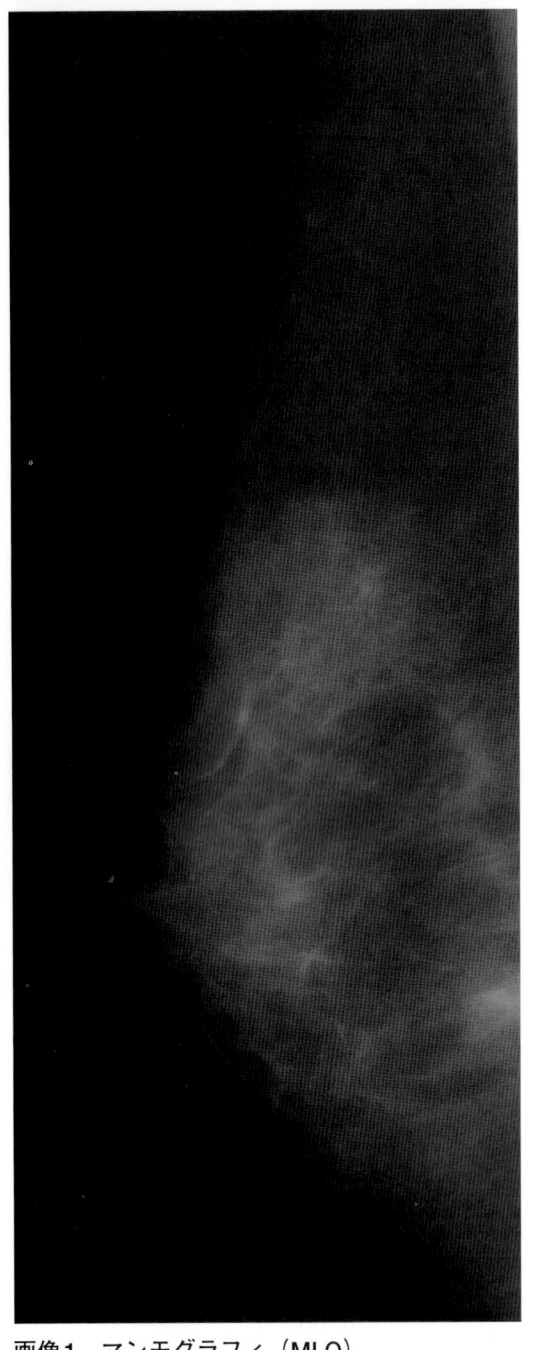

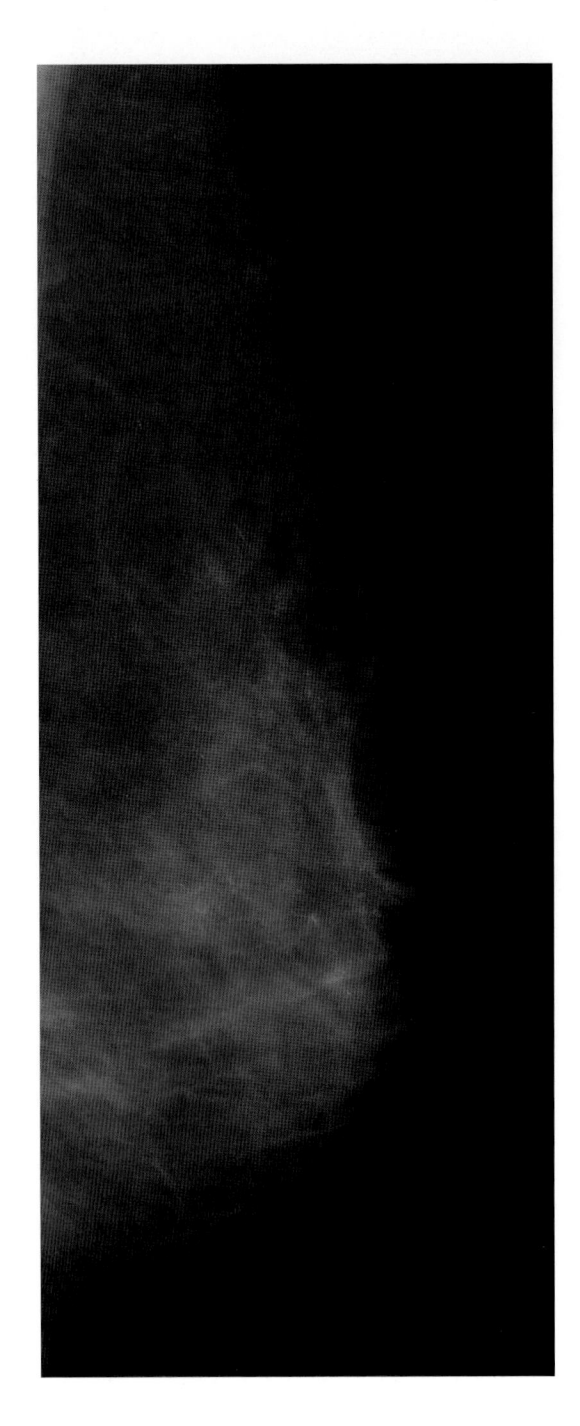

画像1　マンモグラフィ（MLO）

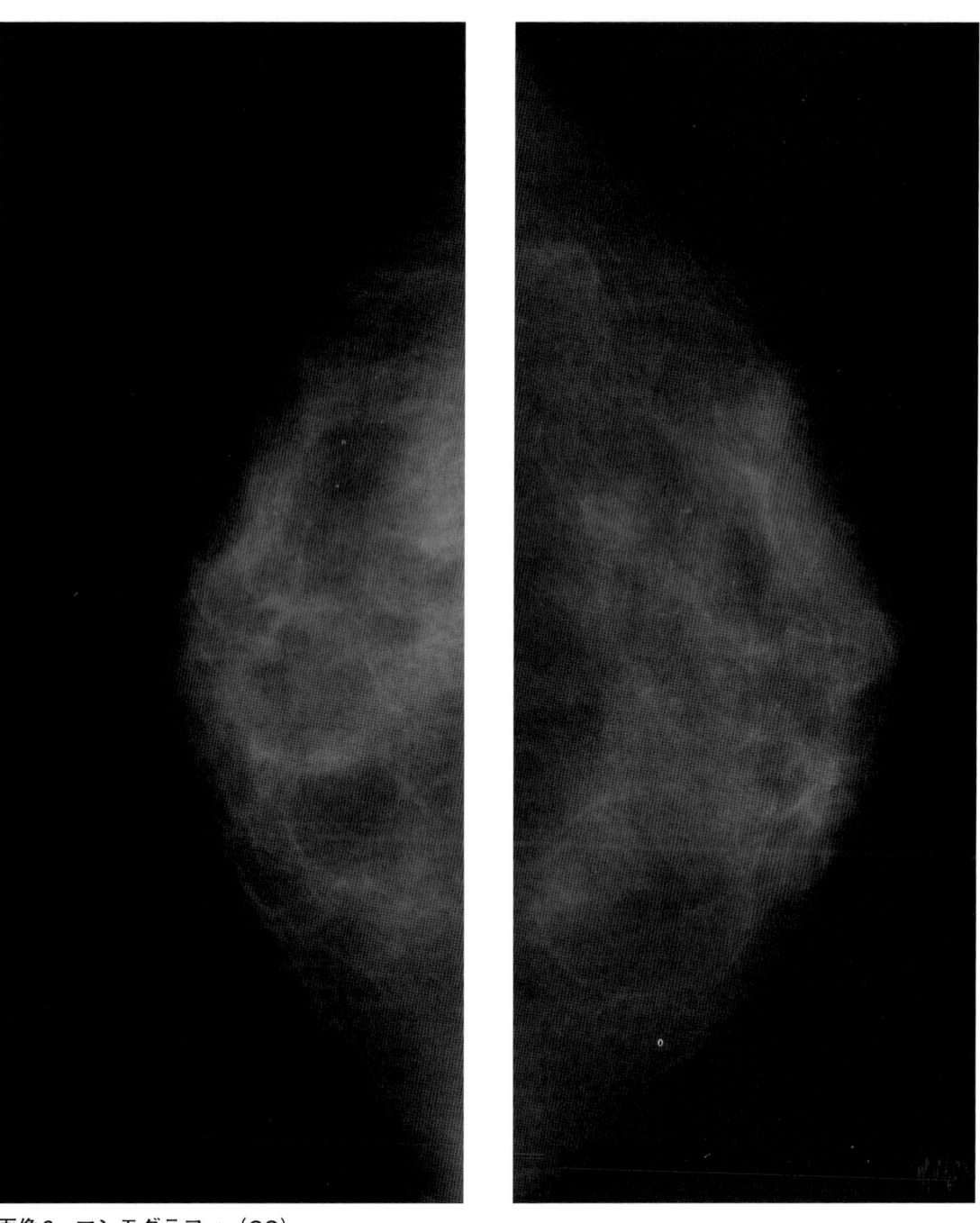

画像2　マンモグラフィ（CC）

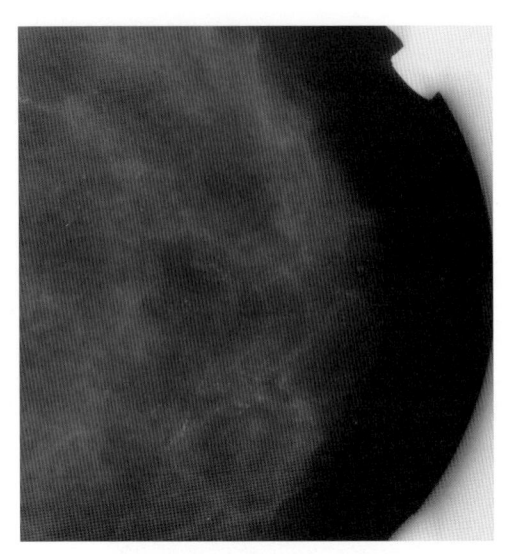

画像3 マンモグラフィ（拡大スポット撮影）
左AC領域に微細線状・分枝状の石灰化を区域性に認める．

疾患の概要

　本症例で認めた石灰化は，病理学的には壊死型石灰化と表現され，がん細胞の壊死による乳管内の壊死物質への石灰沈着である．非浸潤性乳管がんのなかでも，面疱型（comedo-type）と呼ばれる組織型に認める石灰化で，線状・分枝状のほかに，多形性あるいは濃淡不均一な石灰化を呈する．壊死型の石灰化は良性疾患では見られないといっても過言ではなく，その判断の意義は大きい．

画像診断のポイント

　マンモグラフィで，微細線状・分枝状の形態で，区域性に分布した石灰化像を認めた場合は，マンモグラフィの所見だけでも乳がんの診断の確信は高い．超音波検査では，乳がんであることは踏まえて，細胞診・組織診などの病理学的検索や手術など今後の方針を想定しながら，石灰化に相当する所見を検索・同定する必要がある．拡がり診断のためにCTやMRIを施行するが，線状・分枝状の石灰化自体が，乳管内に沿って広く分布する乳がんの拡がりを反映しており，本症例のように温存術の適応にはならない症例に多く遭遇する．

代表的撮像法

　マンモグラフィ，超音波検査，MRI，CT．

撮像のポイント

　マンモグラフィのみでも乳がんと診断される症例であり，そのためには，石灰化の形状，分布の詳細な観察のため，拡大スポット像の追加が望ましい．超音波検査では，マンモグラフィで乳がんとほぼ断定できることを踏まえて，病変を検出することが重要である．

各疾患の画像診断 —— 103

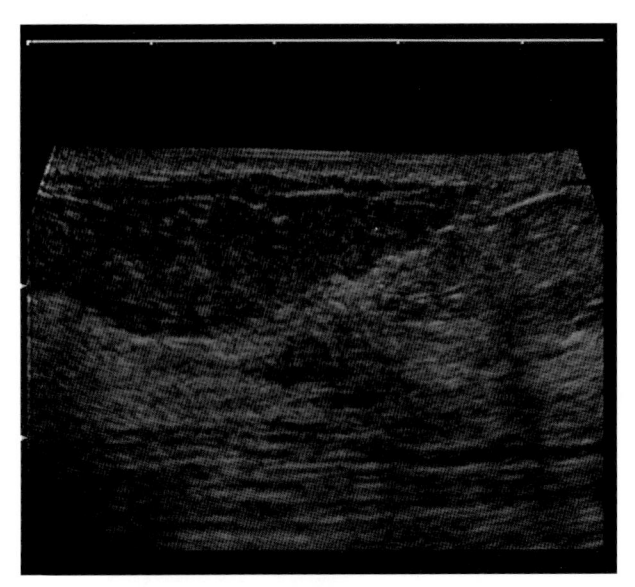

縦断像　　　　　　　　　　　　　　　　　ラジアル方向

画像4　超音波
　左A領域には斑状の低エコー域を認める．

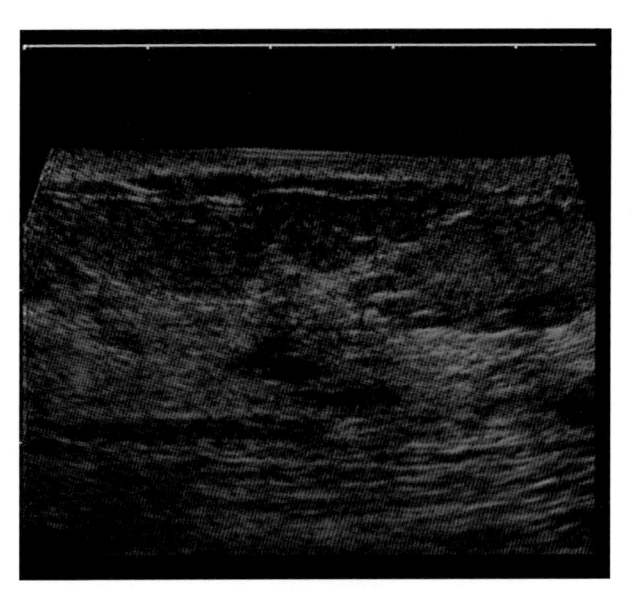

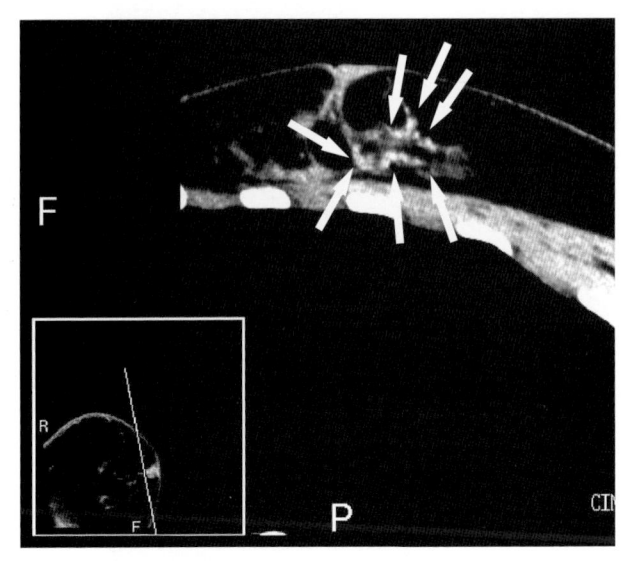

画像5　CT（ラジアル方向のMPR像）
　11時半方向の乳腺実質に構築の乱れを認め，実質全体に濃染域（矢印）を認める．

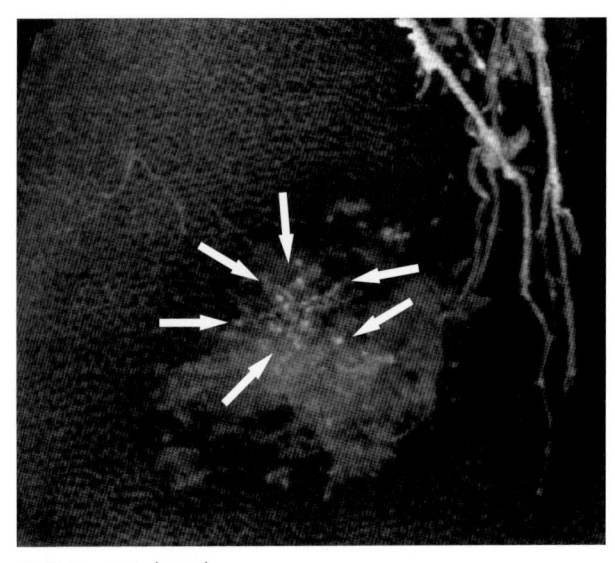

画像6　CT（MIP）
　左AC領域を主体にスポット状の濃染域（矢印）を区域性（segmental）に認める．

A. 良性上皮性腫瘍・非浸潤がん

10. 非浸潤性乳管がん⑧
（非触知，MMG石灰化症例）

画像のポイント

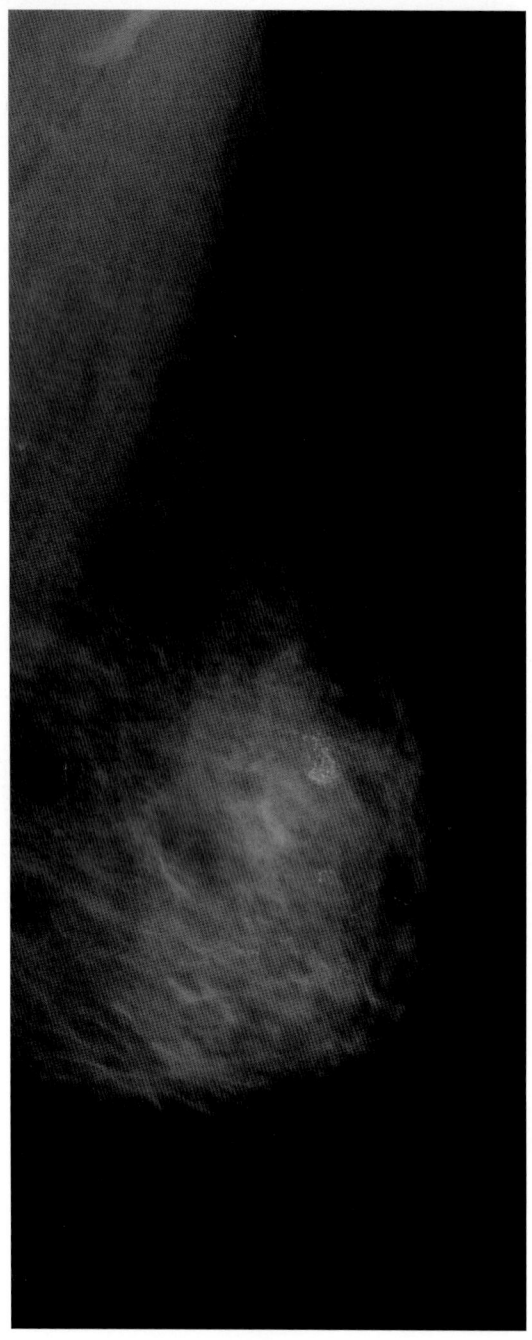

左MLO　　　　　　　　　　　　　左CC

画像1　マンモグラフィ

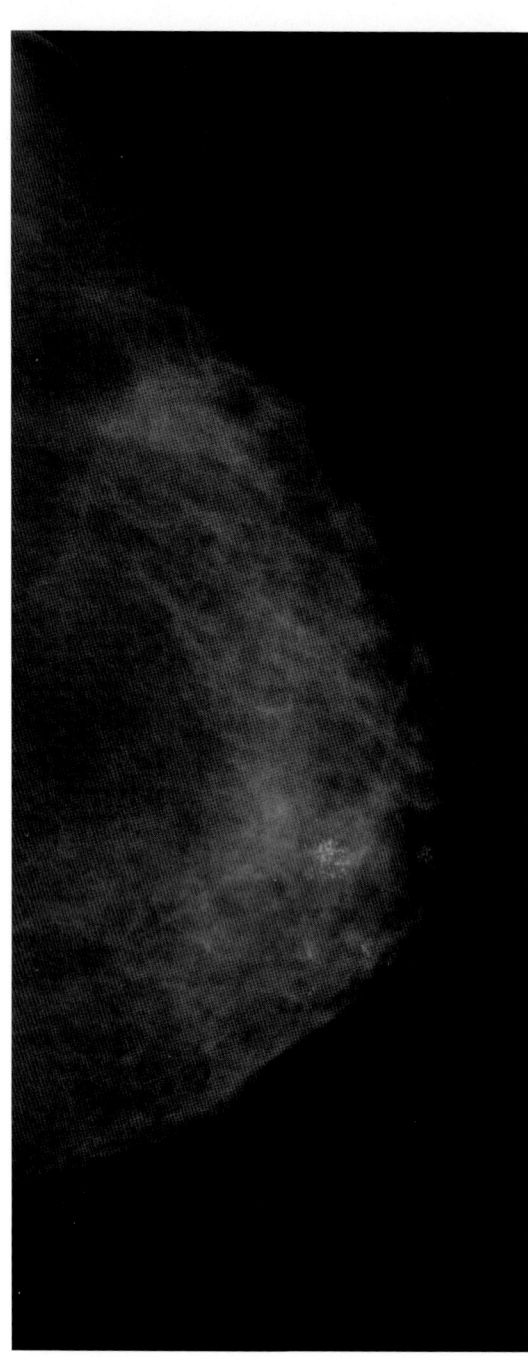

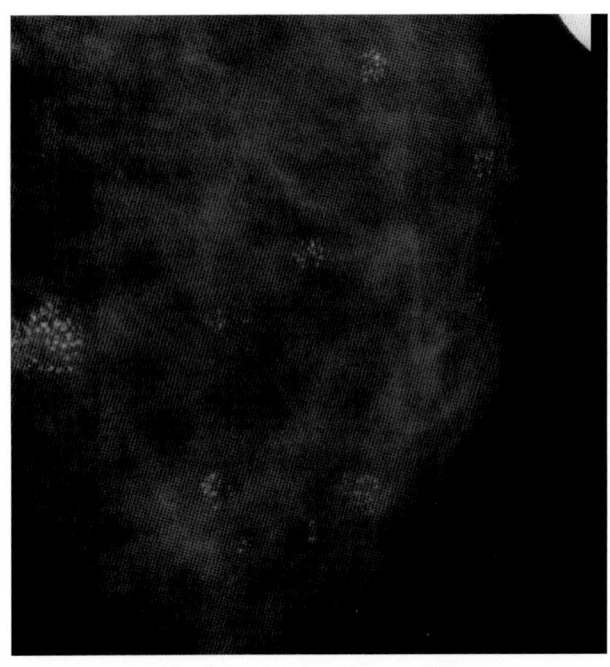

画像2　マンモグラフィ（拡大スポット撮影）
左A領域に濃淡不均一な多形性の石灰化の集簇を認める．多発集簇群を形成し，全体として区域性に分布している．

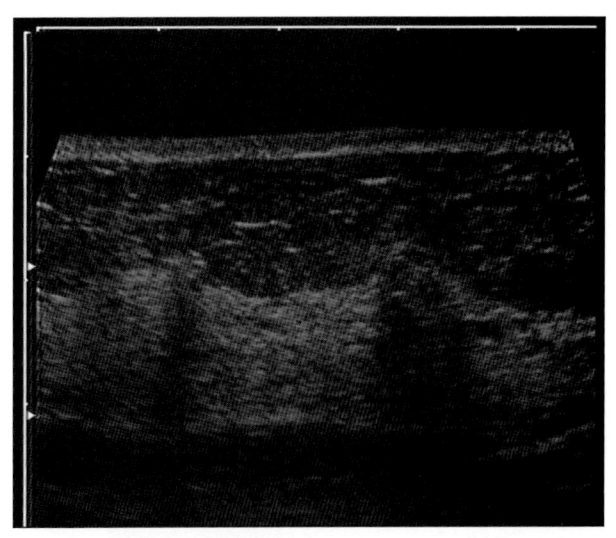

画像3　超音波（横断像）
マンモグラフィで石灰化を認めた部位に一致して後方エコーの減弱を伴った低エコー域を複数認める．

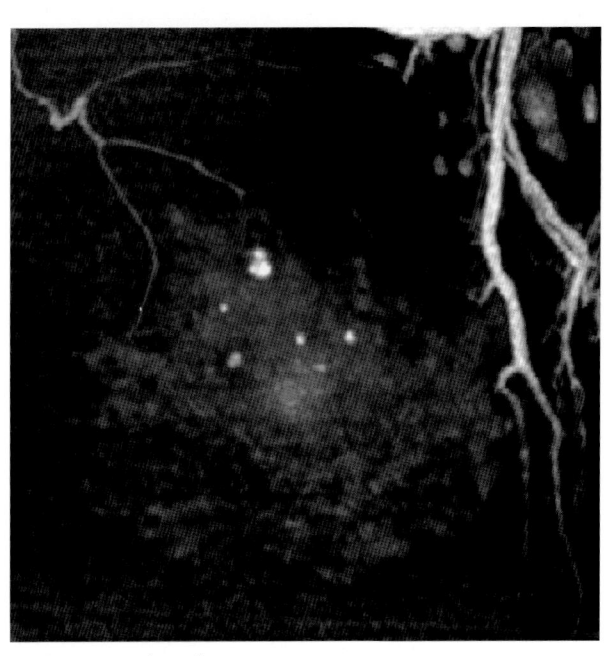

画像4　CT（MIP）
左A領域に石灰化集簇群や低エコー域の分布に一致するように小結節状濃染域を複数認める．

疾患の概要

　本症例は，非浸潤性乳管がんのうち，面皰型（comedo-type）であった．面皰型に認める壊死型石灰化は微細線状・分枝状のほか，多形性あるいは不均一な石灰化を呈することがある．前者の場合は，まず，悪性と確診できるが，多形性の石灰化の場合は，硝子化した線維腺腫が類似した石灰化を呈すことがあることを覚えておいたほうがよい．その場合は，本症例のように分布の観察が重要となる．

画像診断のポイント

　マンモグラフィではいわゆる多発集簇群のタイプの分布を形成している症例である．多発集簇群というのは，同様の形態や分布を示す1つ以上の石灰化グループが存在する場合に使われる表現である．グループが少ない場合はわかりにくいが，ときとして，全体としては区域性にグループが分布していることがあり，そのような場合は悪性の疑いが強くなる．超音波検査でもCTでも病変の分布が石灰化のグループと同様に観察された点が興味深い症例である．

代表的撮像法

　マンモグラフィ，超音波検査，MRI，CT．

撮像のポイント

　「非浸潤性乳管がん⑦」参照．

A. 良性上皮性腫瘍・非浸潤がん
11. 非浸潤性乳管がん⑨
（非触知，MMG石灰化症例）

画像のポイント

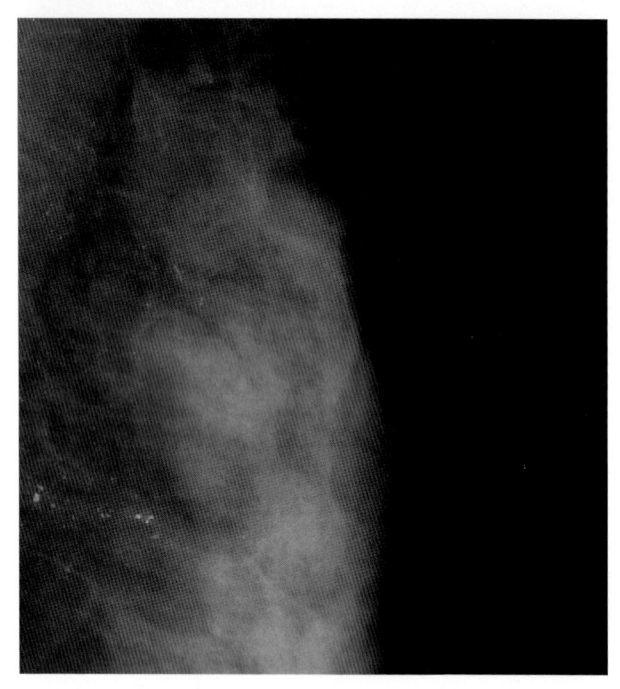

画像1 マンモグラフィ（左MLO）
左A領域に多形性の石灰化を区域性に認める．

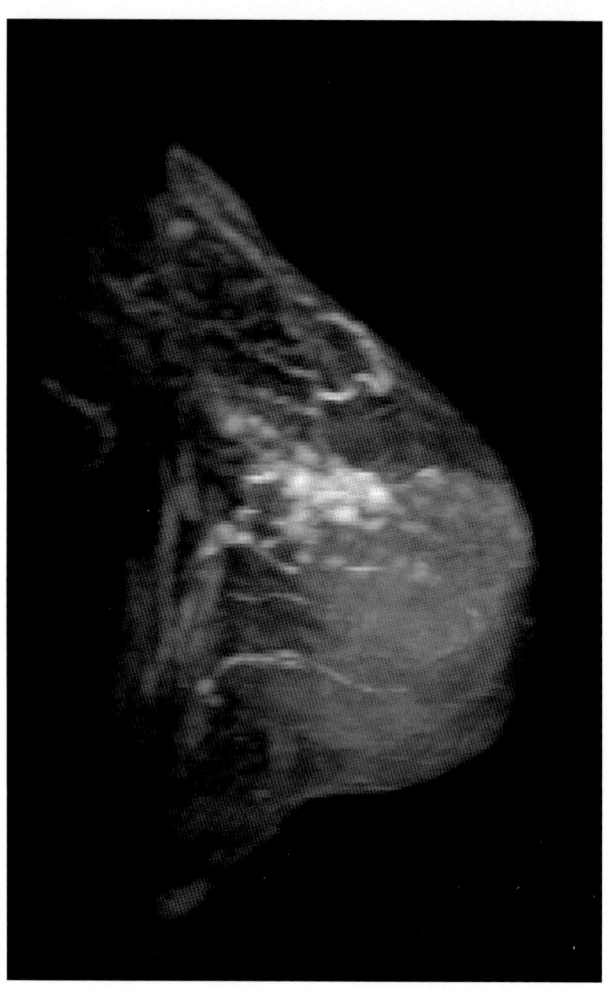

画像2 造影MRI（早期相）T1強調像MIP（ML方向に投影）
右A領域には乳頭側に向かう区域性の濃染像を認める．

疾患の概要

面疱型（comedo-type）の非浸潤性乳管がんである．「非浸潤性乳管がん⑦⑧」の疾患の概要を参照．

画像診断のポイント

多形性の石灰化が区域性に分布しており，マンモグラフィのみでも悪性が考えられる．MRIでは石灰化病変の領域に一致して区域性の造影域を認め，広範な進展が疑われる．病巣はすべて乳管内にとどまり，間質浸潤を認めなかったが，このような画像を呈する場合，温存術の適応にはなりにくい．

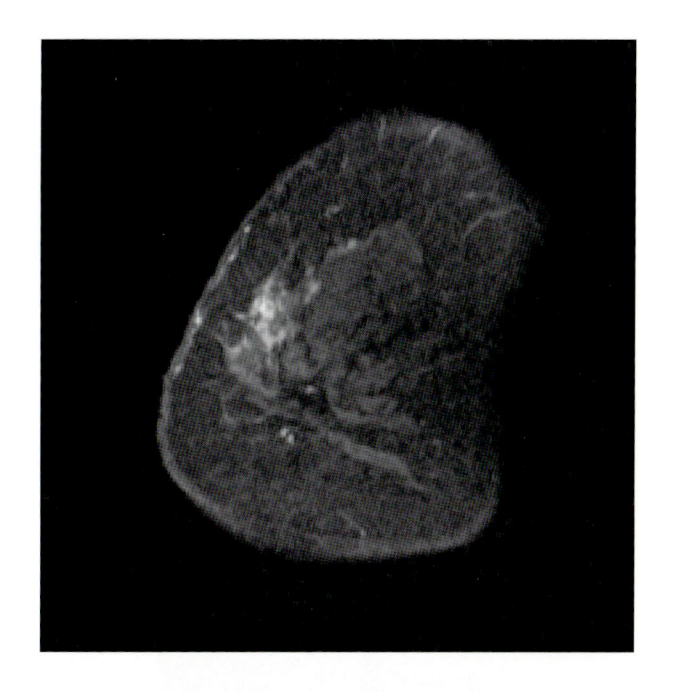

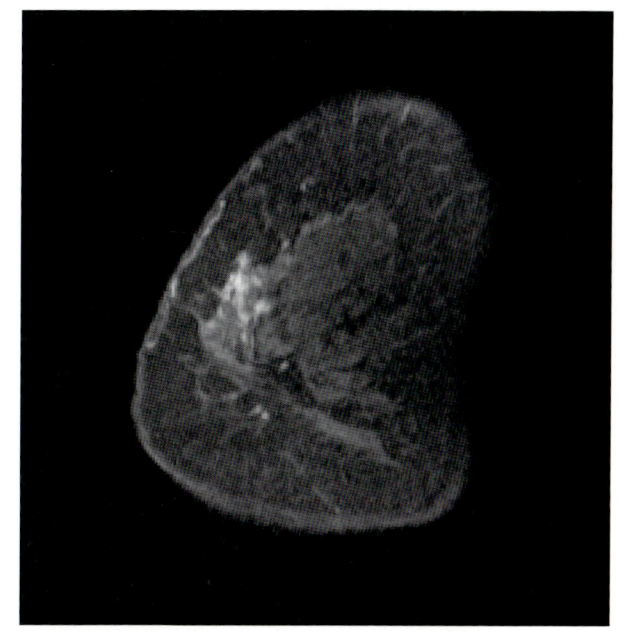

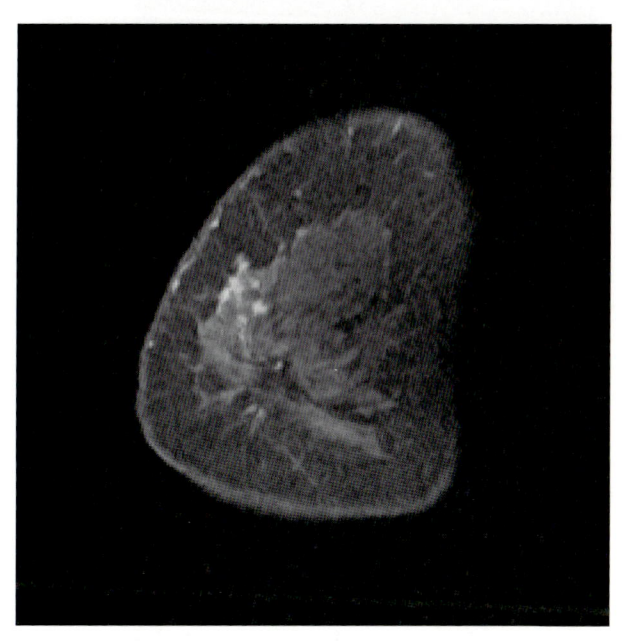

画像3　造影MRI（早期相）T1強調像冠状断

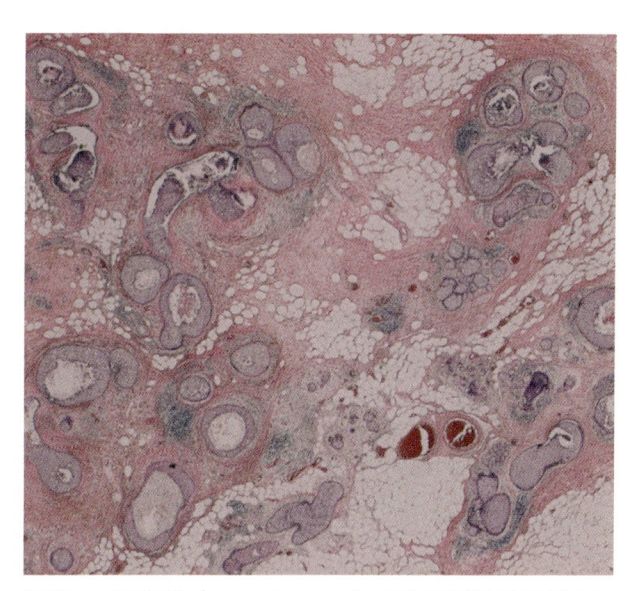

画像4　面疱型（comedo-type）の非浸潤性乳管がんの組織像
充実性にがん細胞は増殖し，中心壊死を認める．

代表的撮像法

マンモグラフィ，超音波検査，MRI，CT．

撮像のポイント

「非浸潤性乳管がん⑦」参照．

A. 良性上皮性腫瘍・非浸潤がん

12. 非浸潤性乳管がん⑩
（非触知，MMG局所的非対称性陰影および石灰化症例）

画像のポイント

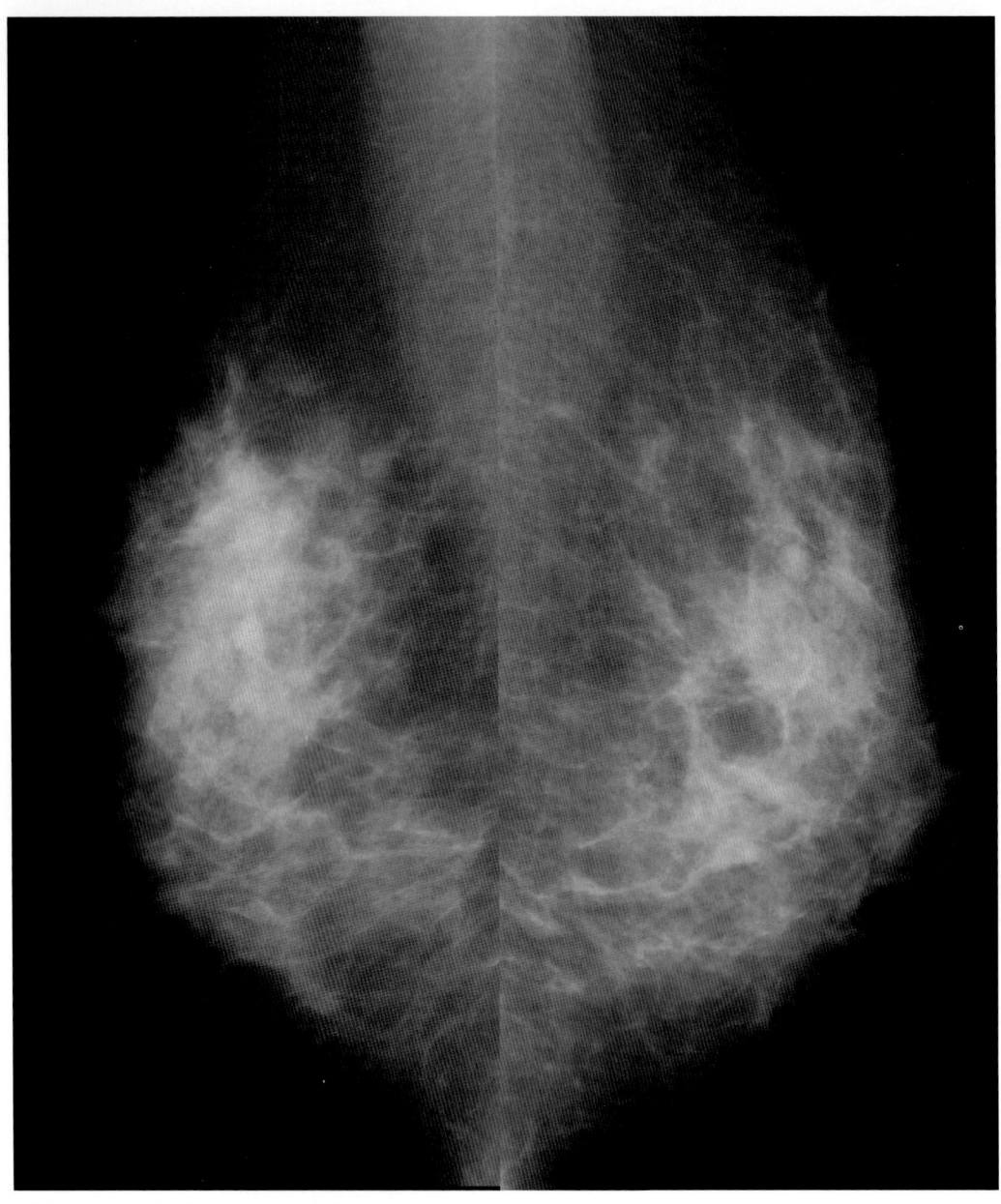

画像1　マンモグラフィ（MLO）

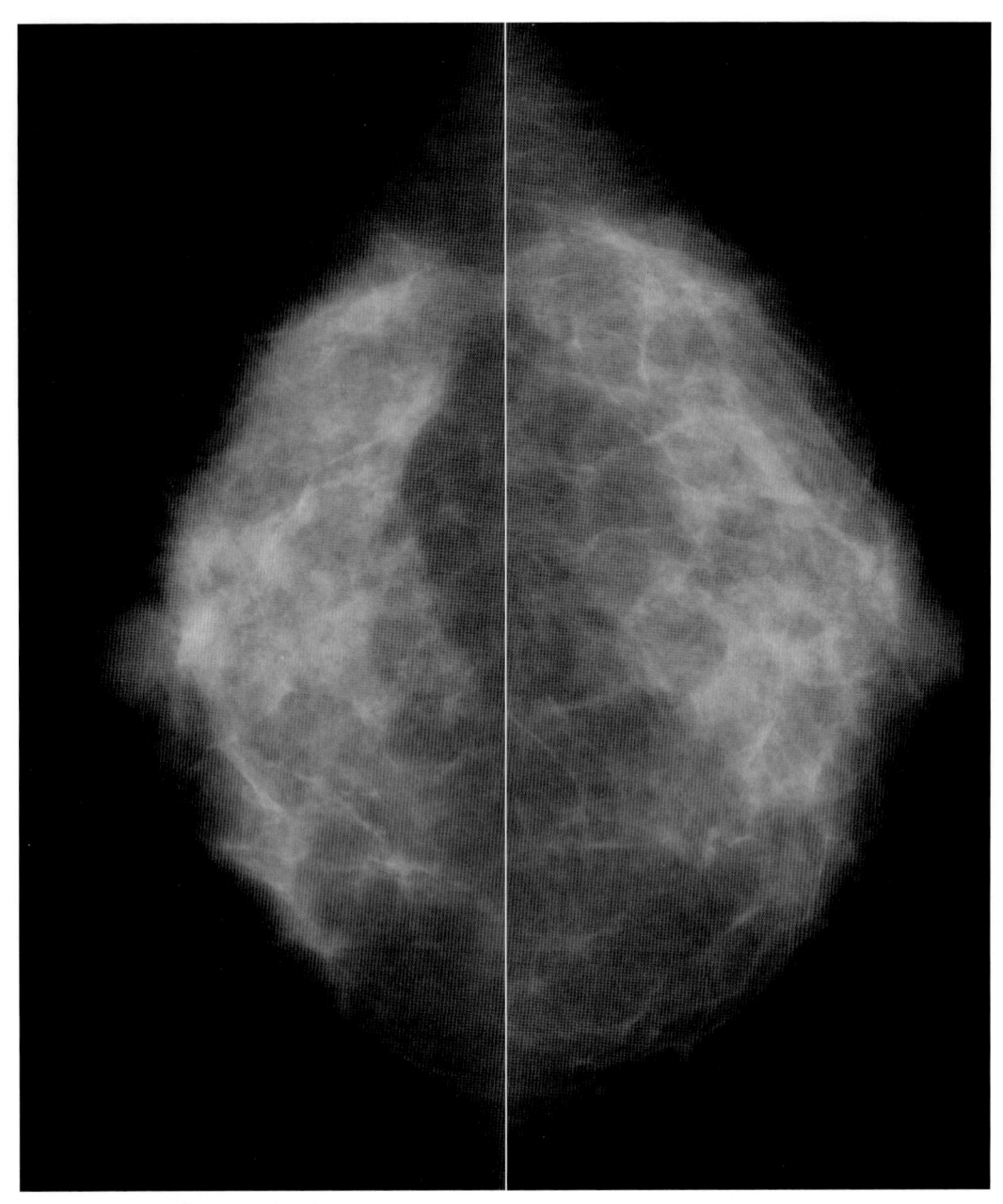

画像2　マンモグラフィ（CC）

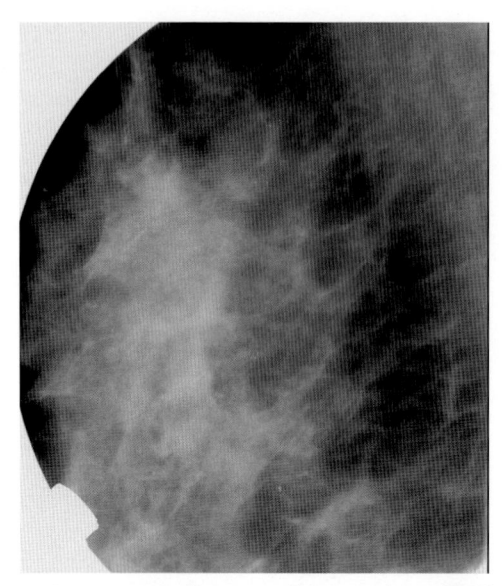

画像3　マンモグラフィ（拡大スポット撮影）
MLOで右上方の領域で局所的非対称性陰影を認め，拡大スポットでは内部にごく淡い石灰化が複数認められる．

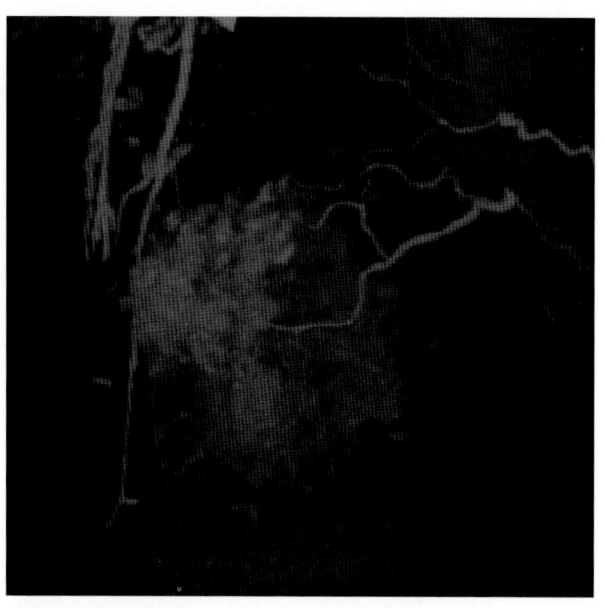

画像4　CT（MIP）
右C領域に広汎な区域性の濃染域を認める．

疾患の概要

　局所的非対称性陰影を呈す非触知乳管がんは，陰影部全体ががんの拡がりであることが通常で，腺葉が膨らむように，その分布に一致して広い拡がりを呈していることがしばしばである．

画像診断のポイント

　マンモグラフィにおける局所的非対称性陰影とは，真の腫瘤や構築の乱れはないものの，非対称所見としてピックアップされるものをいう．正常乳腺のバリエーションであることもあるが，ときに非対称性所見のみが乳がん発見の契機になることもあり，その代表的疾患が非浸潤性乳管がんである．診断マンモグラフィの場合は，必ず超音波検査をし，乳腺そのものか，病変なのか観察する必要がある．超音波検査でも腫瘤を形成せず，本症例のように斑状の低エコー域を認めるのみの場合があり，これらの所見を見落とさないよう背景の乳腺との比較や，対側との対称性を検討し判定する必要がある．本症例の場合は，所見に構築の乱れが一部疑われること，陰影の中心部が高濃度で対側と脂肪の混ざり具合が異なること，積極的に悪性とはいえないものの石灰化を随伴していることが悪性病変の可能性を考えるポイントと思われる．また，本症例のように，通常でも比較的乳腺の多いC領域の局所的非対称性陰影は判定が難しい場合もあるが，乳腺下部や，乳腺後隙（いわゆるmilky line）にある場合は病変の可能性が高くなることを読影に際し留意する必要がある．

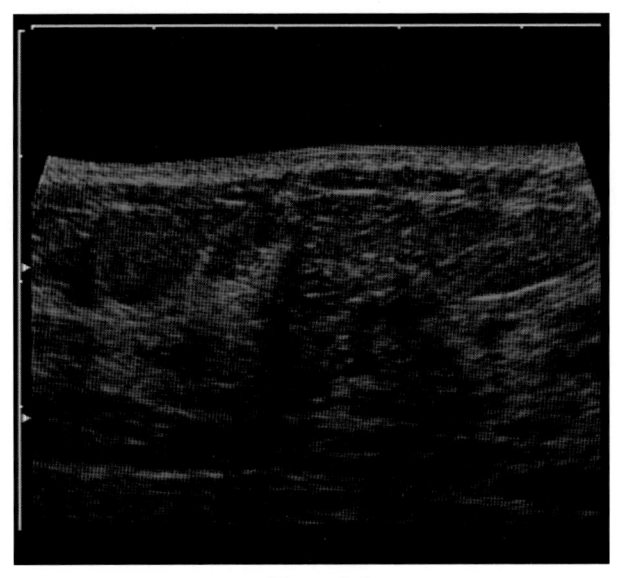

ラジアル方向　　　　　　　　　　　　　　　　　　　横断像

画像5　超音波
右C領域には斑状の低エコー域を広く認める．

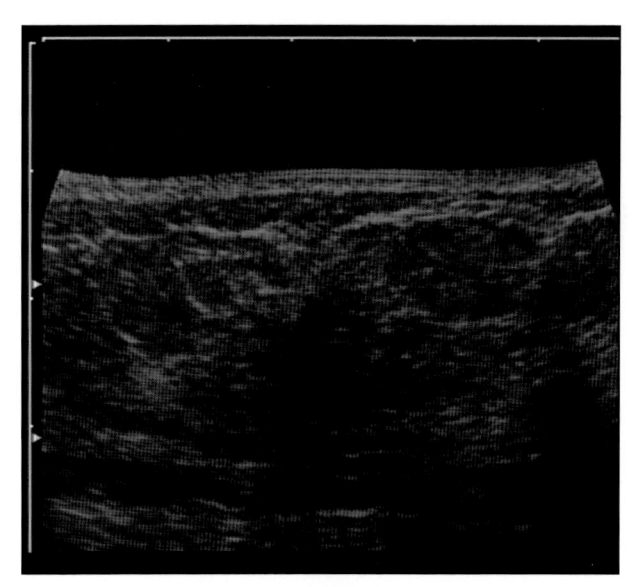

代表的撮像法

マンモグラフィ，超音波検査，MRI，CT．

撮像のポイント

マンモグラフィで局所的非対称性陰影が真の病変であるか判定するには，ポジショニングを含め，正しい撮影がなされていることが前提となる．ときに不適切なポジショニングのため，左右の乳腺組織が非対称性を呈したりすることがあり，このような場合は偽陽性所見となりうる．また，前述のように，乳腺下部や，乳腺後隙の局所的非対称性陰影は病的意義を呈す確率が高くなるので，同部が撮像範囲にしっかり入ることが常に重要である．

A. 良性上皮性腫瘍・非浸潤がん

13. 非浸潤性乳管がん⑪
（非触知，超音波腫瘤形成症例）

画像のポイント

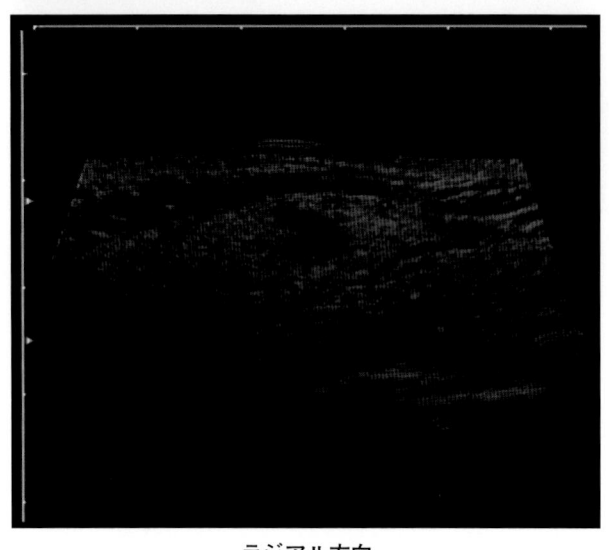

ラジアル方向 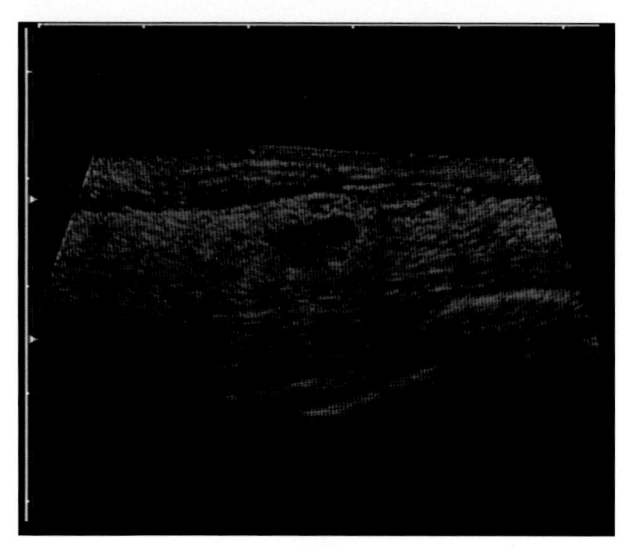　　　　　　　　　　　　　　　　　横断像

画像1　超音波
　左C領域に扁平分葉状の低エコー腫瘤を認める．境界は比較的明瞭平滑で，後方エコーは不変である．

疾患の概要

　非浸潤性乳管がんはときに画像で腫瘤を呈することがある．その際，触知する場合もあるが，本症例のように触知しない場合も多々ある．間質浸潤の所見がないため，病変が小さいと画像で良悪性診断の難しい場合がある．線維腺腫などの良性の腫瘍に少しでも非典型的な腫瘤がある場合は，細胞診などの病理学的検索をすすめることが必要である．

画像診断のポイント

　本症例はマンモグラフィでは所見はなく，超音波検査で腫瘤を指摘された症例である．超音像からは線維腺腫など良性の腫瘤との鑑別が難しい．CTでは強い造影効果を認めるが，線維腺腫でも同様の強い濃染パターンを呈す場合がある．画像診断では，良悪性診断に苦慮する症例で，細胞診を含め病理学的検索との照合対比が必要である．

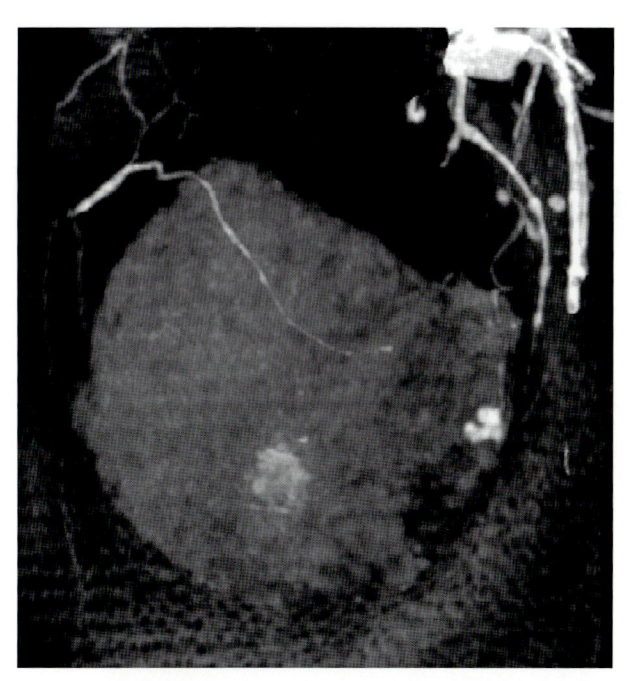

画像2　CT（MIP）
左C領域に強い濃染を呈す分葉状の腫瘤を認める．

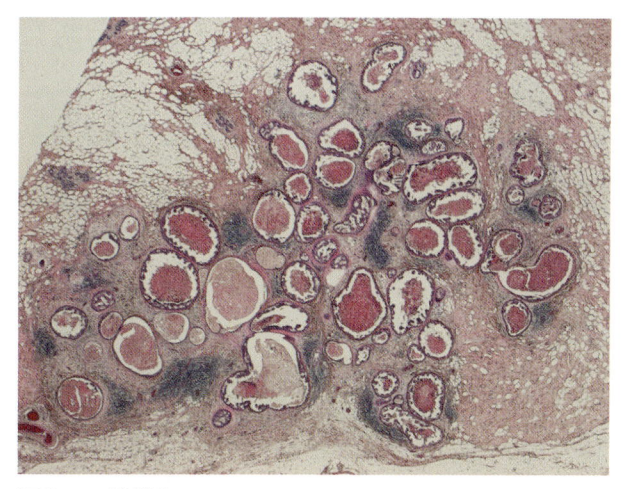

画像3　組織像
がん細胞が増生した乳管が集合し，腫瘤を形成している．

代表的撮像法

　マンモグラフィ，超音波検査，MRI，CT．

撮像のポイント

　石灰化を伴わない小腫瘤形成のタイプの非浸潤性乳管がんの検出はマンモグラフィでは難しい場合もある．超音波検査で見つかる場合があるが，数ミリ径の病変では見落とされたり，指摘しても悪性の診断をするのは難しい場合もある．非浸潤性乳管がんでもこのような所見を呈することがあることを記憶し，超音波検査に臨むことが大切である．

A. 良性上皮性腫瘍・非浸潤がん

14. 非浸潤性乳管がん・嚢胞内乳がん
(腫瘤触知)

画像のポイント

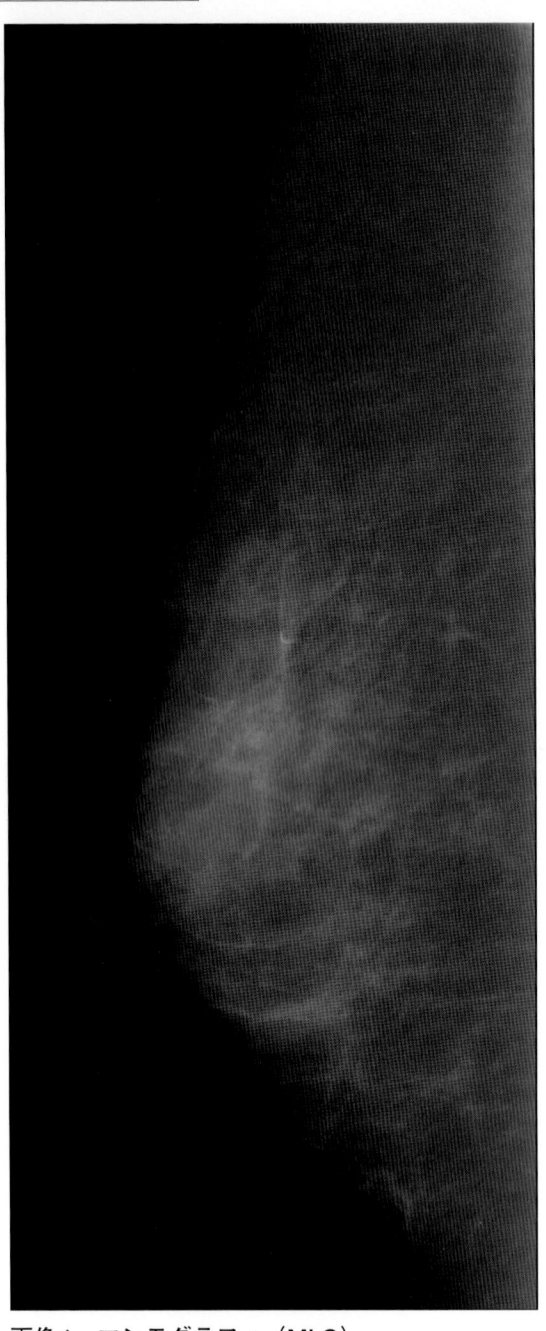

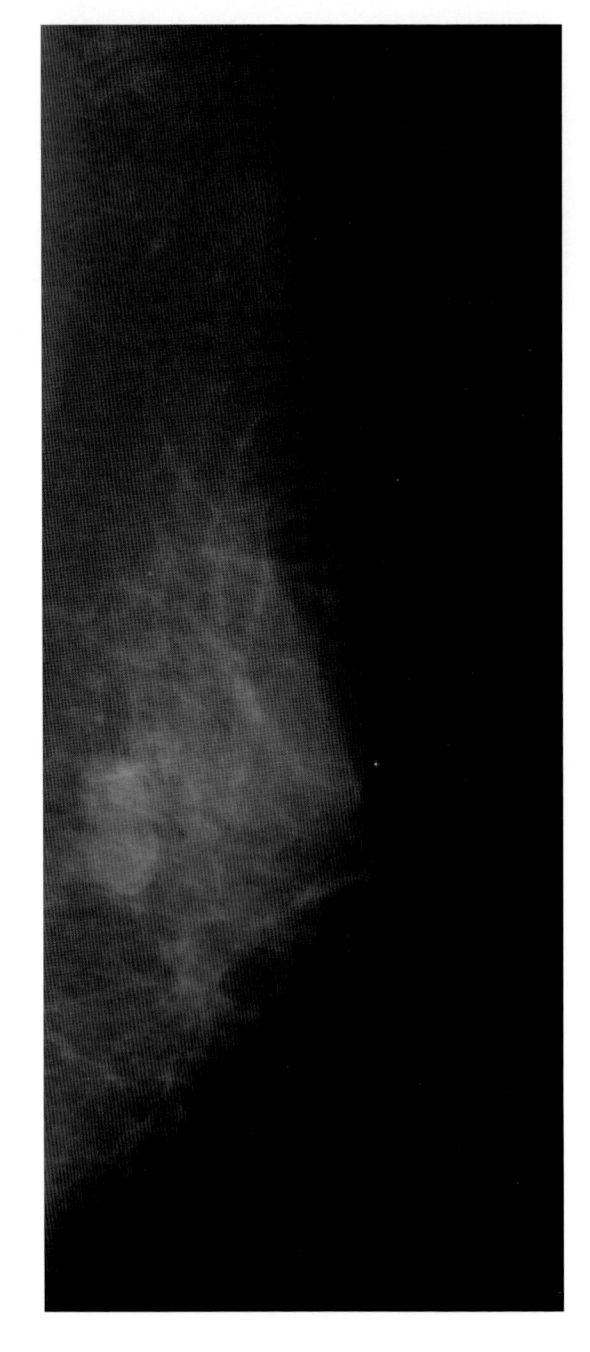

画像1 マンモグラフィ(MLO)
　　　　左AB領域に境界明瞭な腫瘤を認める．

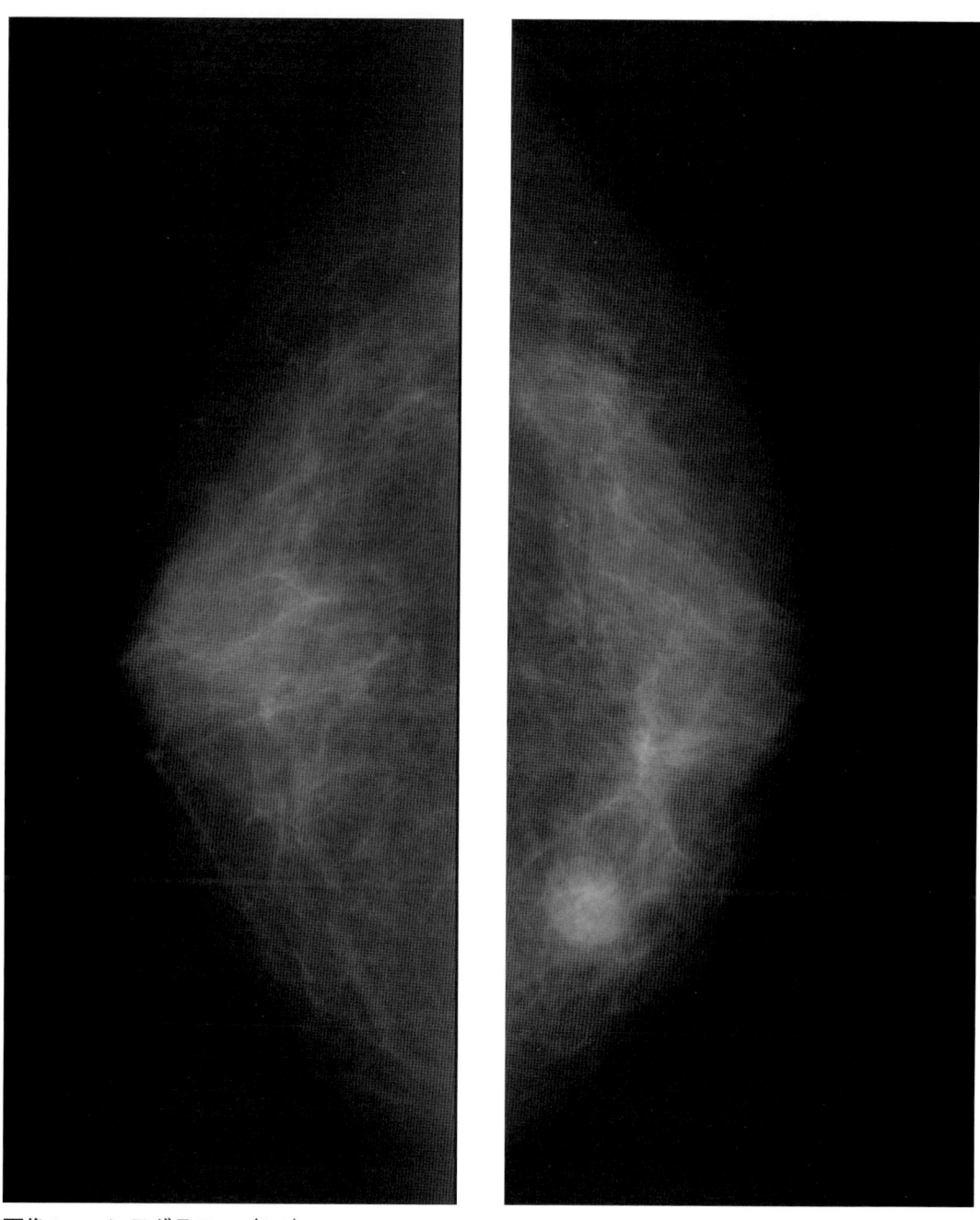

画像2　マンモグラフィ（CC）

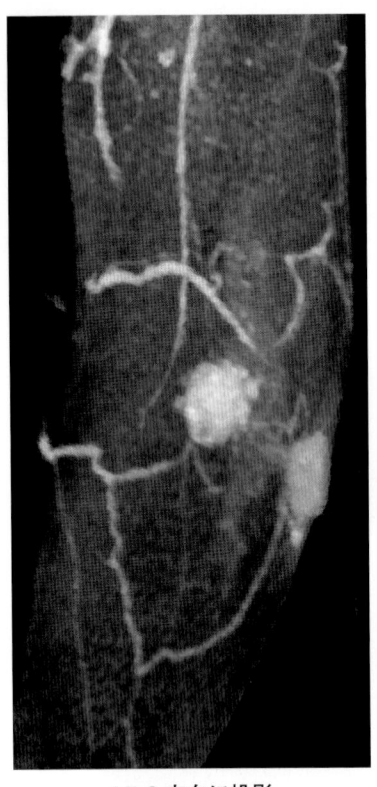

MLO方向に投影　　　　　　　　　　　　CC方向に投影

画像3　CT（MIP）
マンモグラフィの腫瘤に一致して濃染像を認める．

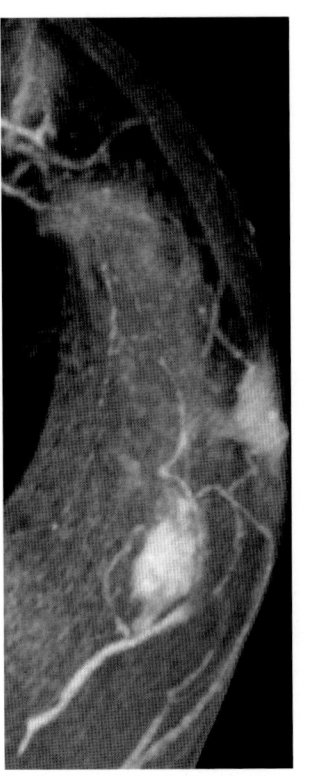

疾患の概要

　高齢者の単発性の囊胞性腫瘤は囊胞内乳がん（非浸潤性乳管がん）の可能性を常に念頭に置く必要がある．

画像診断のポイント

　マンモグラフィでは腫瘤内の液体と充実性成分は区別して描出されない．したがって，辺縁診断のみとなり，囊胞と囊胞内腫瘍の鑑別は不可能である．一方，超音波検査は腫瘤内の組織成分を判定するうえで有用な検査であり，囊胞内腫瘍の場合も鑑別のために不可欠な検査である．囊胞内の充実性成分の立ち上がりが明瞭な場合は乳頭腫を，不明瞭な場合は囊胞内乳がんを疑うが，鑑別困難な場合も多い．また，囊胞内に血性成分や濃縮液体成分が貯留している場合，いわゆる濃縮囊胞の場合において，囊胞内腫瘍との鑑別が問題となることがしばしばある．MRIやCTは囊胞内のエコー領域が液体か充実性成分か鑑別するには有用な検査であり，これらの検査で濃染効果があれば，後者であると確診に近づく．

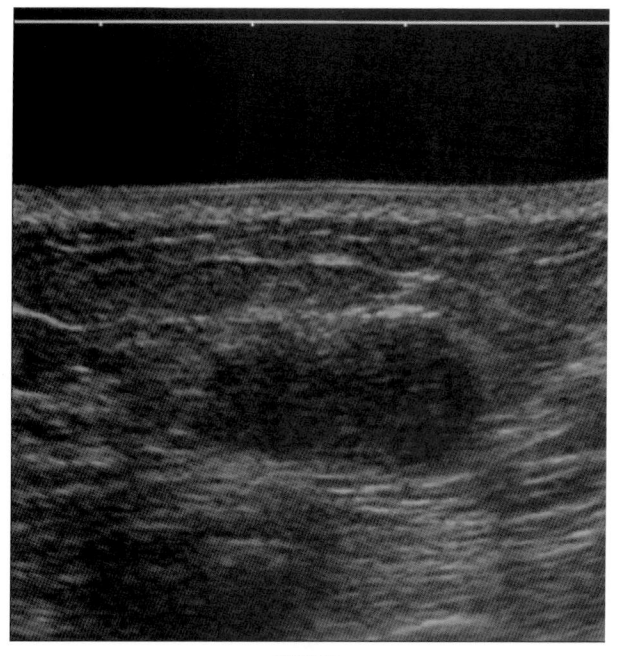

縦断像 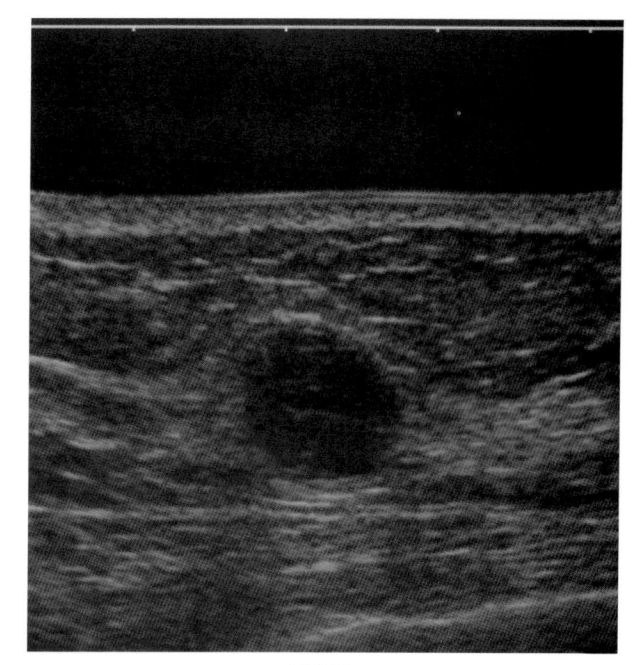　　　　　　　　　　　　　　　　　　　横断像

画像4　超音波
　囊胞内に境界不明瞭なエコー領域を認める．囊胞外への浸潤像は認めない．

代表的撮像法

　マンモグラフィ，超音波検査，MRI，CT．
　超音波検査で囊胞内のエコー領域が充実性成分か濃縮液体か鑑別が難しい場合は，合わせてパワードプラ検査を加えて観察すると有用なことがある．

撮像のポイント

　超音波検査では，囊胞内の液体・充実性成分の鑑別に，体位変換や探触子の圧迫を強めたり弱めたりして内部の性状の動きを観察することが有用な場合がある．

B. 浸潤がん 通常型
1. 乳頭腺管がん

画像のポイント
■症例37歳女性．健診のマンモグラフィで石灰化を指摘された．

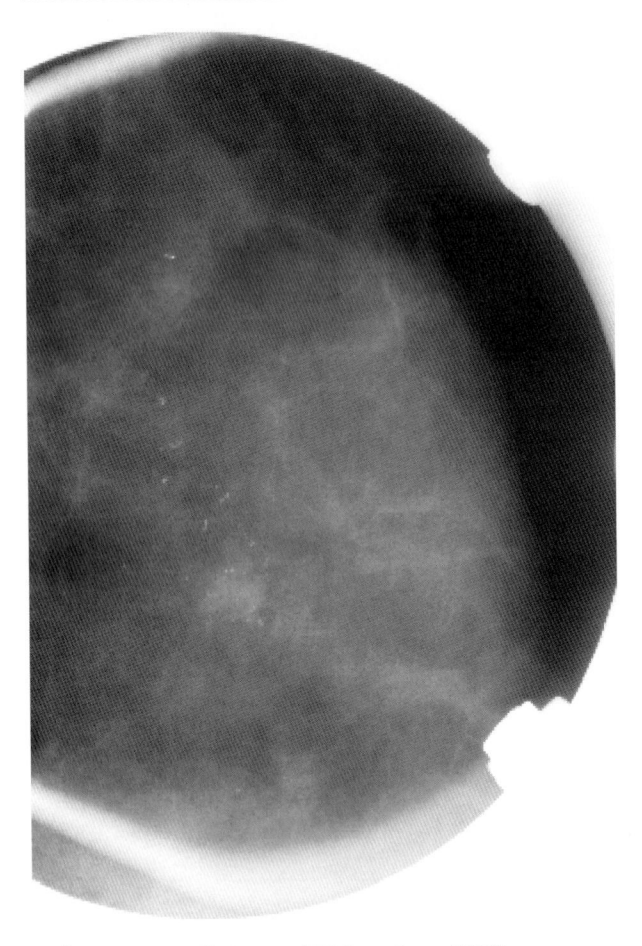

画像1 マンモグラフィ（圧迫スポット撮影）
右A領域に区域性に多発石灰化を認める．石灰化は大小不揃いで多形性を示す．

疾患の概要
乳頭腺管がんは乳管内増殖を特徴とする亜型で，乳がん全体の約20％を占める．予後は他のタイプと比較して比較的良好であることが知られている．しばしば乳管内進展を伴い，場合により顕微鏡的な非浸潤性の乳管内増殖が広範囲に見られることもあり（extensive intraductal component: EIC），乳房温存療法後に残存乳房内にがんの遺残を生じる原因となることがある．

画像診断のポイント
一般にマンモグラフィでは微小石灰化を伴うことがあり，超音波では辺縁が粗雑・不明瞭で後方エコーは増強することが多いとされる．

CT，MRIでは濃染される腫瘤に加え，周囲に伸びる線状，索状ないし不整形の濃染域が見られることがあり，乳管内進展を疑わせる所見である．

代表的撮像法
マンモグラフィ，超音波が標準的な検査法である．診断が困難な場合や拡がり診断が必要な場合はCTやMRIを追加することがある．

浸潤がん：通常型

浸潤性乳管がんは現在でも最も頻繁に遭遇する乳がんの組織学的なタイプで，その臨床像や画像的な特徴を把握しておくことは乳がん診療にかかわるものとして重要である．

浸潤性乳管がんは通常型と特殊型に分けられるが，ここでは通常型について述べる．

通常型は乳頭腺管がん，充実腺管がん，硬がんの3つの亜型に分類される．

実際の症例ではひとつの腫瘤内に上記の亜型や，さらに別項で述べられる特殊型の亜型が混在することもめずらしくなく，また最終的には手術により亜型や進展範囲などが決定されるため，画像の所見のみであまり各亜型の特徴的所見にこだわって診断を行う必要はない．

ただし，画像上の特徴をよく理解しておくことは，良悪性診断や拡がり診断の際に役立つことも多く重要と思われる．

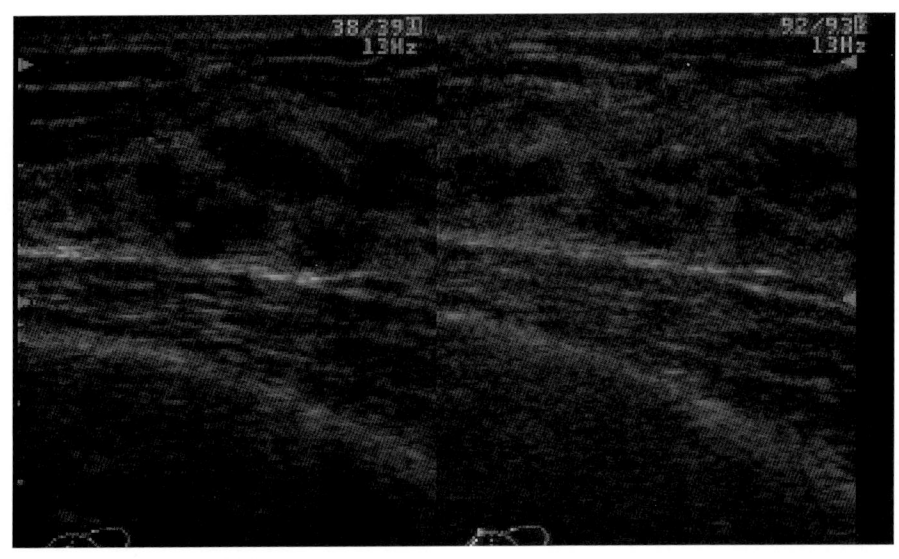

画像2　超音波（横断像）
右A領域に分葉状，まだら状の低エコー結節が集簇している．

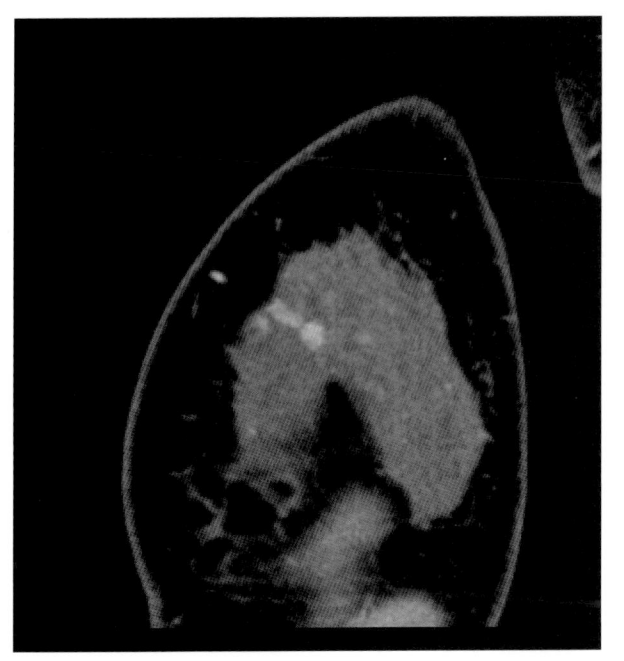

画像3　CT（MPR像冠状断）
右A領域には10時～11時方向を主体に区域性に斑状，小結節状，粒状の濃染域が多発分布している．微小浸潤の有無は判定困難だが，乳管内進展を主体とした乳がんと考えられた．

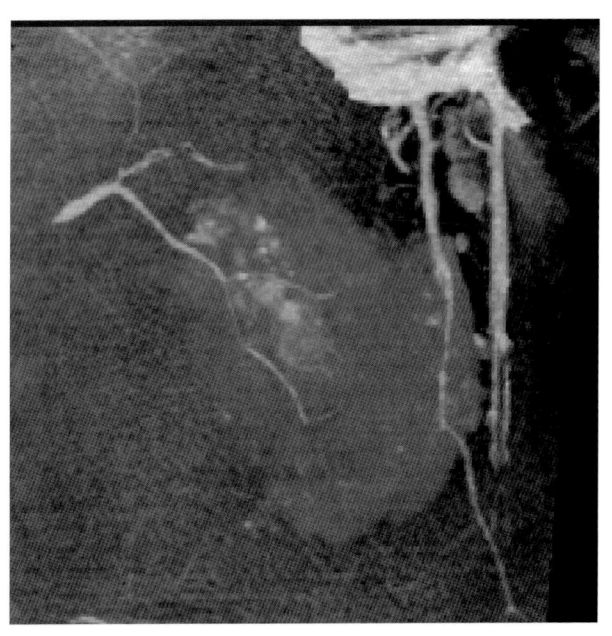

画像4　CT（MIP）
多発する濃染域の分布が明らかである．

撮像のポイント

　マンモグラフィは内外斜位側面（mediolateral oblique: MLO）撮影と頭尾方向（craniocaudal: CC）撮影に加え，病変が疑われる部位の圧迫スポット撮影を追加する．超音波では病変部のみでなく，周囲への浸潤状況や乳頭との位置関係・距離などが客観的に把握できるような撮影を心がける．また乳房内の他部位や対側乳房にも病変を生じることがあり，丹念な走査が必要である．

　CTでは拡がり診断を考え乳房全体をボリュームデータとして撮影し，多断面再構成（multi-planar reformation: MPR）やvolume rendering（VR）像などを適宜作成する．

120 —— 診療放射線技師に知ってほしい画像診断 — 乳房

画像のポイント　■症例45歳女性．健診で右乳房のしこりを指摘．

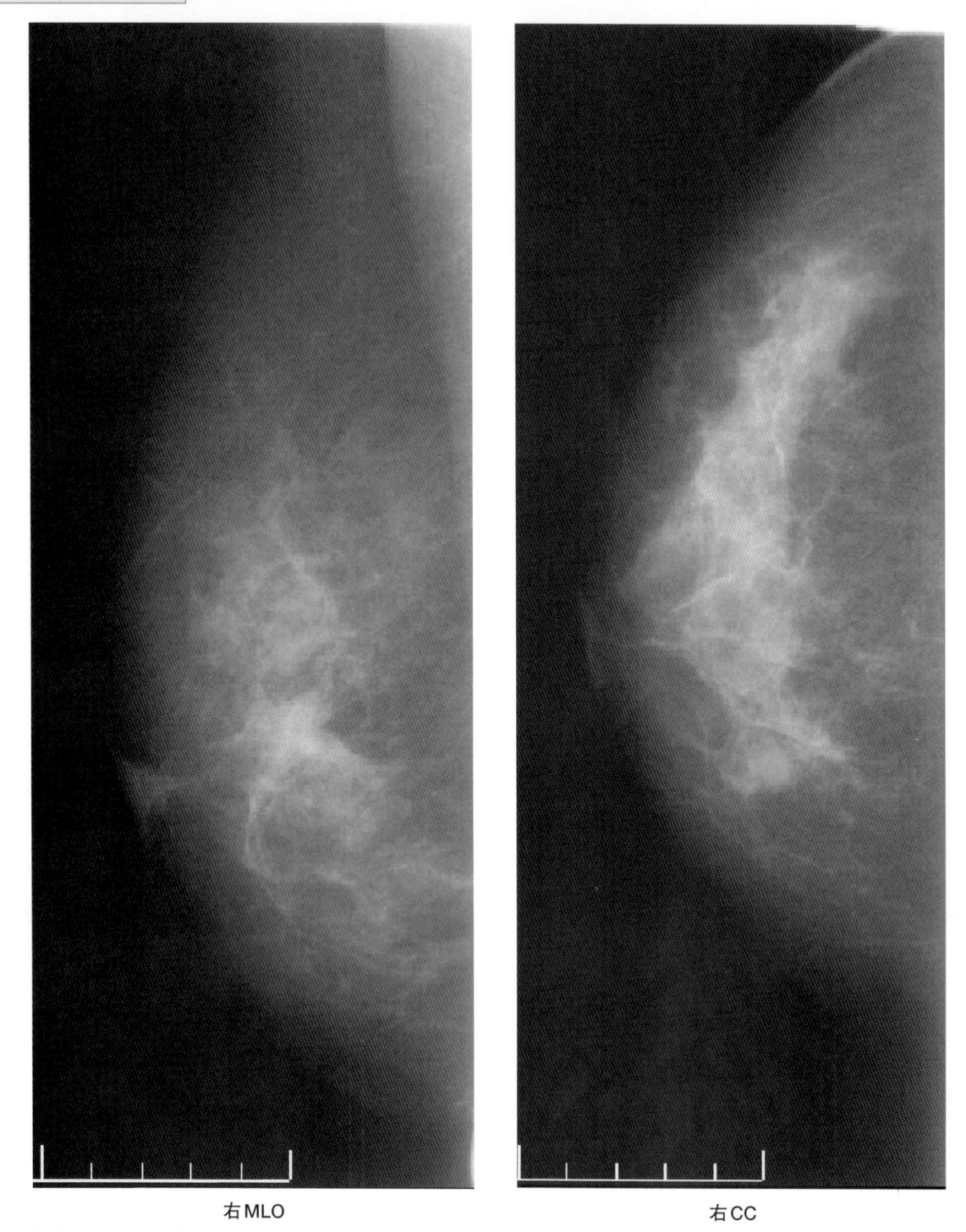

右MLO　　　　　　　　　　　　右CC

画像1　マンモグラフィ
　AB領域に不整形の腫瘤を認める．石灰化は見られない．

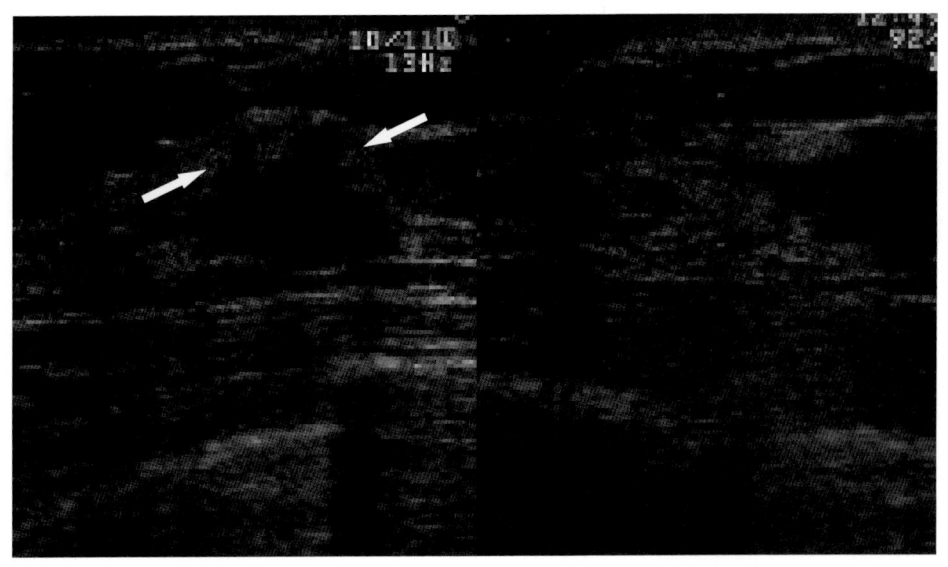

横断像					矢状断像

画像2　超音波
低エコーの腫瘤を認め，腫瘤から乳頭側に連続する低エコーの索状構造を伴っている．乳管内進展が示唆される所見である．

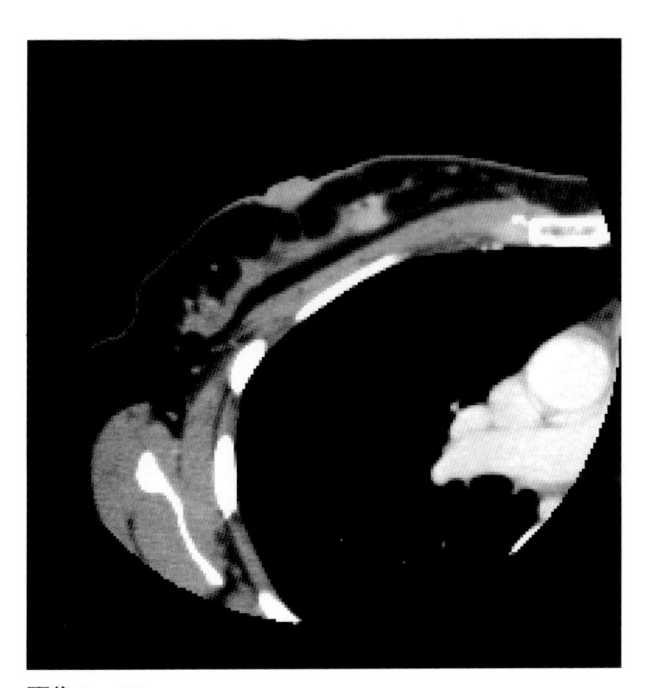

画像3　CT
A領域に不整形の濃染と，乳頭側にわずかに線状の濃染が疑われる．

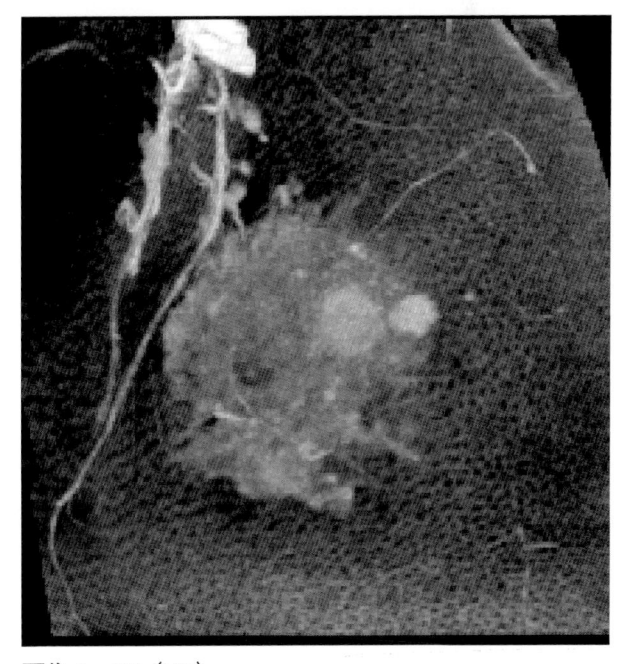

画像4　CT（VR）
乳頭との位置関係が明瞭である．

122 —— 診療放射線技師に知ってほしい画像診断 — 乳房

画像のポイント ■症例60歳女性.健診マンモグラフィで腫瘤指摘.

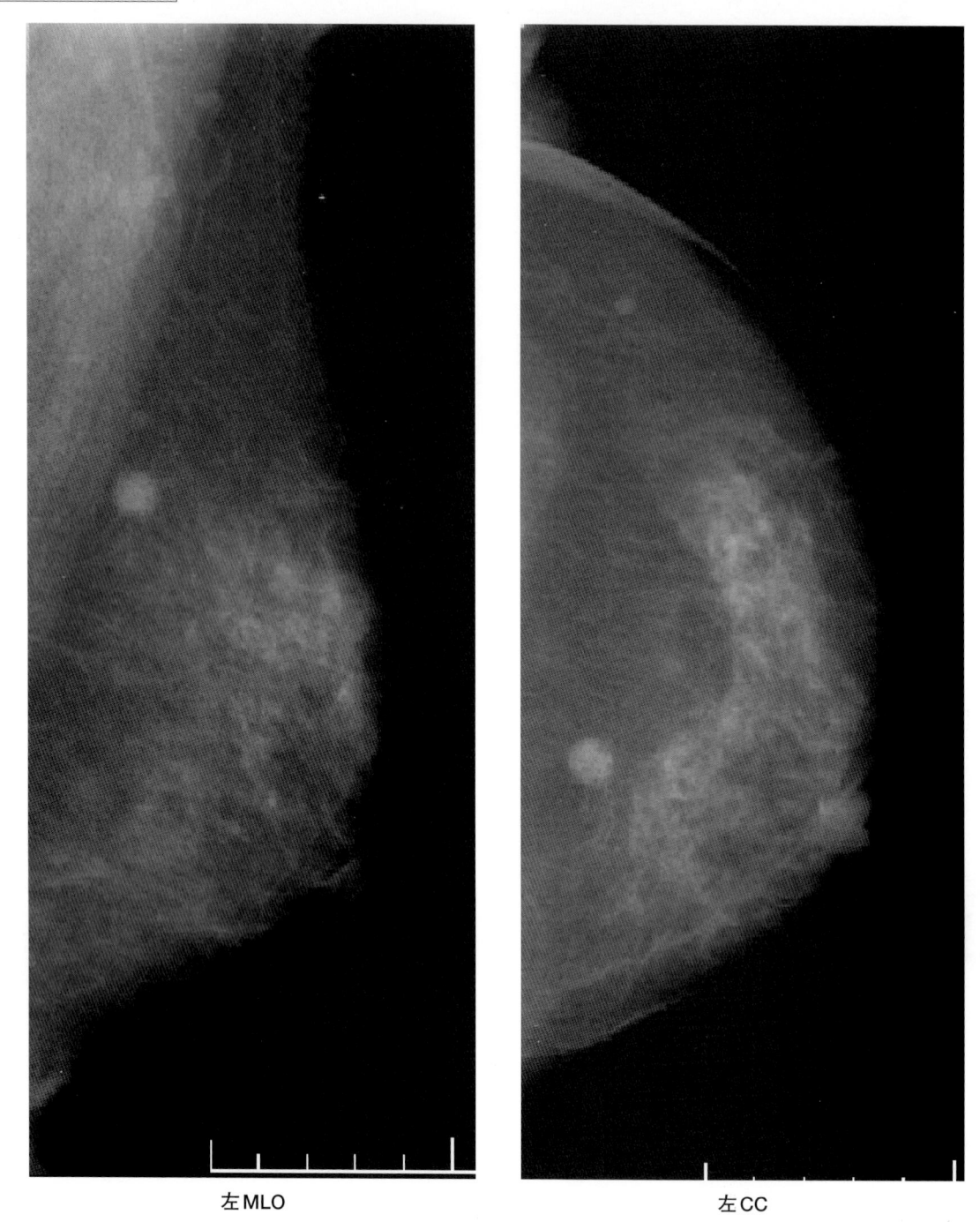

左MLO　　　　　　　　　　　　　　左CC

画像1　マンモグラフィ
　　A領域に辺縁微細鋸歯状の腫瘤を認める.石灰化は見られない.

各疾患の画像診断 — 123

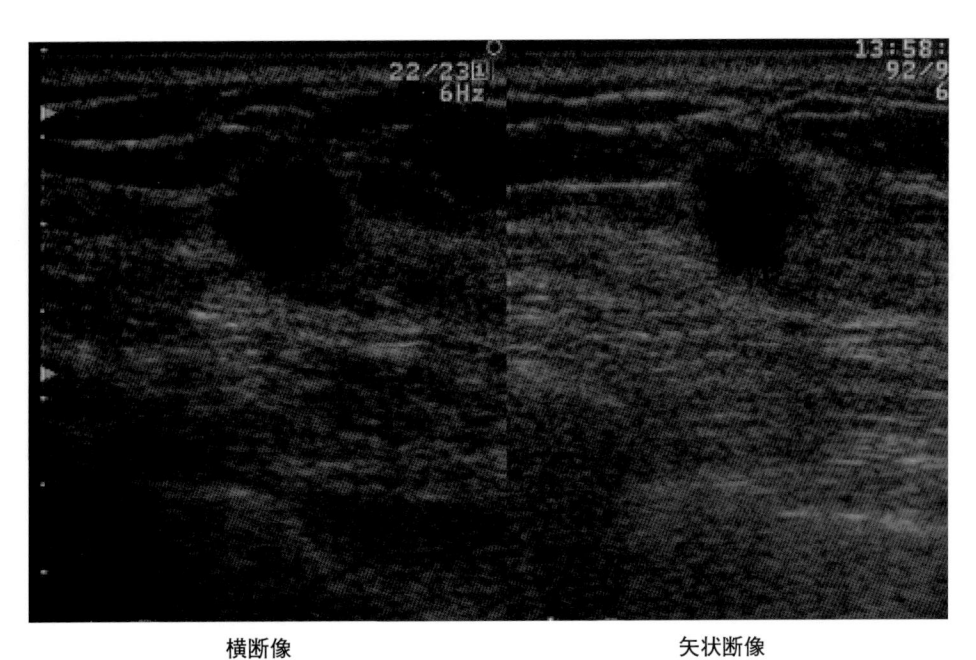

横断像　　　　　　　　　　　　矢状断像

画像2　超音波
不整形の腫瘤を認め，辺縁には辺縁毛羽立ちを伴っている．境界エコーは肥厚している．

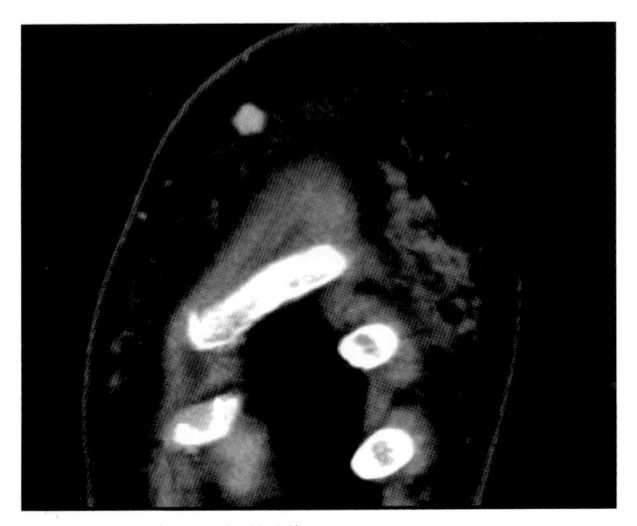

画像3　CT（MPR矢状断）
A領域にやや不整形の濃染を認める．

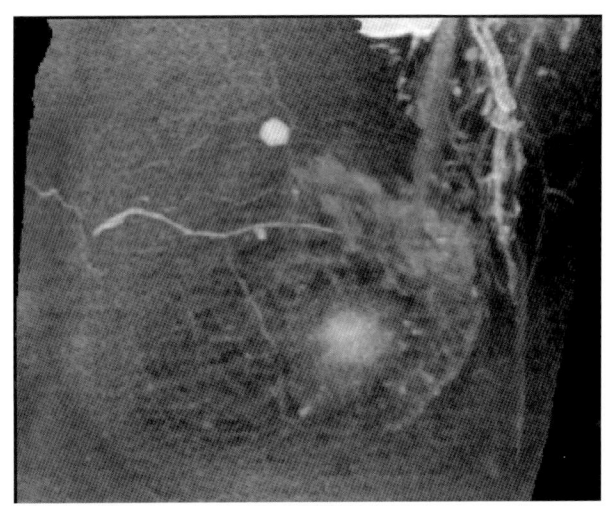

画像4　CT（VR）
乳頭との位置関係が明瞭で，明らかな乳管内進展は指摘できない．

124 —— 診療放射線技師に知ってほしい画像診断 —— 乳房

画像のポイント　■症例56歳女性．腫瘤触知．

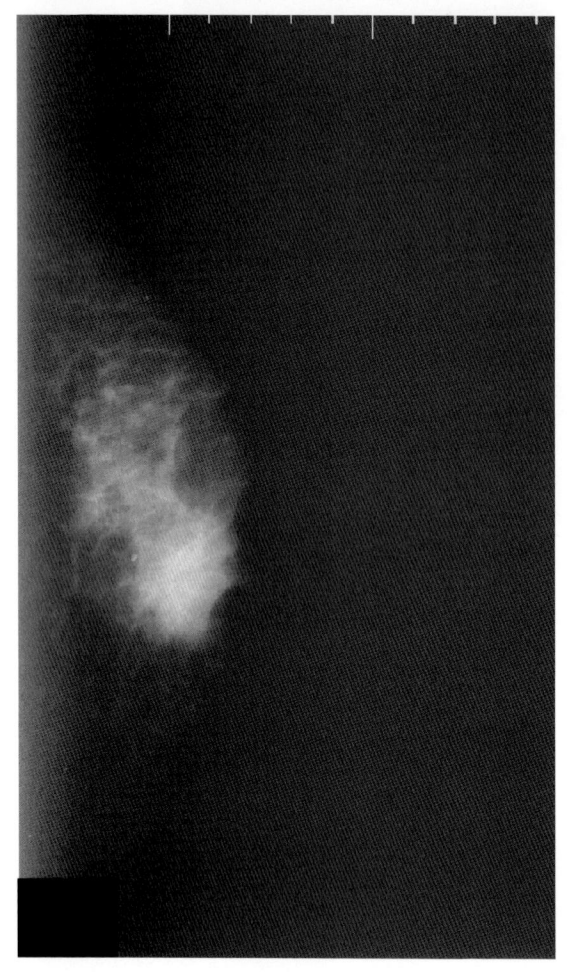

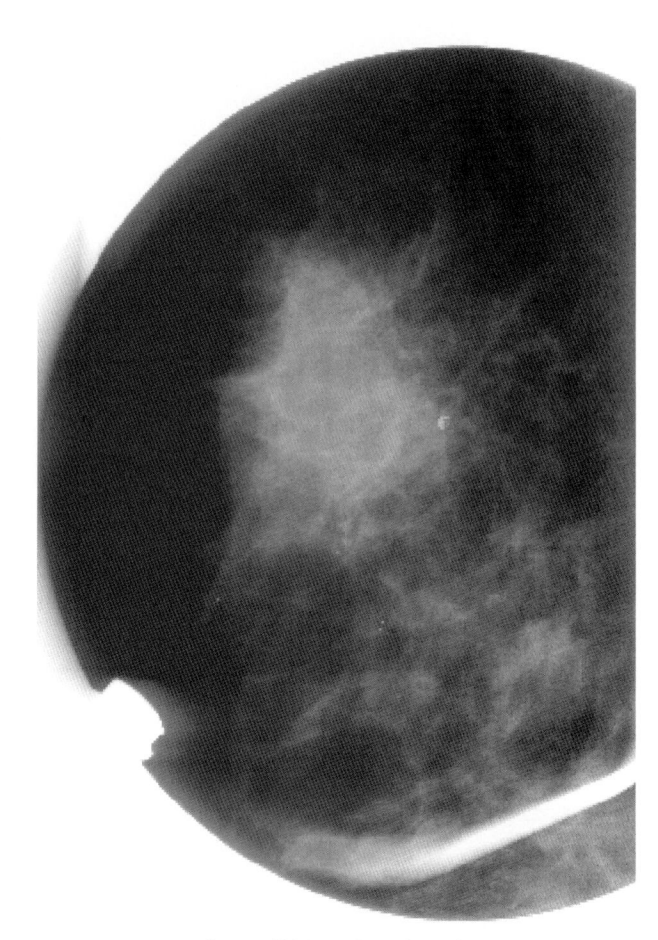

左MLO　　　　　　　　　　　　　　　左CC（拡大圧迫スポット）

画像1　マンモグラフィ
　AC領域に辺縁微細分葉状の腫瘤を認める．辺縁部に粗大な石灰化を認める．

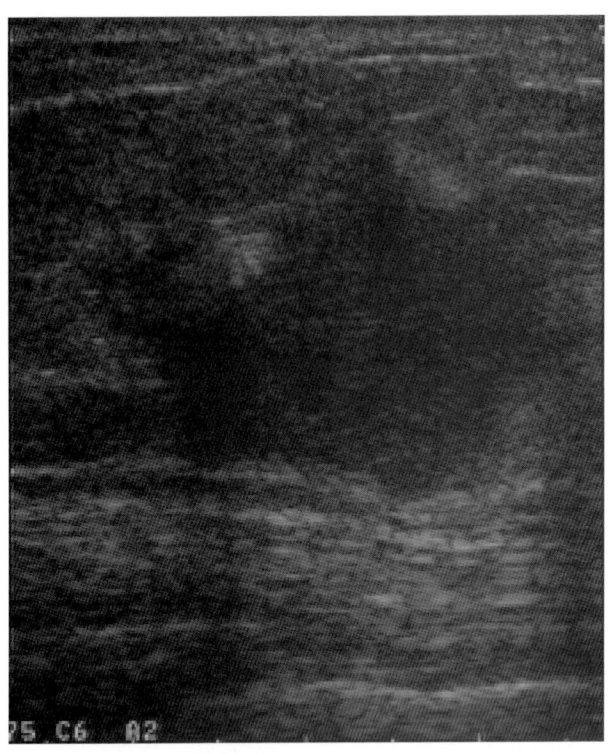

画像2　超音波（横断像）
不整形の腫瘤を認め，後方エコーはやや増強している．

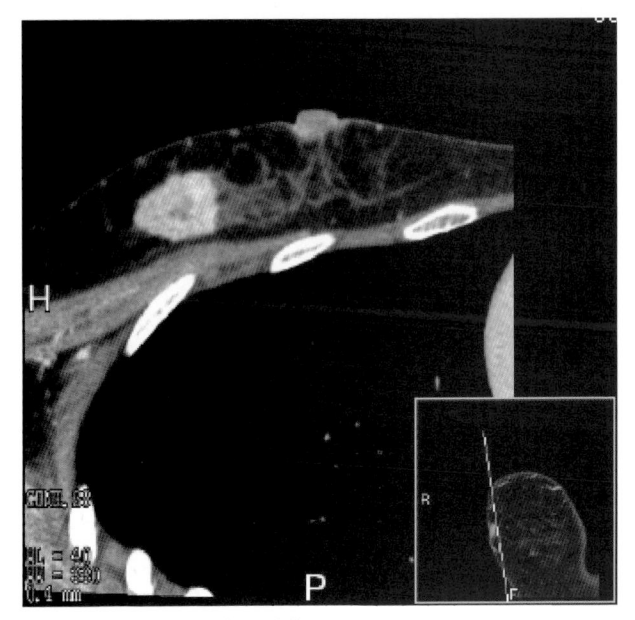

画像3　CT（MPR矢状断）
AC領域にやや分葉状の濃染を認める．中心部にはやや濃染の弱い壊死または変性と思われる領域を伴う．

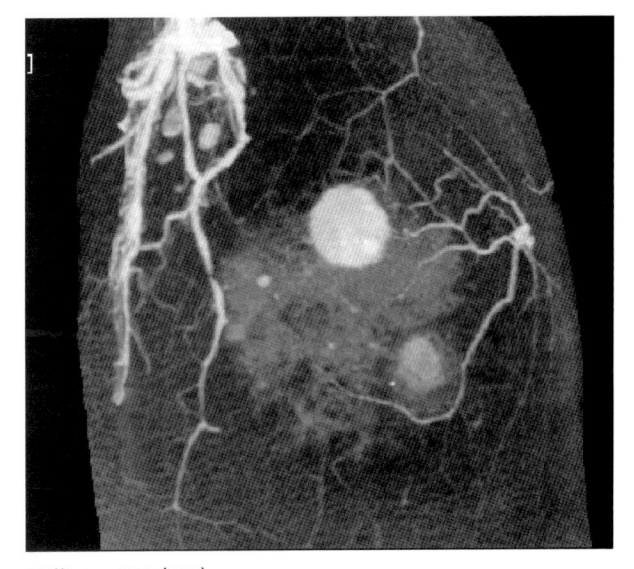

画像4　CT（VR）
乳頭との位置関係が明瞭で，明らかな乳管内進展は指摘できない．

B. 浸潤がん　通常型
2. 充実腺管がん

画像のポイント

■症例43歳女性．右乳房のしこりを自覚して来院．

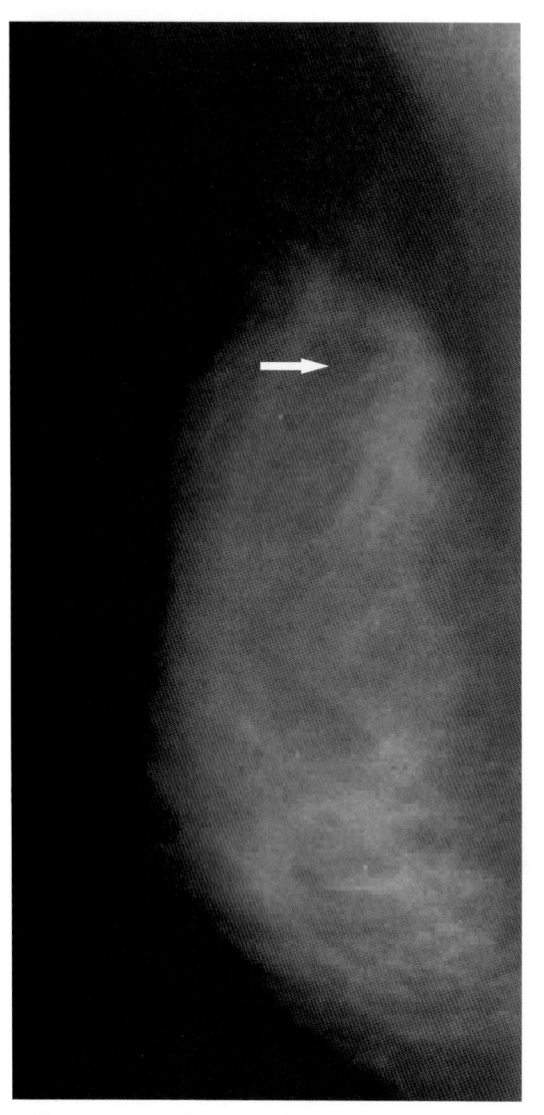

画像1　マンモグラフィ（右MLO）
C領域にスピキュラを伴う腫瘤を認める．

疾患の概要

充実腺管がんは膨張性発育を特徴とする亜型で，周囲組織への圧排性変化を伴うことが多い．乳がんの約20％を占め，予後は乳頭腺管がんと後述する硬がんの中間に位置するとされる．一般に腫瘤を形成するが，周囲との境界は明瞭で腫瘍内部は結合組織が乏しくがん細胞が密に増殖する．

画像診断のポイント

マンモグラフィでは腫瘤ないし左右非対称性などの所見を示すことが多い．超音波では境界明瞭で後方エコーは増強し外側陰影を伴うことが多く，線維腺腫などの良性病変との鑑別が難しいこともある．

CT, MRIでは腫瘍は濃染を示すが，MRIでは造影後ある程度時間が経過すると周囲にリング状濃染を示すことがあり（ring enhancement），がん病巣内の組織圧の高さや，圧排された周囲組織が偽被膜状の構造を形成することの関与が考えられる．

また乳管内進展の頻度は乳頭腺管がんほど高くはないが，存在する場合でも画像状は術前に指摘することが困難であることも多く，拡がり診断には注意を要するとされる．

代表的撮像法

マンモグラフィ，超音波が標準的な検査法である．診断が困難な場合や拡がり診断が必要な場合はCTやMRIを追加することがある．

撮像のポイント

乳頭腺管がんの場合と同様で，特に組織型による撮影の相違点はない．

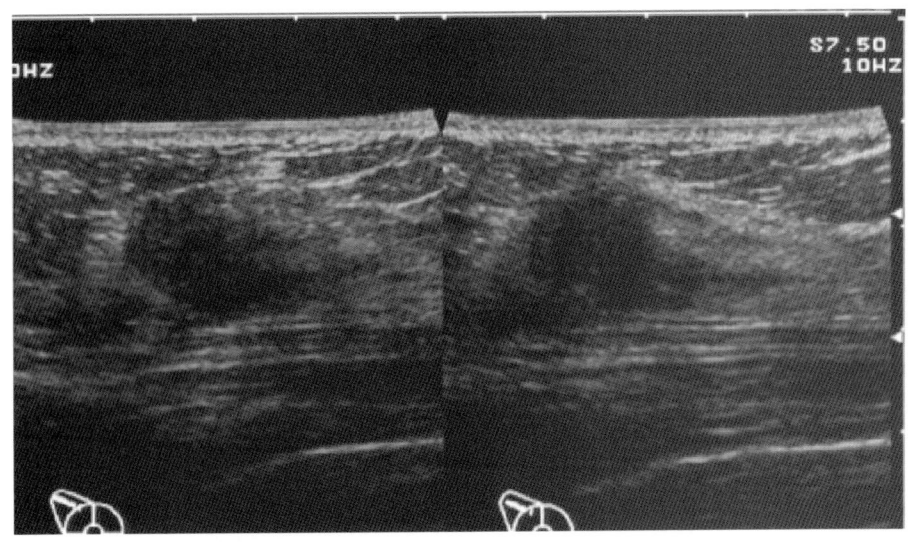

画像2　超音波（斜位横断像）
　C領域に不整形の腫瘤を認め，境界エコーの肥厚を伴っている．

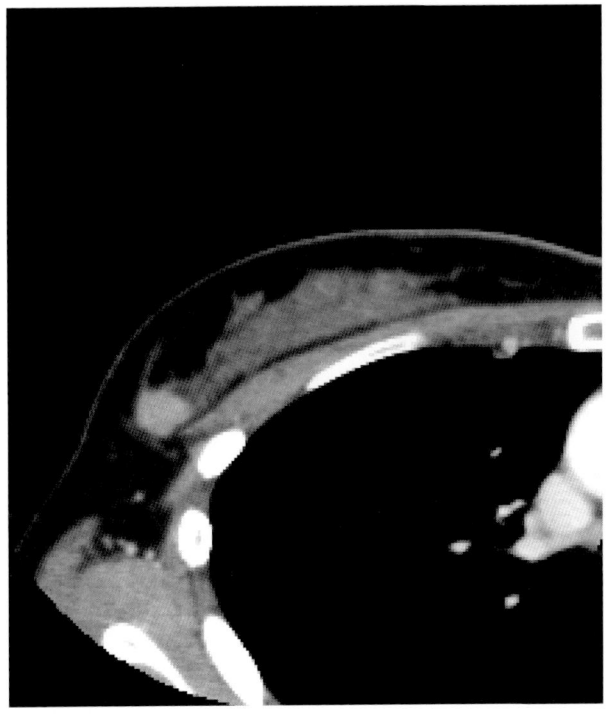

画像3　CT
　C領域にほぼ均一な濃染を示す不整形の腫瘤を認める．

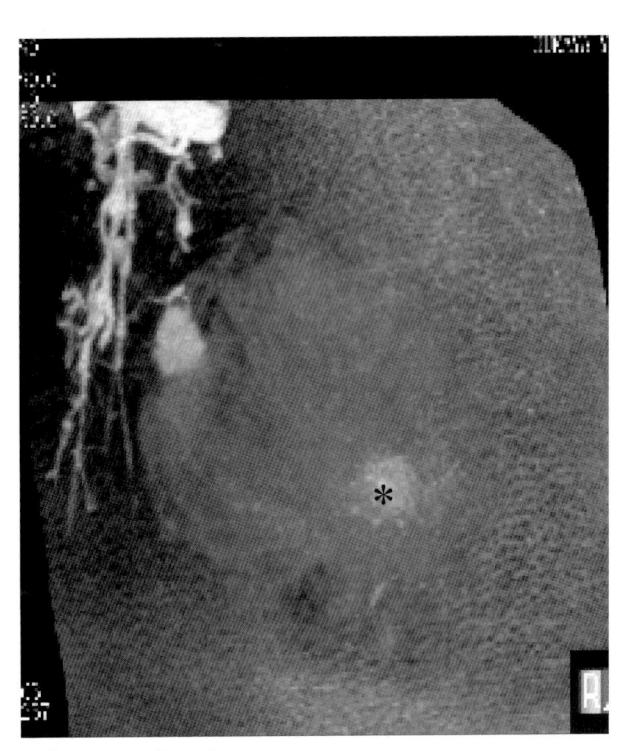

画像4　CT（MIP）
　乳頭（＊）との関係が明らかである．

128 —— 診療放射線技師に知ってほしい画像診断 — 乳房

画像のポイント　■症例90歳女性．左乳房に腫瘤触知．

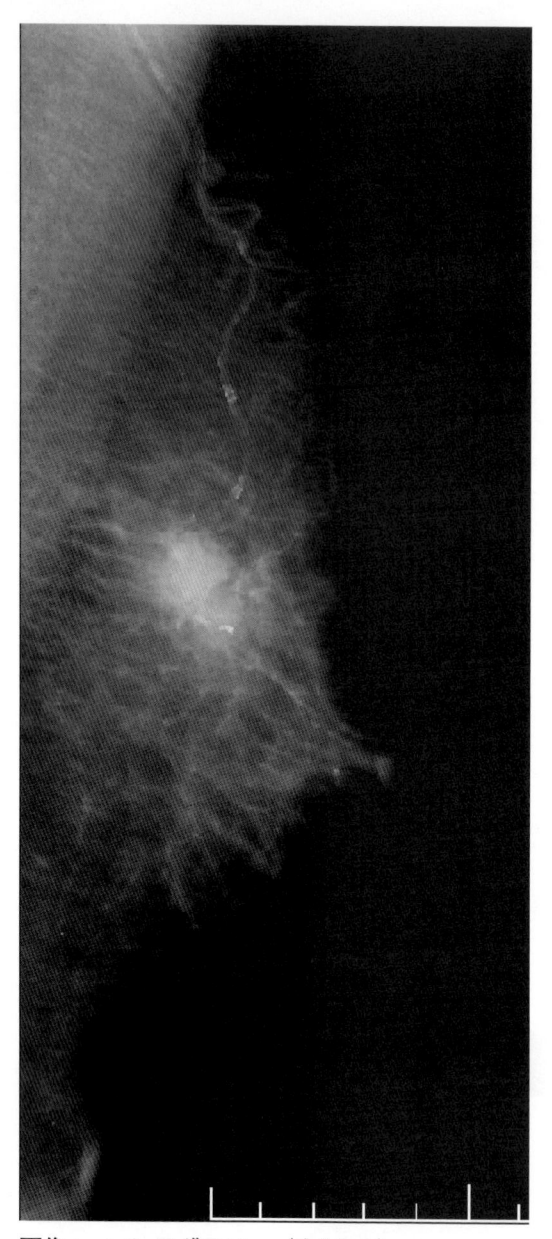

画像1　マンモグラフィ（左MLO）
　左C領域に不整形の腫瘤．内部に棍棒状のやや粗大な石灰化を有する．

画像2　超音波（矢状断像）
　C領域に一部境界不整な腫瘤を認め，後方エコーは増強している．

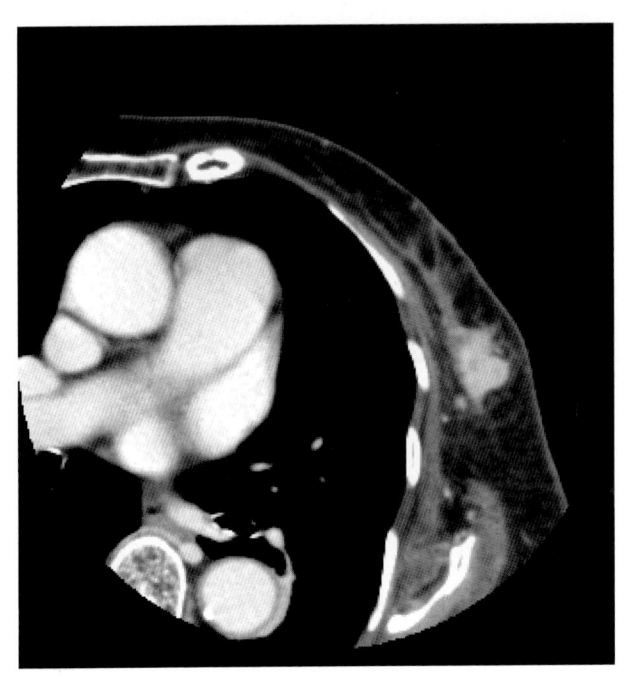

画像3　CT
　C領域に一部境界不整な濃染域を認める．

| 画像のポイント | ■症例65歳女性．右乳房に腫瘤触知． |

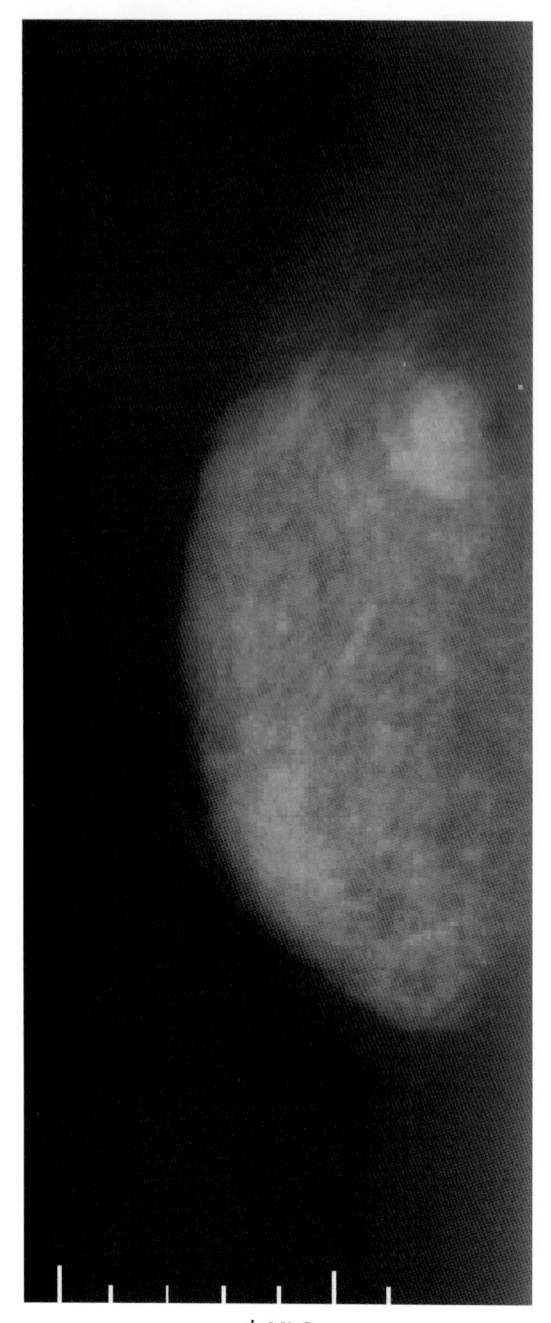

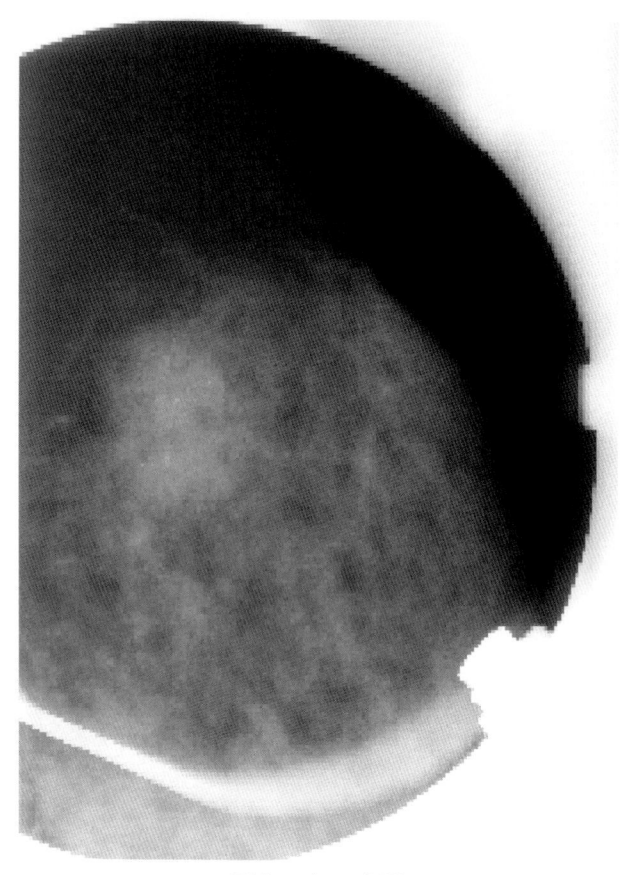

右MLO　　　　　　　　　圧迫スポット撮影

画像1　マンモグラフィ
　　右Aに不整形の腫瘤を認める．明らかな石灰化は見られない．

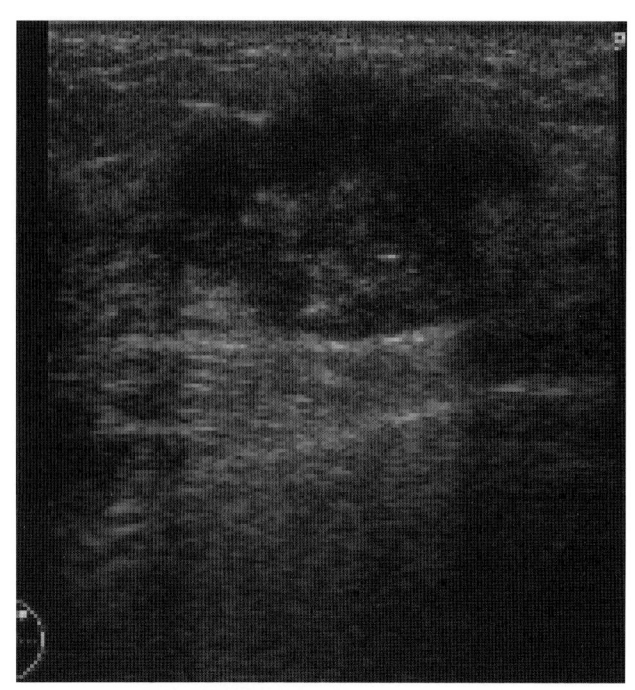

画像2　超音波（横断像）
A領域に不整な腫瘤を認め，後方エコーは増強している．

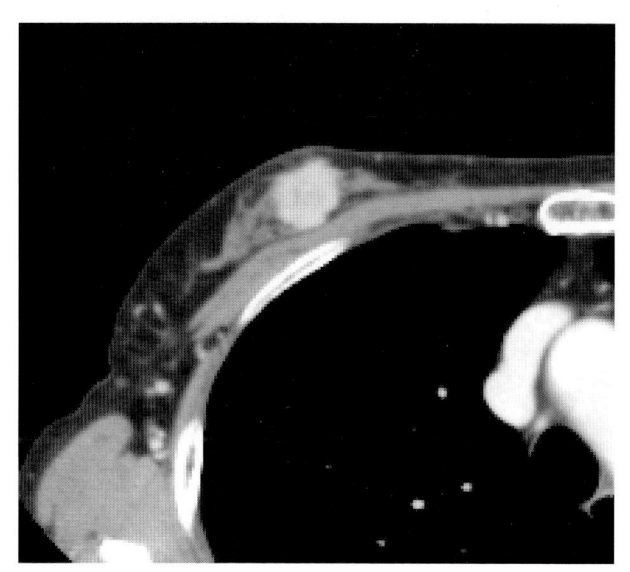

画像3　CT
A領域に一部境界不整な濃染域を認める．

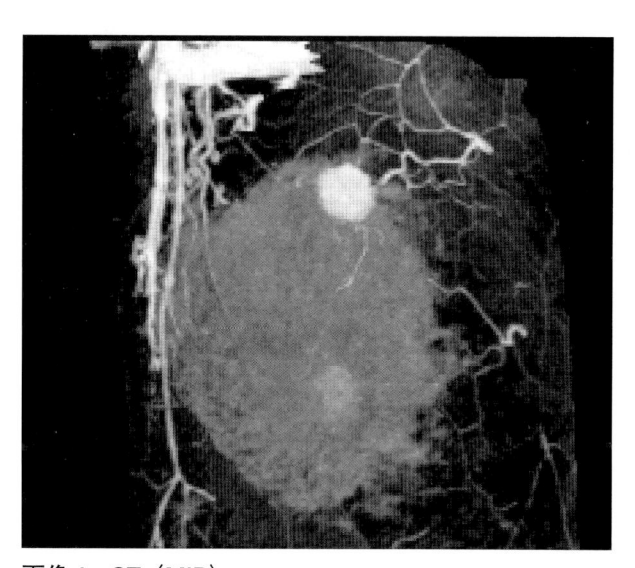

画像4　CT（MIP）
病変と乳頭の位置関係が明瞭となる．明らかな乳管内進展は指摘できない．

B. 浸潤がん 通常型
3. 硬がん

画像のポイント ■症例79歳女性．左乳房に皮膚潰瘍を伴う腫瘤を触知．

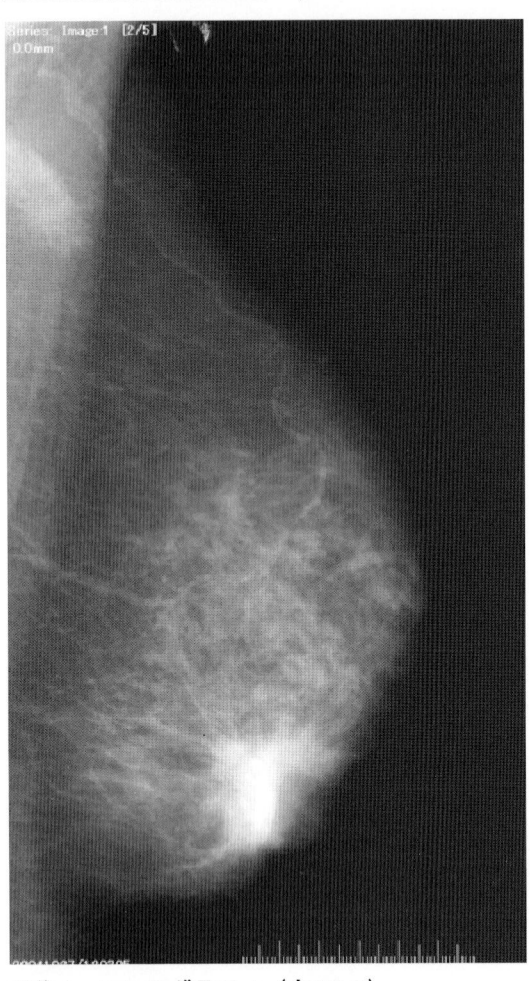

画像1 マンモグラフィ（左MLO）
B領域に強い収縮傾向を示す高吸収域を認める．

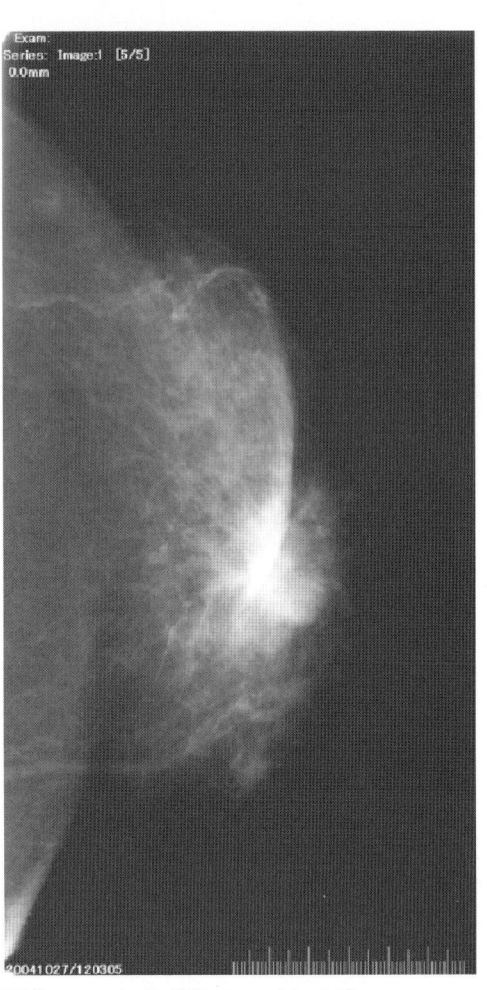

画像2 マンモグラフィ（左CC）
皮膚肥厚とひきつれが明らかである．

疾患の概要

硬がんは乳管外への高度の間質結合組織の増生を伴う亜型であり，乳がんの約50％を占める重要なタイプである．結合組織の増生を反映して固い不整形の腫瘤として触知することが多く，触診上はえくぼ兆候が有名である．病理学的には充実性の腫瘍で豊富な間質結合組織の増生を伴い，周囲に放射状の浸潤巣を認めることが多いとされる．

画像診断のポイント

マンモグラフィでは不整形の腫瘤として描出されることが多く，周囲に棘状の陰影（spicula）を伴うことが多い．超音波では後方エコーは減弱し，境界部の高エコーを伴う不整形腫瘤として見られる．CT, MRIでは不整形の腫瘤として見られることが多く，周囲にrim状の濃染を伴うこともある．

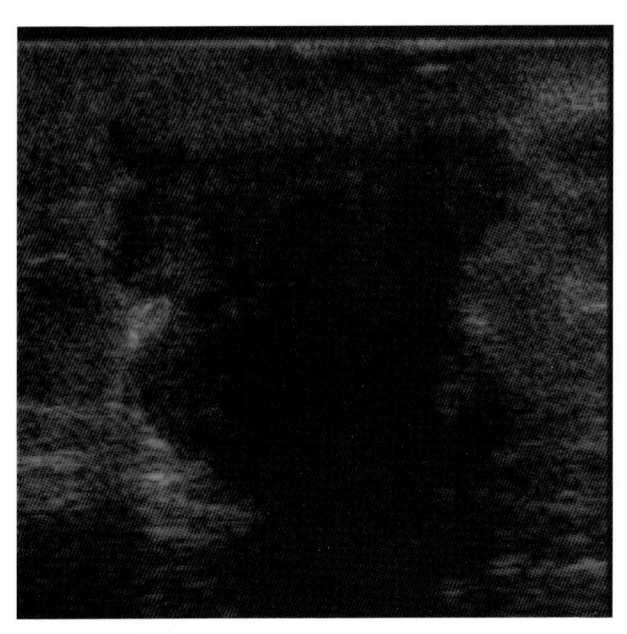

画像3　超音波
左B領域の皮膚潰瘍下に不整形の腫瘤を認め，後方エコーは減弱している．

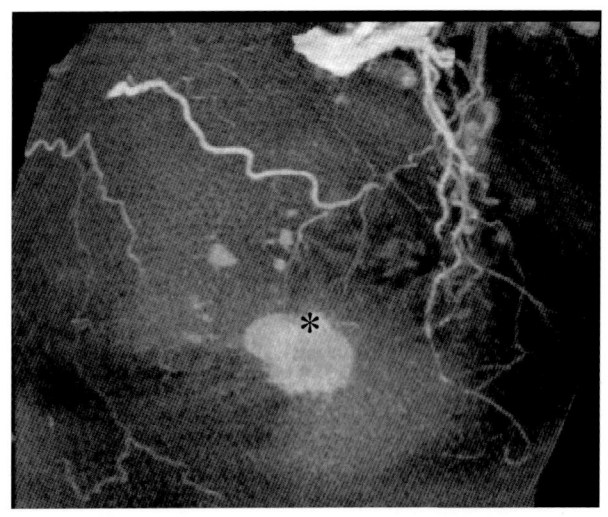

画像4　CT（MIP）
主病変（＊）以外に同様の増強効果を示す複数の小濃染域を認め，多発病変が疑われる．

代表的撮像法

　マンモグラフィ，超音波が標準的な検査法である．診断が困難な場合や拡がり診断が必要な場合はCTやMRIを追加することがある．

撮像のポイント

　乳頭腺管がんの場合と同様で，特に組織型による撮影の相違点はない．

画像のポイント

■症例70歳女性．乳房のしこり自覚．

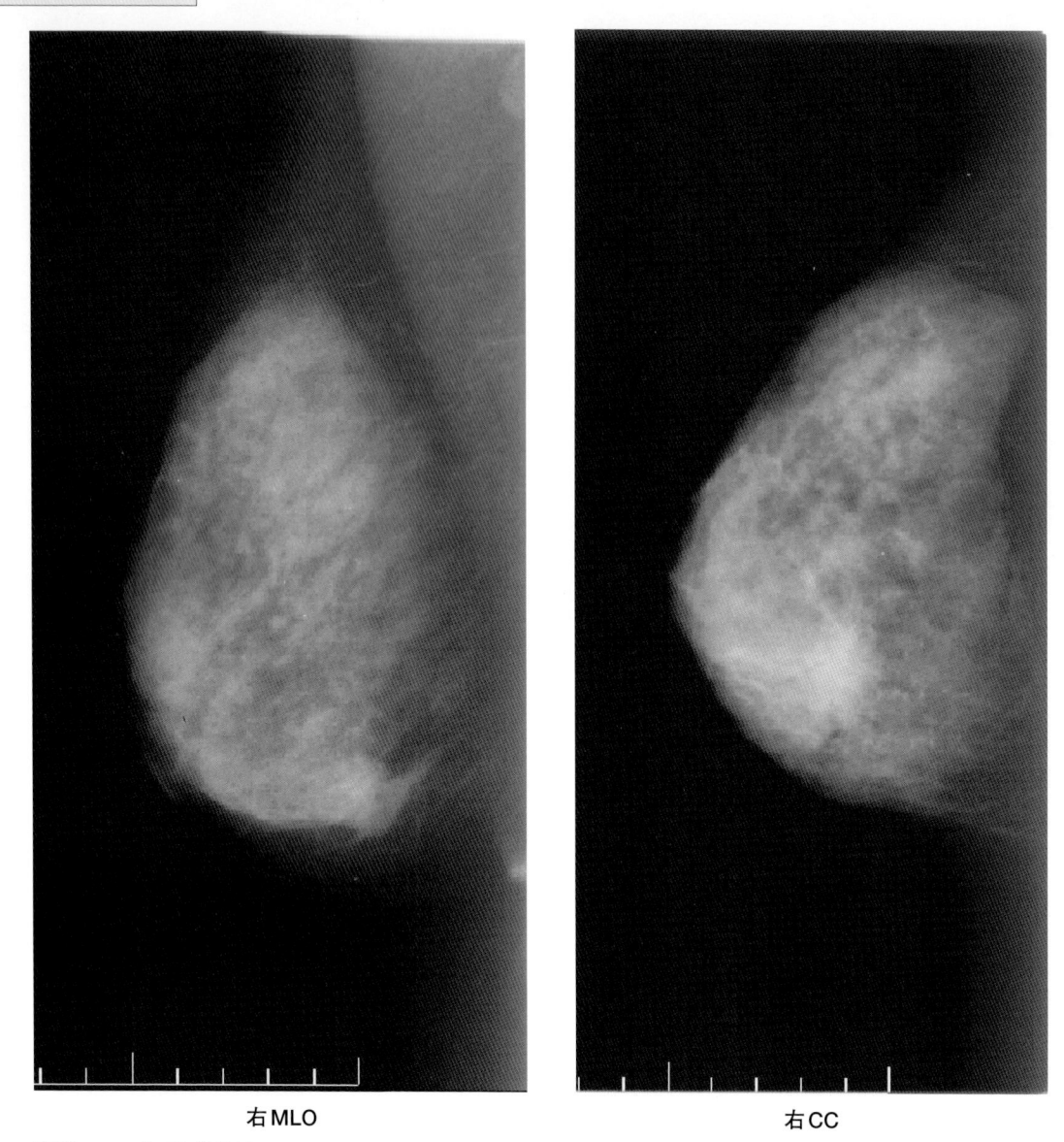

右MLO　　　　　　　　　右CC

画像1　マンモグラフィ
　B領域にスピキュラを伴う不整形から多角形の腫瘤を認める．

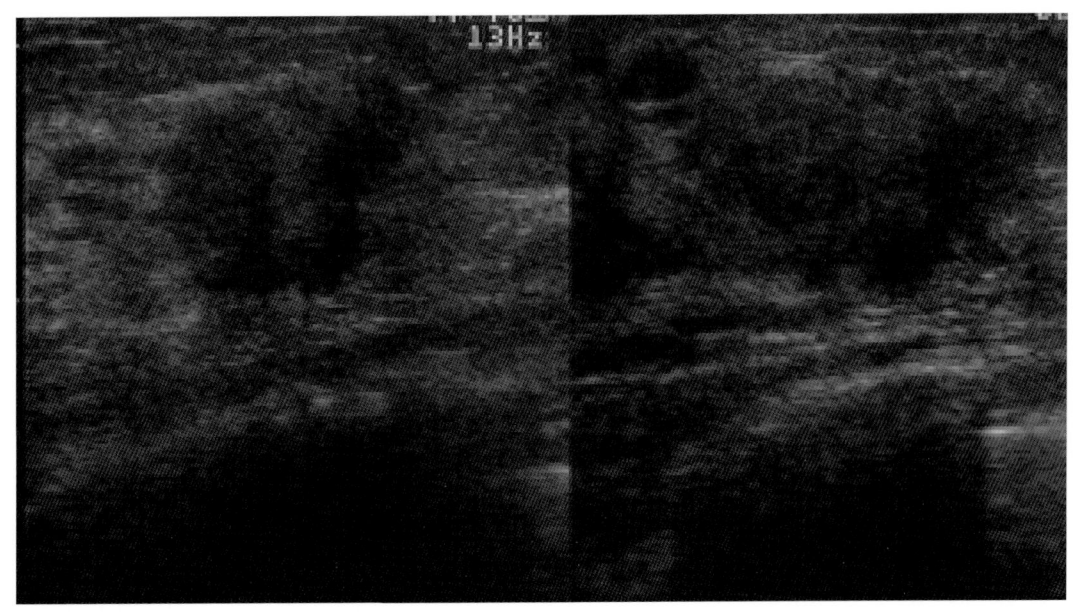

画像2　超音波
19×15mmの不整形の腫瘤，肥厚した境界エコーを伴う．

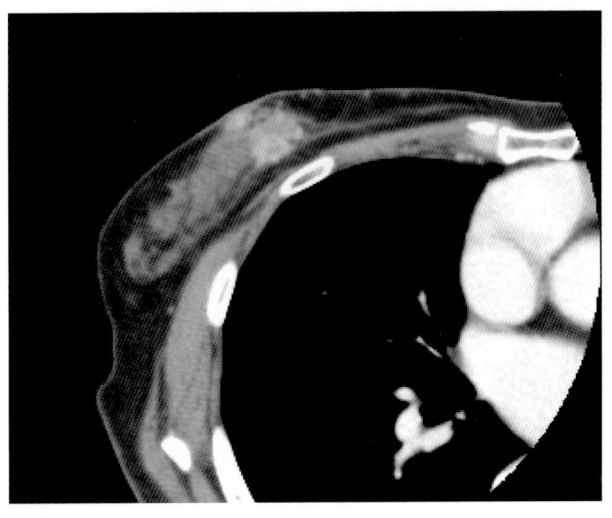

画像3　CT
右乳腺B領域に辺縁不整な濃染される腫瘤を認める．

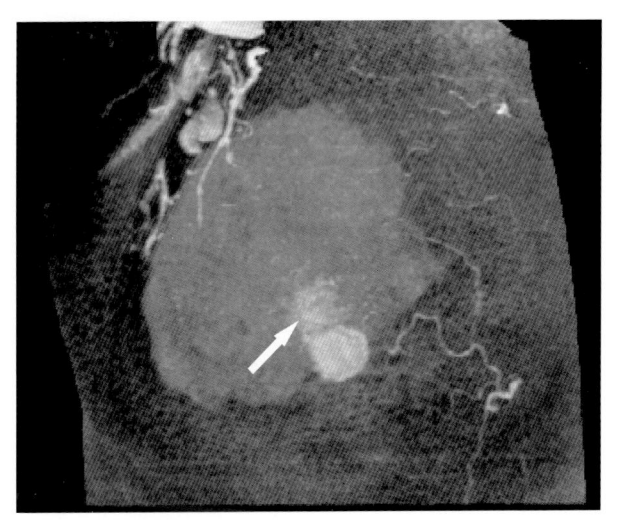

画像4　CT（VR）
乳輪下（約5時〜6時方向）へ濃染域が連続して見られ（→）浸潤が疑わる．

| 画像のポイント | ■症例76歳女性．左乳房のしこり自覚． |

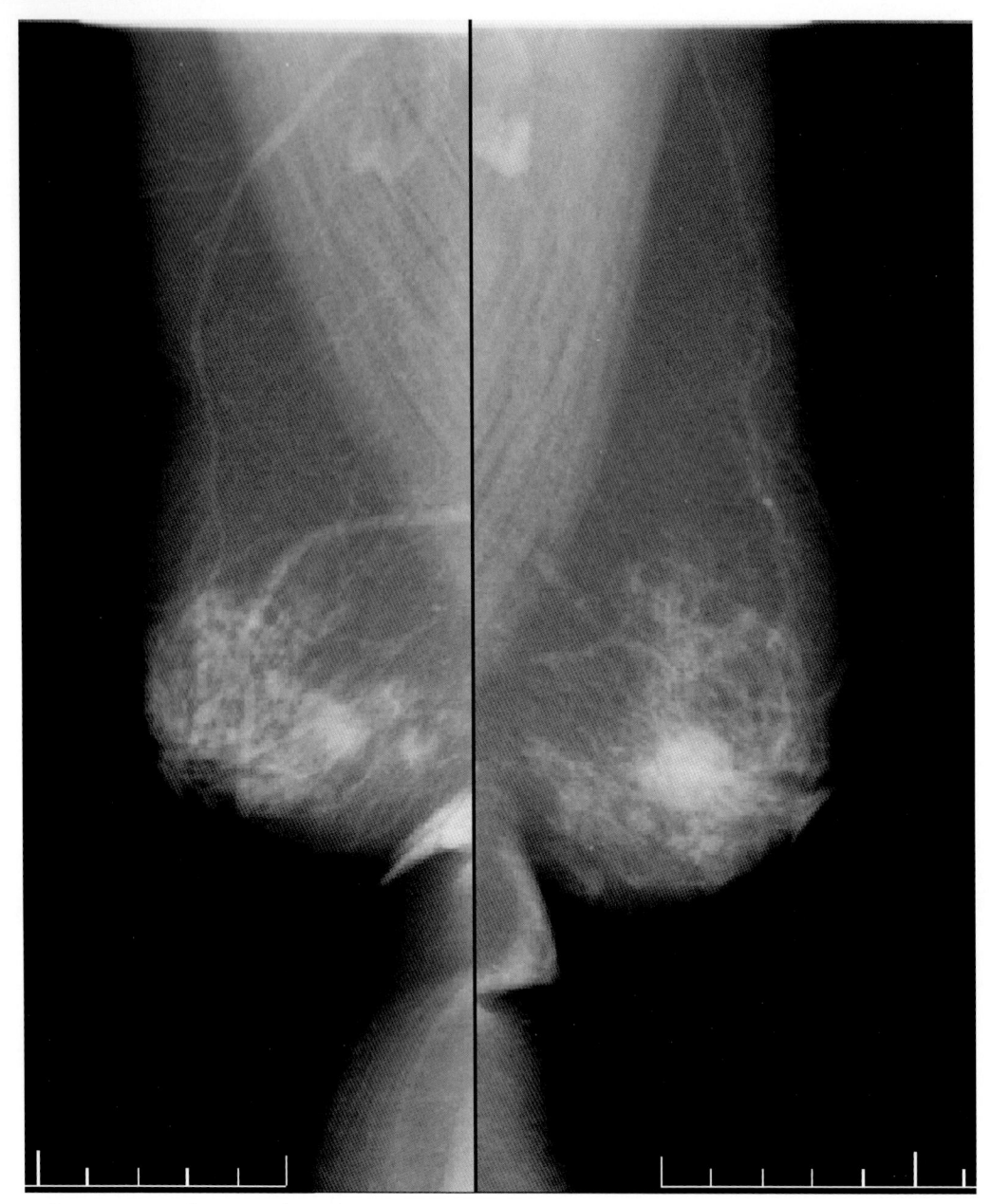

画像1　マンモグラフィ（MLO）
左D，右CDに不整形高濃度の腫瘤を認め一部に石灰化を伴う．さらに複数の小結節状陰影を散見する．

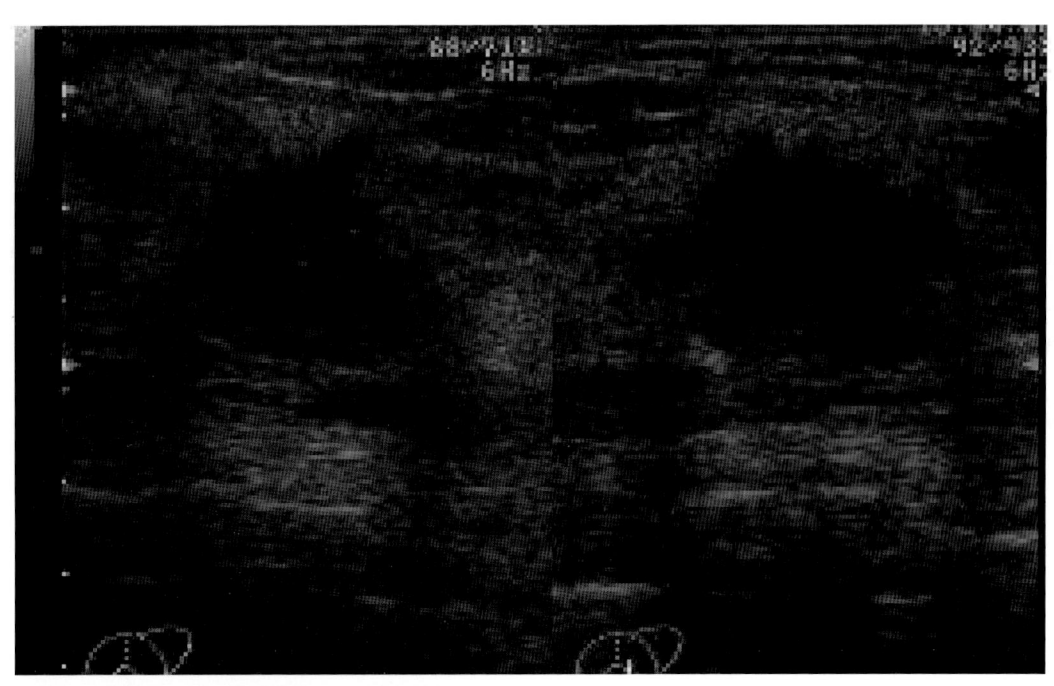

画像2　超音波（斜位横断像，矢状断像）
　両側に複数の不整形の陰影を認める．

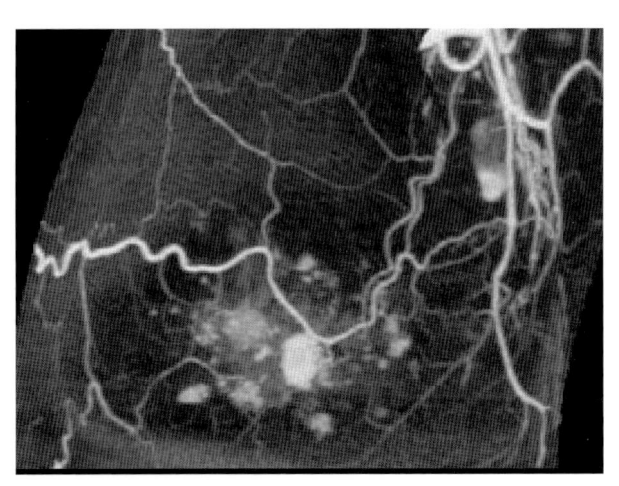

画像3　両側のCTのVR
　両側乳房内に多数の濃染される腫瘤を認める．

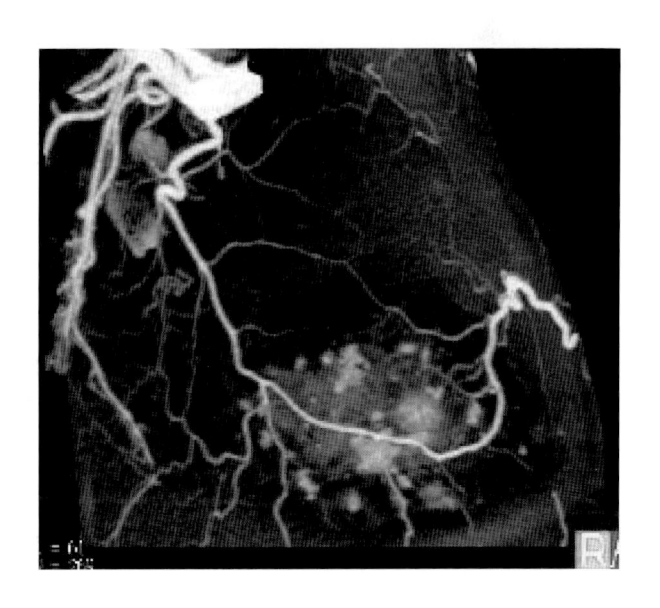

C. 浸潤がん 特殊型
1. 粘液がん

画像のポイント

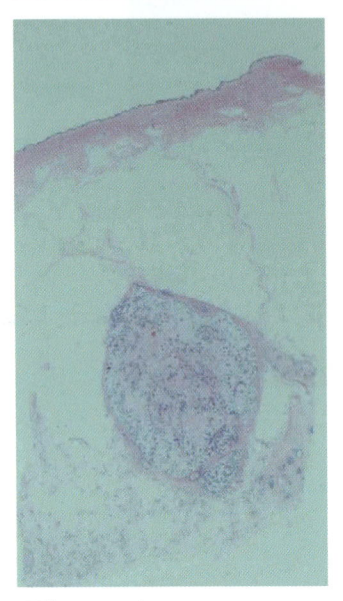

画像1 マクロ
内部に粘液の貯留する
境界明瞭な腫瘍像.

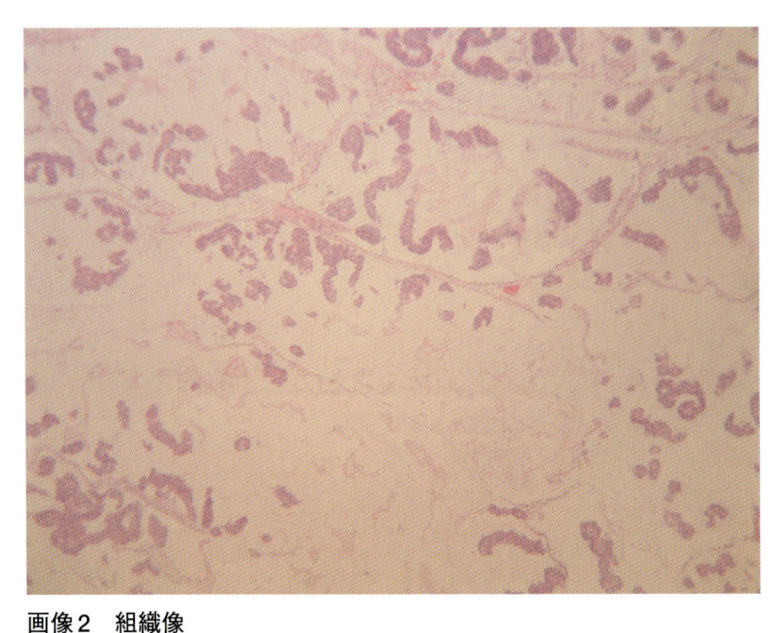

画像2 組織像
豊富な粘液のなかにがん巣が浮かんでいるような粘液がん独特の
組織像. 上皮部分は乳頭腺管がんの型をとる.

浸潤がん：特殊型

　日本乳癌学会の乳癌取扱い規約[1]では，頻度も比較的低く[2,3]，特異な組織形態を示す乳がんを特殊型として分類し，粘液がん以下11型に細分類している．さらにがん巣の大部分がそれぞれの特異的組織形態のもので占められる場合にのみ，特殊型として取り扱うものと規定している．今回特殊型のなかでも通常の診療の場でときおり遭遇し，各々の特異な病理組織像の特徴がよく表現される，粘液がん，髄様がん，浸潤性小葉がん，扁平上皮がん，管状がんなどの乳がんについてマンモグラフィ，超音波の所見を中心に述べる．MRIについては特徴をよく表しているものについて言及する．

表1 Comparison of relative percentage of main morphological types of invasive breast cancer in different published series

Type	Study						
	Rosen, 1979, USA	Fisher et al, 1975, USA	Wallgren et al, 1976, Sweden	Linnell and Rank, 1989, Denmark	Sakamoto et al, 1981, Japan	Page, Anderson and Sakamoto, 1987, UK	Ellis et al, 1992, UK
Ductal/NST	75%	53%	66%	41%	47%	70%	49%
Lobular	10%	5%	14%	11%	2%	10%	16%
Medullary	10%	6%	6%	9%	2%	5%	3%
Tubular	1%	1%	—	10%	—	3%	2%
Tubular mixed	—	—	—	20%[d]	—	—	14%
Mucinous	2%	2%	—	3%	2%	2%	1%
Cribriform	—	—	9%	—	—	4%	1%
Papillary	0.5%	4%[a]		—	22%[b]	1%	<1%
Mixed pattern	—	28%	—	—	20%[c]	2%	14%

[a] Mixed papillary, cribriform and tubular.
[b] Papillo-tubular.
[c] Solid-tubular.
[d] Tubuloductal.

文献2) より引用

疾患の概要

日本乳癌学会の『乳癌取扱い規約』では,「粘液産生を特徴とし,ほぼ腫瘍全体が粘液状の癌巣で占められるものをいう」と定義されている(**画像2**).本疾患は境界明瞭平滑な腫瘍(**画像1**)として認識されることが多く良性疾患との鑑別に注意を要するが,穿刺吸引細胞診での確定は容易である.広範な乳管内進展を伴うことがあり,拡がり診断の難しい症例も少なくない.リンパ節転移は少なく,予後良好な乳がんである.粘液がんの頻度は全乳がんのうち1～7%といわれ,本邦でも坂本の集計で2.9%[3]と報告されている.

表2 乳癌の組織型別症例分布(癌研,1981～2000年,単発癌10,087例)

	組織型	症例数		%	
I	非浸潤癌		(874)		(8.7)
	非浸潤性乳管癌	864		8.6	
	非浸潤性小葉癌	10		0.1	
IIa	浸潤性乳管癌		(8,270)		(82.0)
	乳頭腺管癌	2,124		21.1	
	充実腺管癌	2,253		22.3	
	硬 癌	3,893		38.6	
IIb	特殊型		(897)		(8.9)
	粘液癌	289		2.9	
	髄様癌	45		0.4	
	浸潤性小葉癌	395		3.9	
	腺様嚢胞癌	9		0.1	
	扁平上皮癌	26		0.3	
	紡錘細胞癌	10		0.1	
	アポクリン癌	59		0.6	
	骨・軟骨化生を伴う癌	11		0.1	
	管状癌	29		0.3	
	分泌癌	9		0.1	
	その他	15		0.1	
III	Paget病	46	(46)	0.5	(0.5)
	計	10,087		100.0	

文献3)より引用

〈文献〉

1) 日本乳癌学会・編.乳癌取扱い規約.第15版.金原出版;2004.
2) Elston C W, Ellis I O, et al. The Breast. Systemic Pathology volume13. Third Edition. Edinburgh: Churchill & Livingstone; 2000. p.283-364.
3) 坂本吾偉.乳腺腫瘍病理アトラス.改訂第2版.篠原出版;1995. p.51-79.

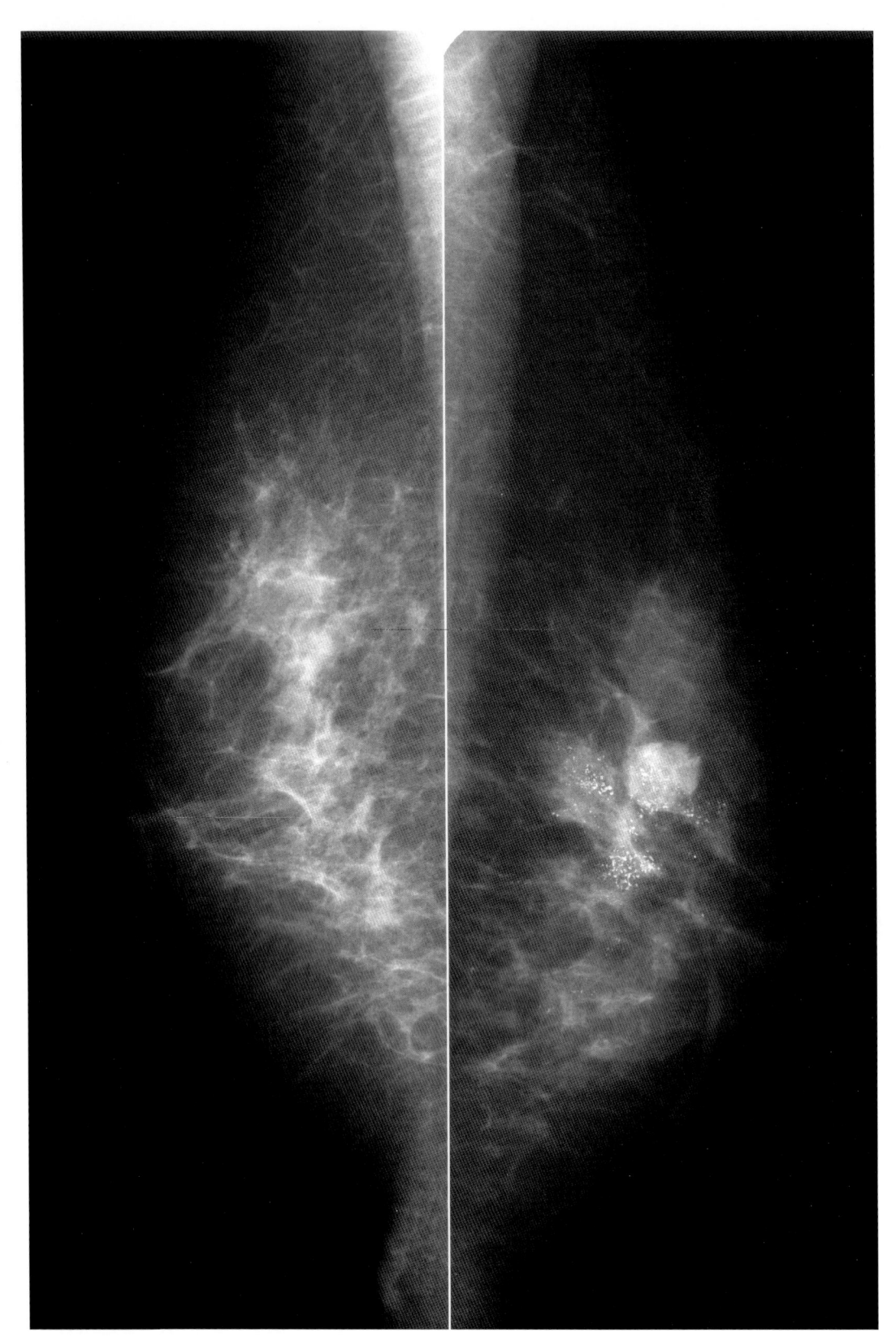

MLO

画像3 マンモグラフィ
左C領域に円形，境界明瞭，等～やや高濃度の腫瘤像を認める．腫瘤周囲には局所的非対称性陰影があり，腫瘤および局所的非対称性陰影の内部に多形性～分枝状の区域性に分布する微細石灰化を認める．

CC

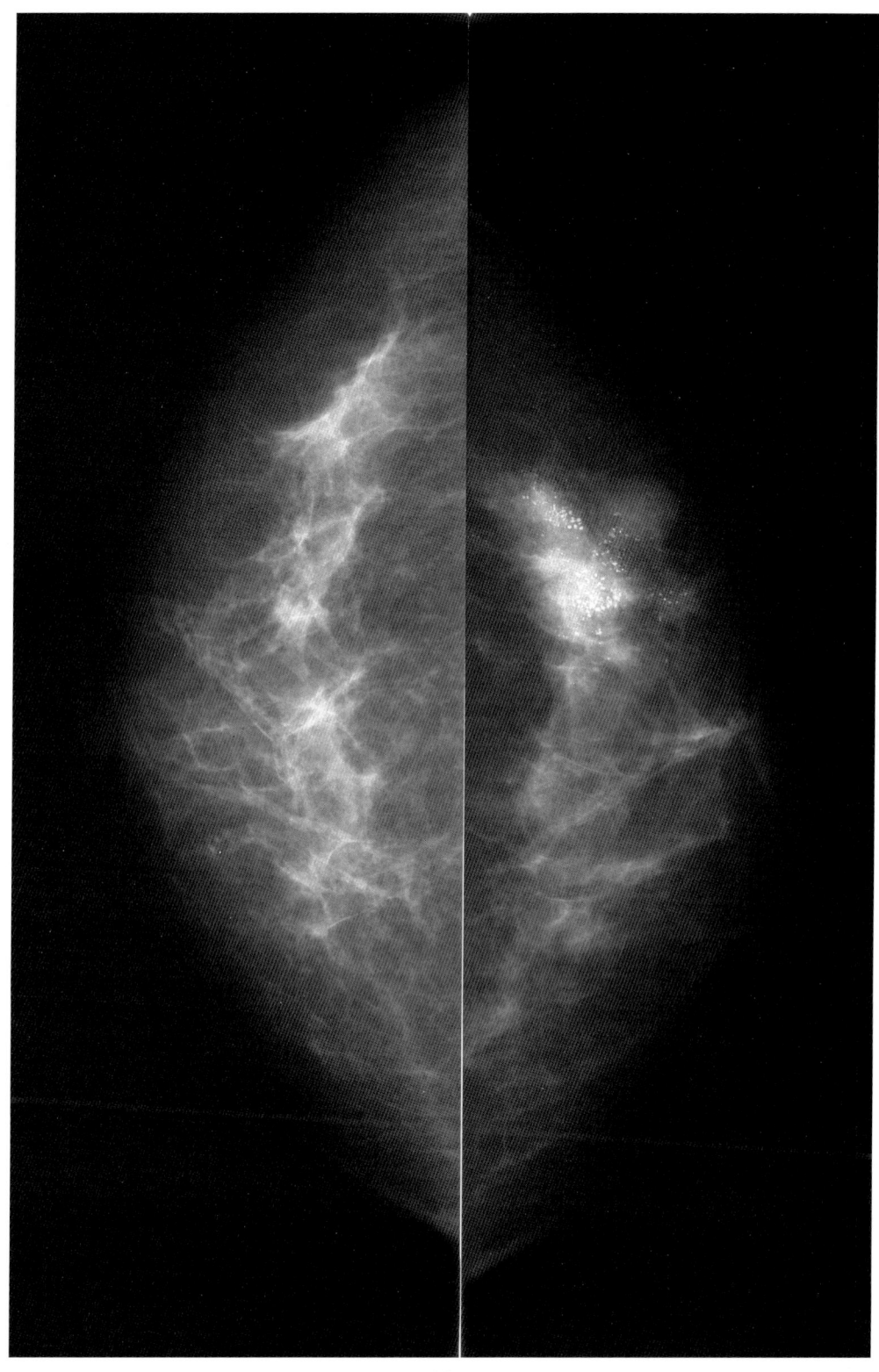

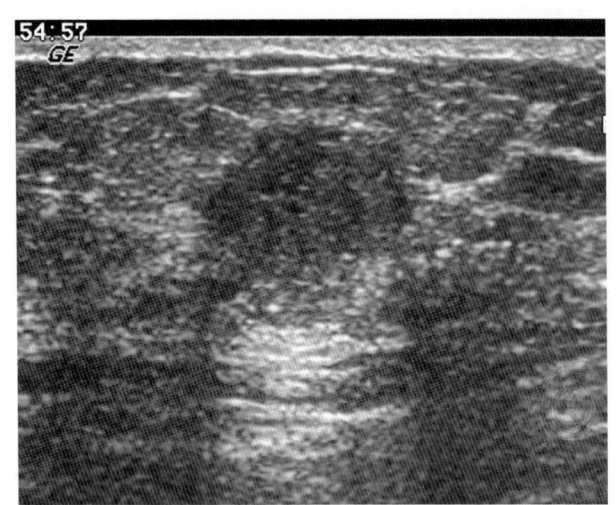

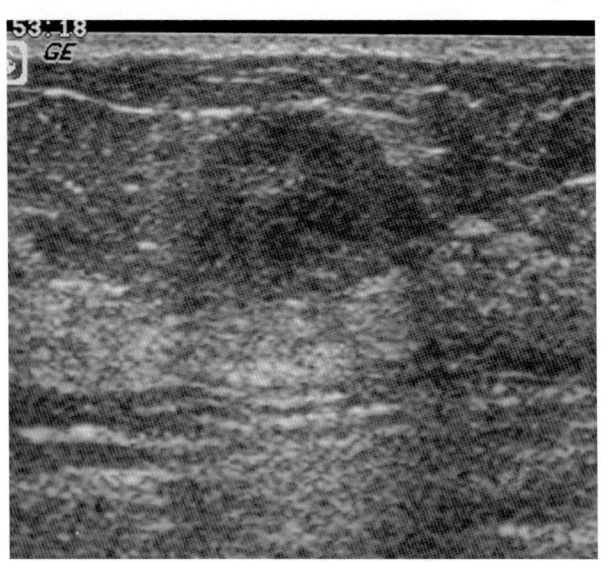

画像4　超音波
左C領域に楕円形，境界明瞭粗ぞうな等〜やや低エコーの内部不均質な腫瘤像を認める．腫瘤内外にechogenic spotを多数認める．

画像診断のポイント

　マンモグラフィ所見では，その多くが境界明瞭平滑な楕円形ないし分葉状腫瘤像を呈し，しばしば腫瘤像内外に微細石灰化を伴う（**画像3**）．高齢者（萎縮性乳房）の孤立性の境界明瞭腫瘤像を認識した場合，本疾患の可能性に留意する必要がある．超音波所見でも境界明瞭な腫瘤像を呈するが，内部エコーレベルのやや低いものから高エコーを呈するものまで種々である（**画像4**）．脂肪のエコーレベルに酷似するものもあり，特に萎縮性乳房例では見落とさないよう注意を要する．この場合後方エコーの増強が発見の手がかりとなり，よく観察すると内部エコーパターンが周囲脂肪織と異なることに気づく．また縦横比は小さく，外側陰影を有し，後方エコーの増強像を認めるなど，線維腺腫と鑑別の困難な症例もあるが，超音波ガイド下の穿刺吸引細胞診（以下USGABC）で容易に確定診断される．MRI所見では，粘液貯留のためT2強調で著明な高信号像を呈し（**画像5**），ダイナミックスタディでは造影効果の緩徐で弱いもの（**画像6**）が多い．

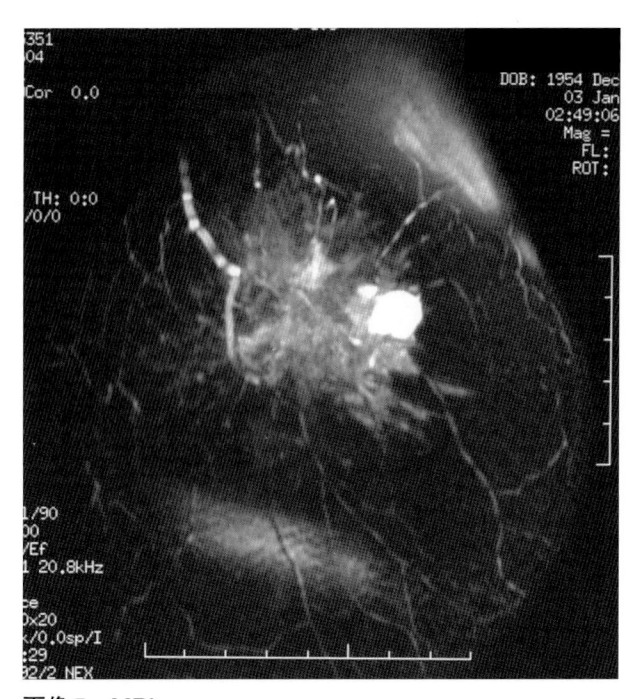

画像5　MRI
脂肪抑制T2強調（FSE）のMIP画像．左C領域に分葉状の著明な高信号像を認める．

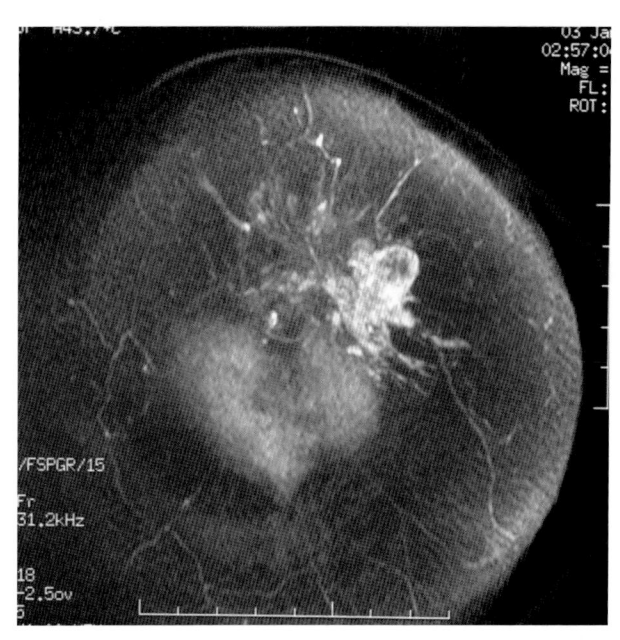

画像6　MRI
脂肪抑制T1強調ダイナミックスタディで，辺縁が濃染する腫瘤および腫瘤周囲組織の区域性の淡い染まりが認められ，広範な病巣と考えられる．

代表的撮像法

マンモグラフィの境界明瞭平滑な腫瘤像から粘液がんをまず念頭に置くことができる．そして超音波で粘液がんを強く疑い，USGABCで確定診断に至る．MRIは通常がん巣（乳管内進展）の拡がり診断の目的で撮影されるが，T2の著明な高信号像は特徴的である．

C. 浸潤がん 特殊型
2. 髄様がん

画像のポイント

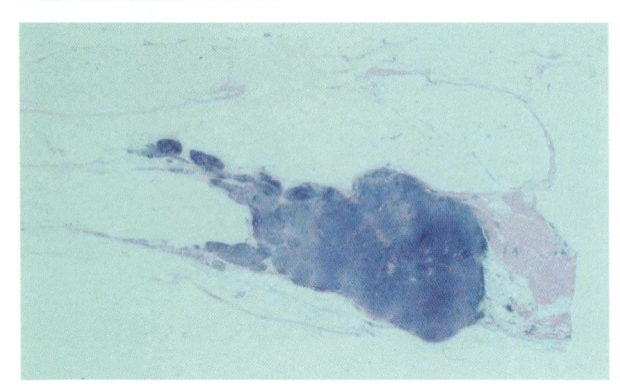

画像1　マクロ
分葉状の境界明瞭な腫瘍像.

疾患の概要

「低分化ながん細胞よりなる髄様に増殖するがんで，間質に著明なリンパ球浸潤を伴うことが多い」（**画像2**）と定義される．髄様がんのがん細胞は低分化で核分裂像も目立つなど高悪性度を思わせるにもかかわらず，リンパ節転移もまれな予後良好ながんである．本疾患は境界明瞭平滑な限局性腫瘤像（**画像1**）を呈し，充実腺管がんとの鑑別が重要である．髄様がんは乳管内成分をほとんど認めず，石灰化を伴うこともめったにない．全乳がんに占める頻度は5〜7%（本邦0.4[3]〜1%）である．

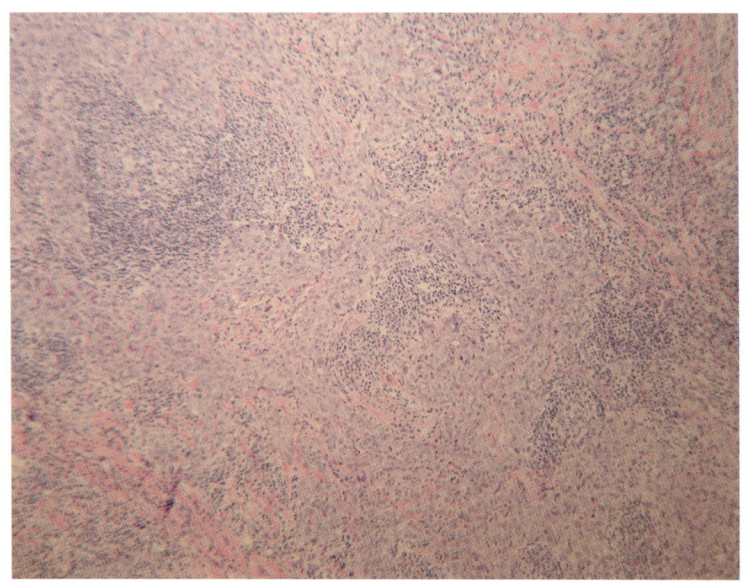

画像2　組織像
間質に著明なリンパ球浸潤を伴う，異型性の強いがん細胞の髄様増殖を認める.

MLO

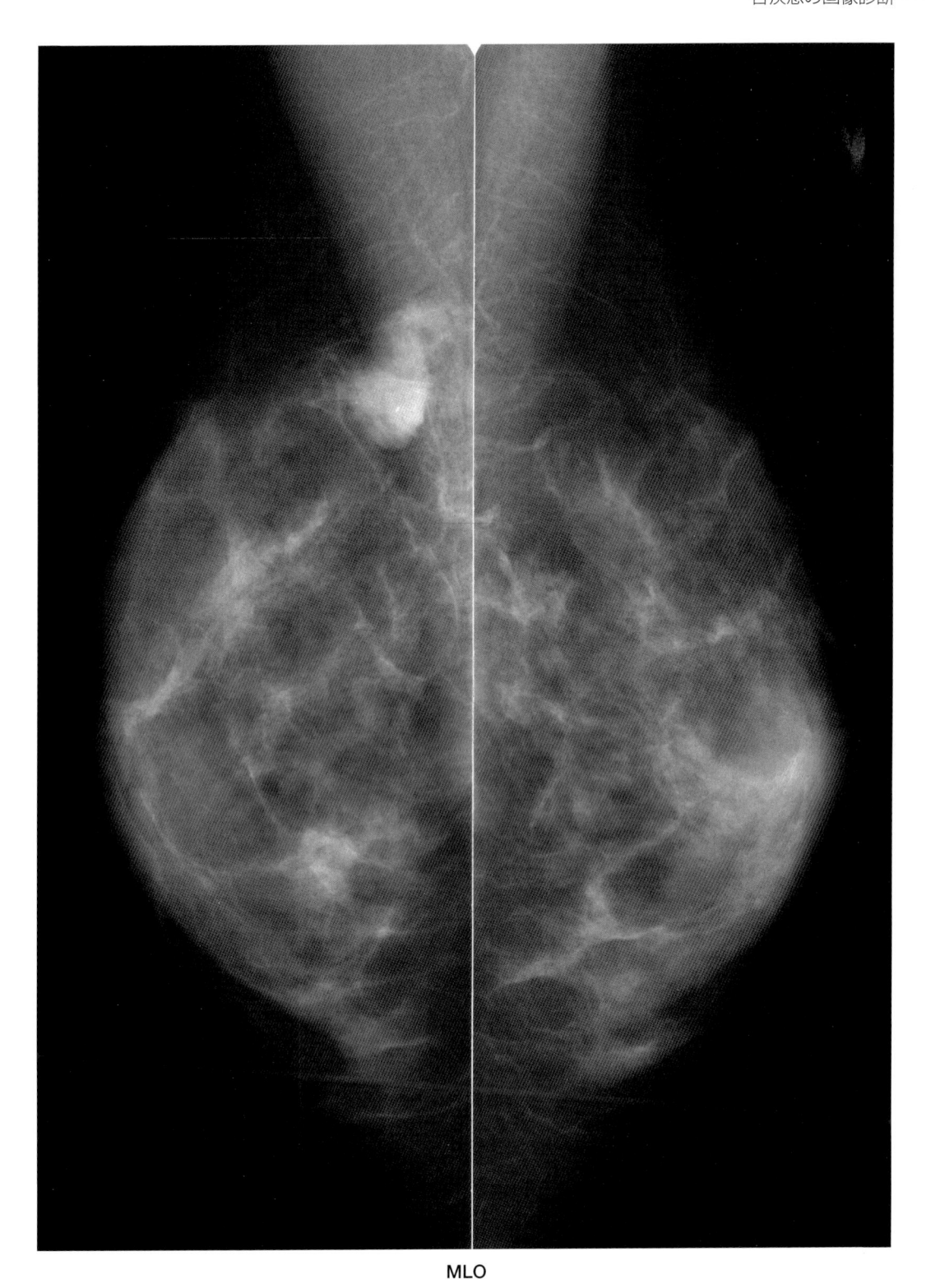

画像3 マンモグラフィ
　右C領域に分葉状，境界明瞭平滑，高濃度の腫瘤像を認める．

CC

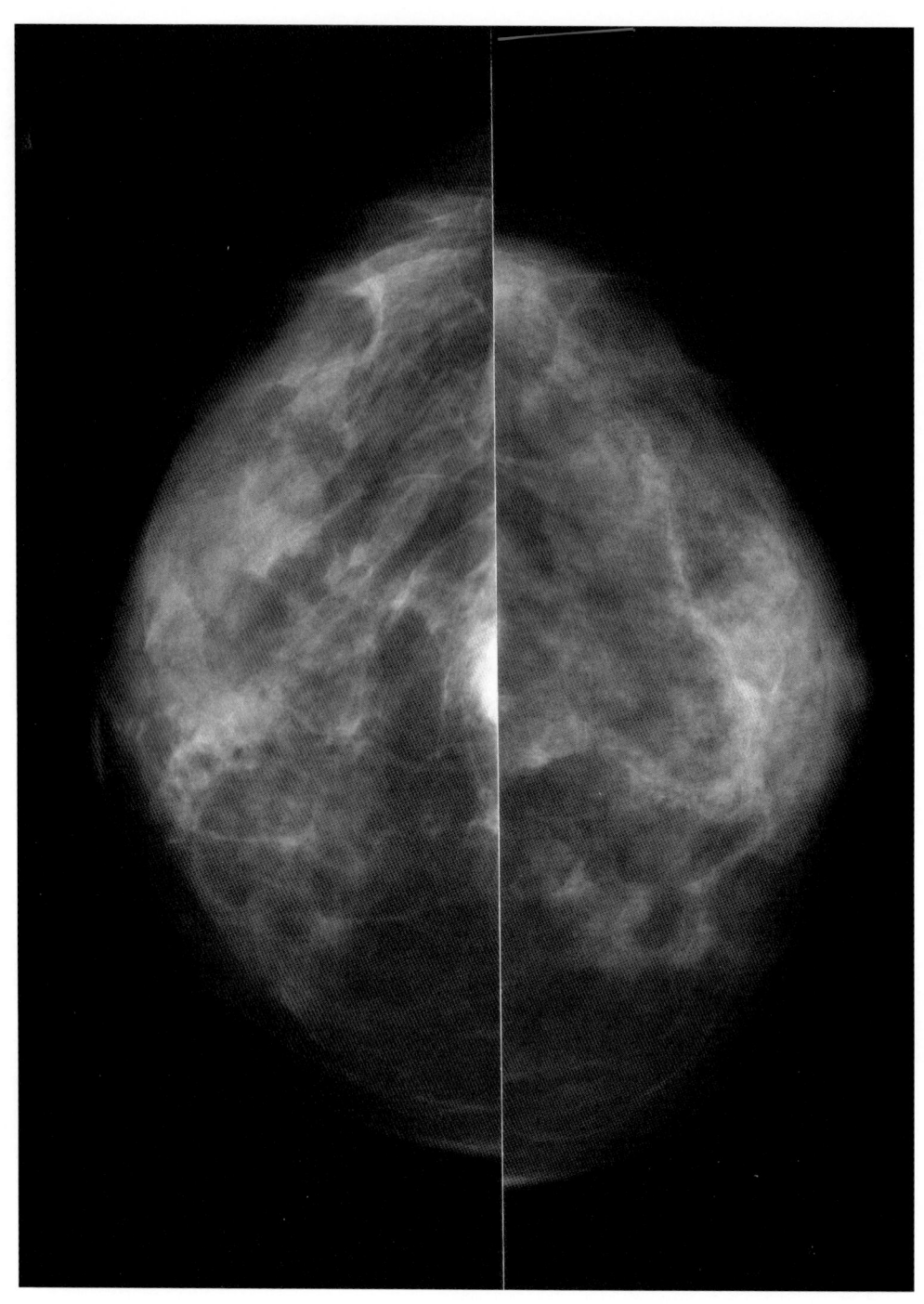

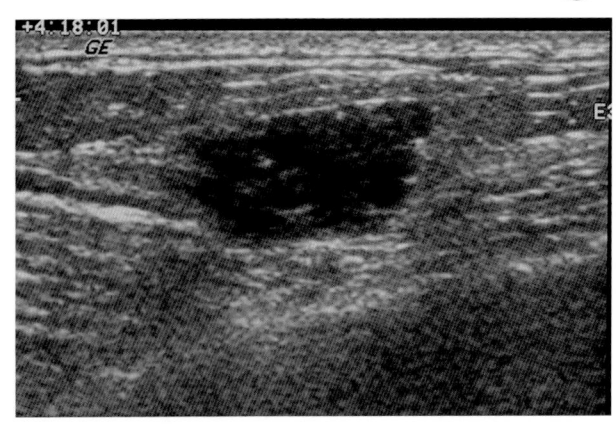

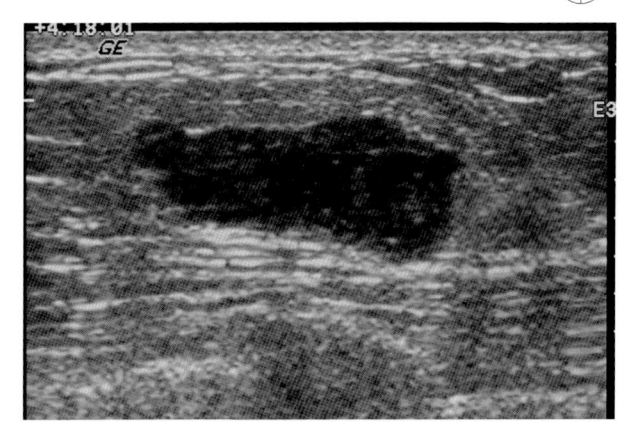

画像4　超音波
　右C領域に後方エコーの増強を伴う，分葉状，境界明瞭平滑な極低エコーの腫瘤像を認める．

画像診断のポイント

　マンモグラフィ所見では，円形・楕円形または分葉状の境界明瞭平滑な限局性腫瘤像（**画像3**）を呈し，微細石灰化像はほとんど伴わない．超音波所見では，マンモグラフィ同様に円形・楕円形または分葉状の境界明瞭平滑な限局性腫瘤像を呈する（**画像4**）．典型的には後方エコーの増強を伴い，内部エコー極低の圧排性充実性腫瘤像を示す．壊死・出血を伴う場合は内部エコー不均一となる．充実腺管がんとの鑑別の難しい例がある．

代表的撮像法

　画像診断では境界明瞭な円形・楕円形または分葉状形態の限局性腫瘤像を呈し，超音波で無エコーに近いほどの低エコーレベルを示すといわれる．しかし充実腺管がんとの鑑別は容易でなく，残念ながら髄様がんと特定できるほどの画像診断・所見はない．

C. 浸潤がん 特殊型
3. 浸潤性小葉がん

画像のポイント ■症例1

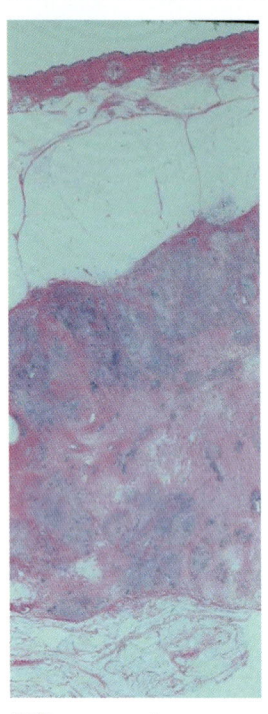

画像1-1 マクロ
腫瘍組織が広範かつ不規則に乳房組織内に入り込み増殖している．

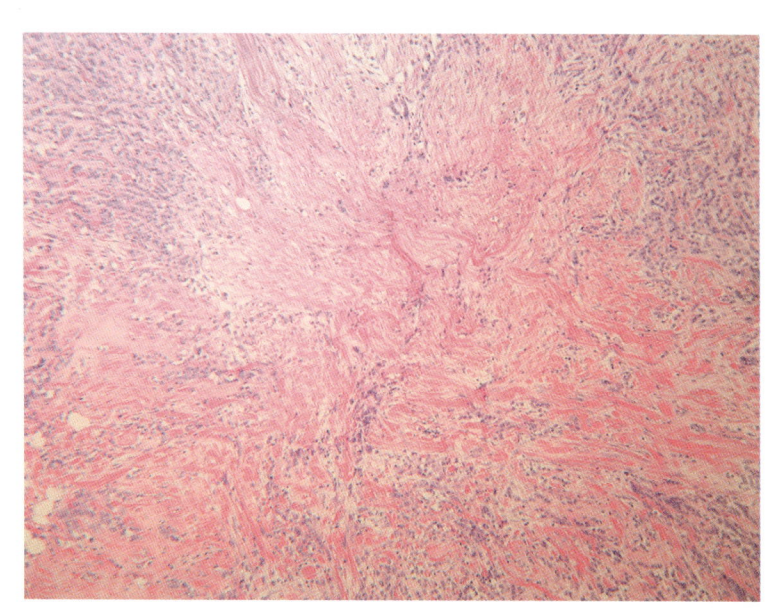

画像1-2 組織像
がん細胞が腺腔を形成せず，びまん性に間質に浸潤している．線維の増生と錯綜を認める．

疾患の概要

「癌細胞は均一小型で極性がなく，一列に並んでまたは散在性に浸潤し，間質結合織が多い」（**画像1-2，2-1，3-1**）と定義されている．すなわち均一ながん細胞が塊状や腺腔を形成せず，間質へのびまん性の浸潤像を示す．一列縦隊（インディアンファイル）と表される索状配列の分布様式をとることもある．間質の線維化が著明で，腫瘍径の小さいものは硬がんと酷似し区別できない．しかるに，細胞密度が粗で，びまん散在性ないし索状配列の分布様式を呈し，かつ間質の線維化の軽度なものでは腫瘤像として認識しがたい例もある．加えて多中心性発生が比較的多いため，温存術の適応には慎重を要す．浸潤性小葉がんの頻度は欧米1〜15％，本邦で3.9％[3]といわれるが，本邦でも近年増加傾向にある．

画像診断のポイント

視触診で乳房の大小不揃いや変形をきたすほどの所見を呈する例でも，画像での異常所見の目立たないもの（**画像1-3**）が少なくない．本病態をよく理解し，慎重な評価が肝要である．マンモグラフィ所見は多彩で，腫瘤像を形成せず局所的非対称性陰影（**画像2-3**）として認識されるものも多い．この場合構築の乱れを伴うかどうかよく観察する．腫瘤像を認める例の大半は，スピキュラを有する（**画像3-3**）または境界不明瞭な腫瘤像を呈するが，いずれにしても高濃度の病変像としては認識しがたい場合が多い．またMLOでは判然とせず，CCでのみ異常所見を認める例があり，1方向での判断には注意すべきである．微細石灰化を伴うこともある（**画像2-3**）が，石灰化のみを認めることはまれである．超音波

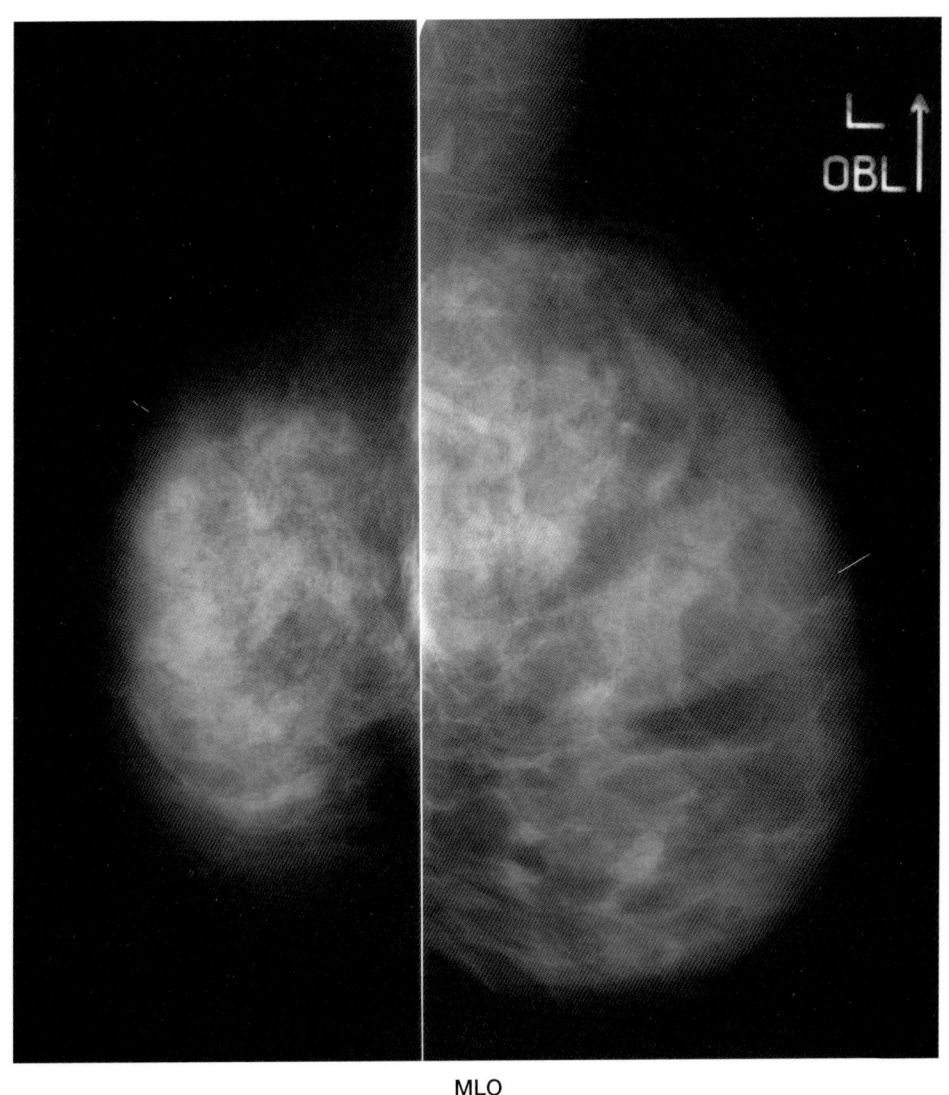

画像1-3　マンモグラフィ
　dense breastである．非対称乳房組織（右≪左）として評価され，腫瘤像や構築の乱れなどは認められない．

でも，病理やマンモグラフィ同様に多様な所見を呈する．典型例では後方エコーの高度減弱する形状不整，境界明瞭粗ぞうまたは不明瞭の，内部エコーに乏しい充実性低エコー腫瘤像（**画像3-4**）を認める．腫瘍径の小さいものでは縦横比も高く，硬がんに酷似する（**画像3-4**）．腫瘍径が大きくなると，横方向に長く黒いカーテンを引いたような独特の所見を呈する例もある（**画像1-4，2-4**）．後方エコーが不変か軽度減弱するにとどまり，内部も淡い低エコーを呈し，乳腺の層状構造に異常もきたさないため腫瘤として評価しにくい（**画像4-3**）非典型例も存在する．粗ながん細胞の分布および線維化のため，USGABCでの検体採取の困難な例も少なくない．本疾患を強く疑い，USGABCでの検体採取の困難な場合，躊躇せず針生検，マンモトームなどの組織診断を施行する．本疾患のMRIでは偽陰性症例も少なくない．その一方でMRIのみが病変の広範な拡がりを明確に示す（**画像4-2**）こともある．

CC

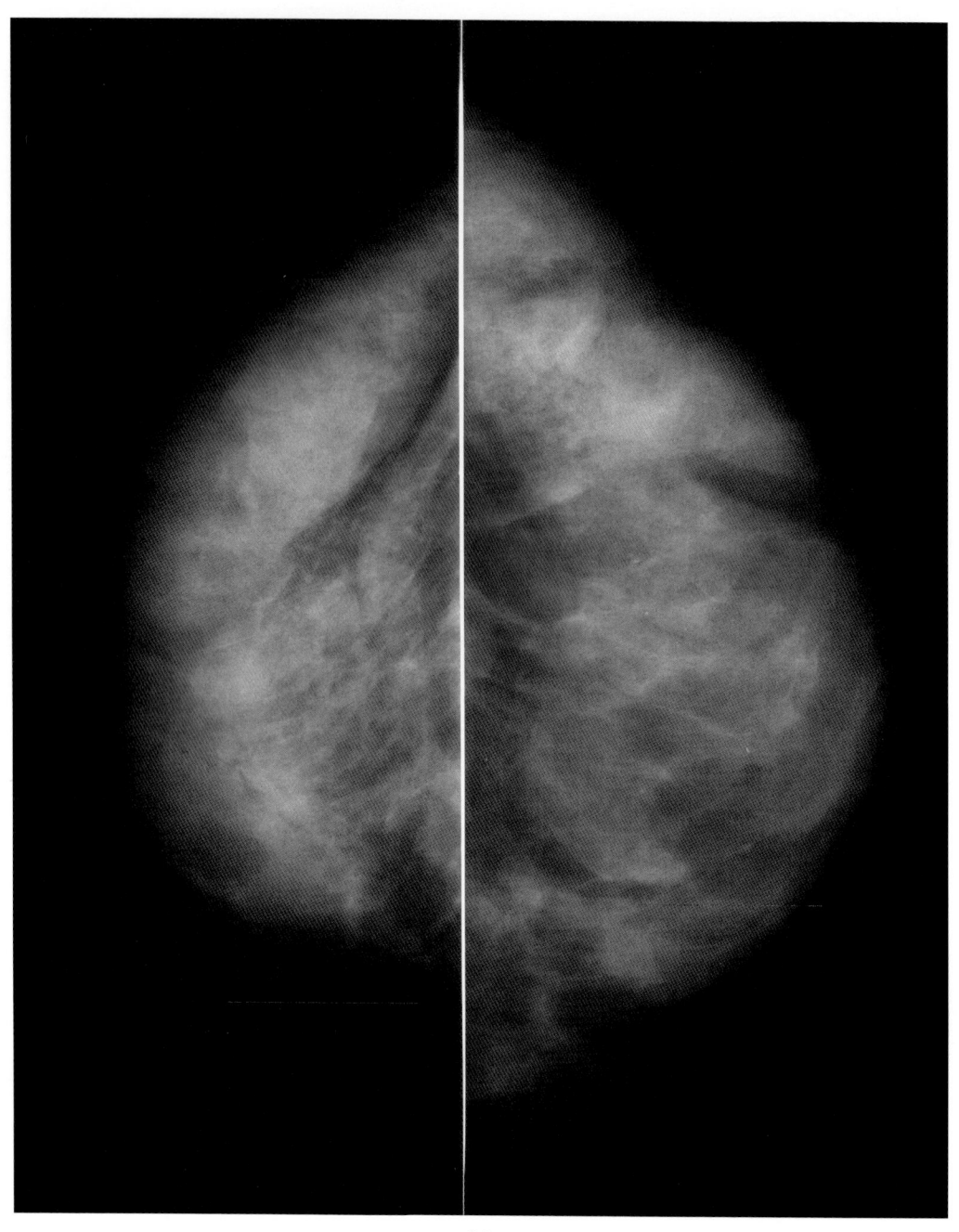

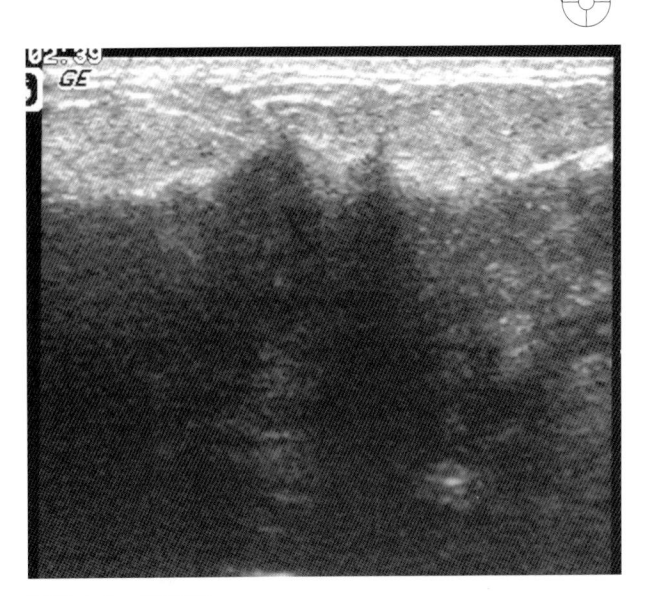

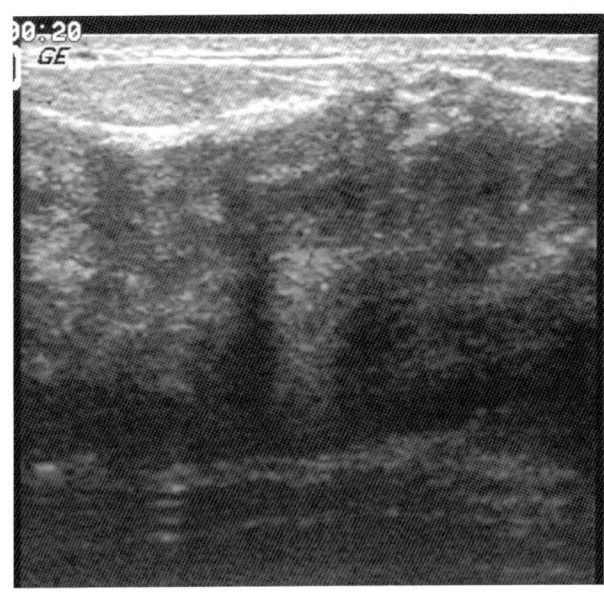

画像1-4　超音波
右乳房上部に後方エコーの減弱を伴う，エコーレベルの低い（カーテンを引いたような）横長の低エコー域が広範に存在．内部は無構造に見える．

代表的撮像法

総じて硬がんとよく似た画像を示すものが多いが，超音波所見の横方向に長く黒いカーテンを引いたような像は特異的といえよう．

画像のポイント　■症例2

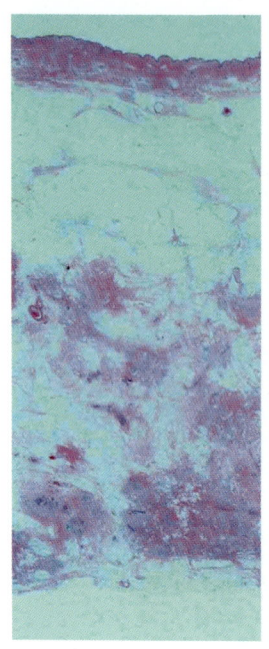

画像2-1　マクロ
萎縮性の乳房組織内に広範かつ不規則に腫瘍組織が入り込み増殖している．

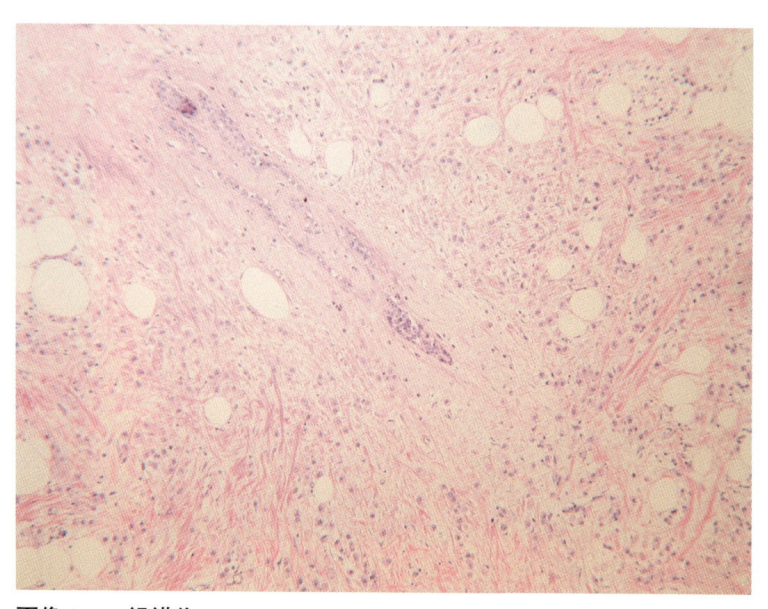

画像2-2　組織像
ところどころでがん細胞が一列に並ぶような索状配列を認める．線維の錯綜を認める．

MLO

画像2-3 マンモグラフィ
右A領域に，不明瞭な微細石灰化の区域性分布を伴う局所的非対称性陰影を認める．

CC

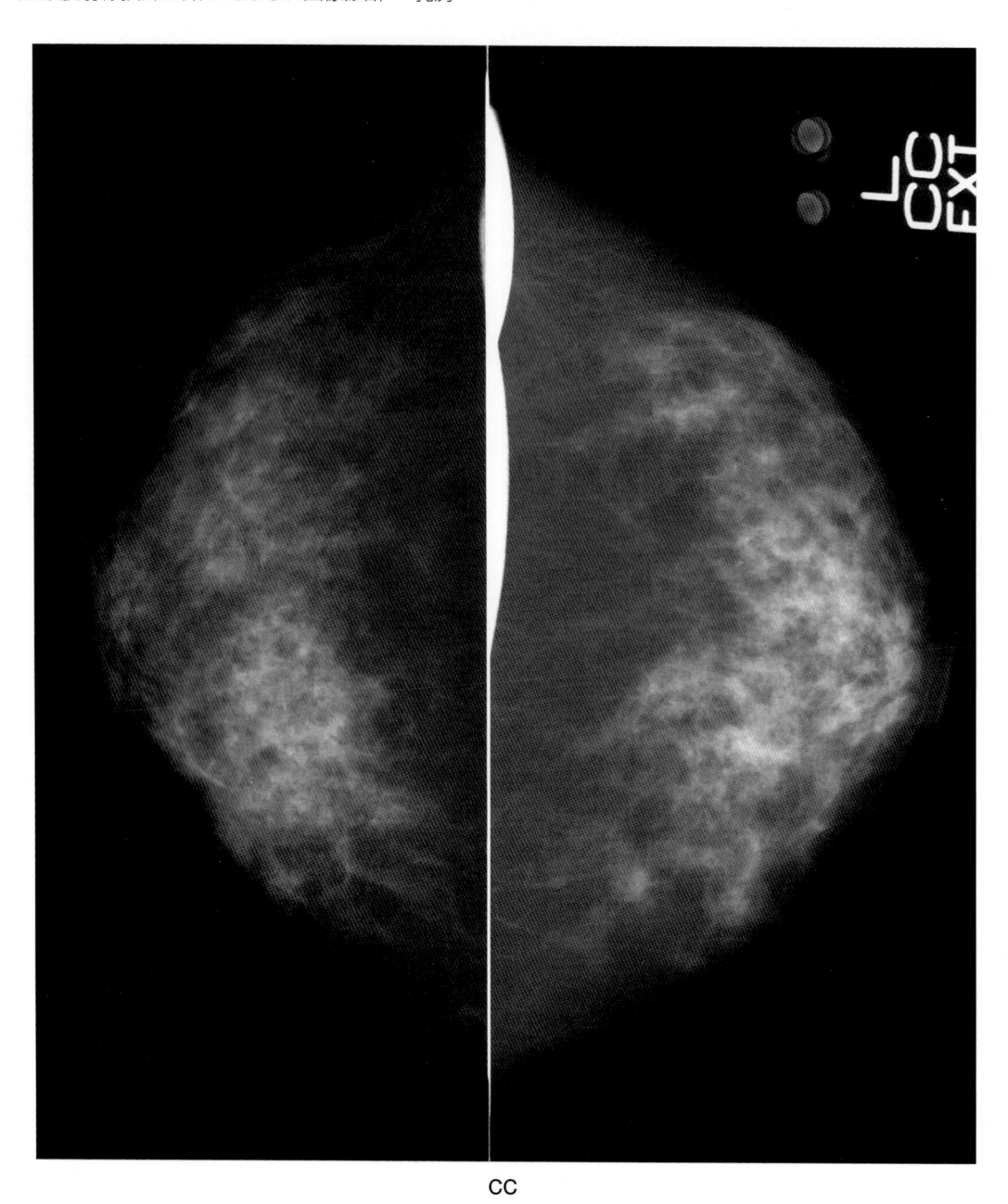

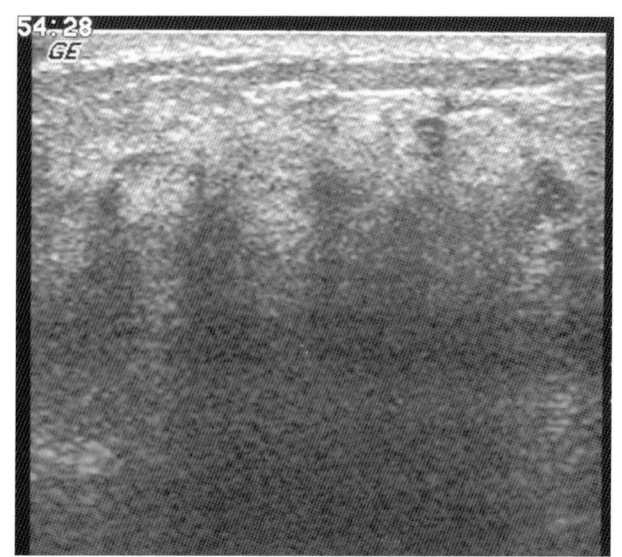

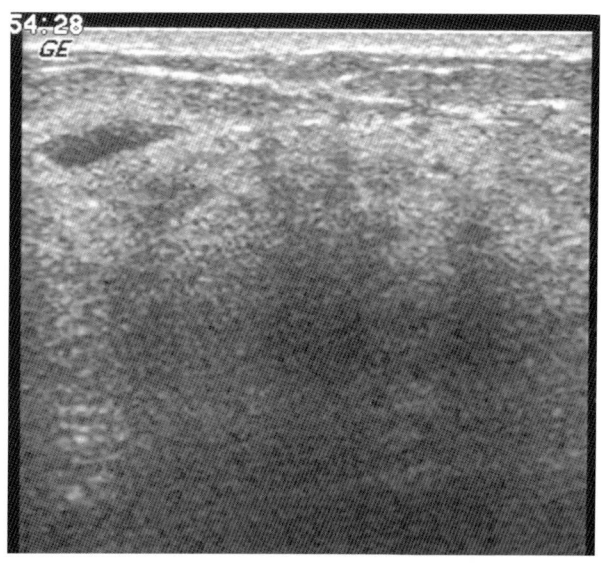

画像2-4 超音波
右乳房上部に後方エコーの高度減弱を伴い，皮膚側が鋸歯状を呈する広範な不整低エコー域．低エコー域の内部は無構造に見える．

画像のポイント ■症例3

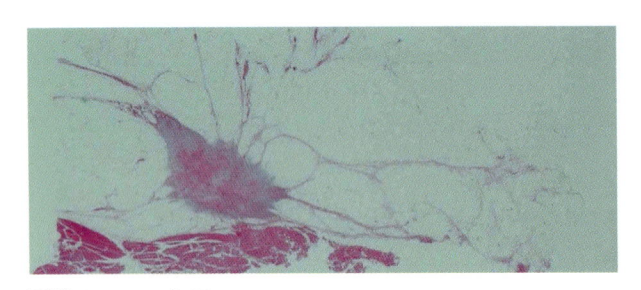

画像3-1 マクロ
周囲組織のひきつれを有する多角形の腫瘍を認める．

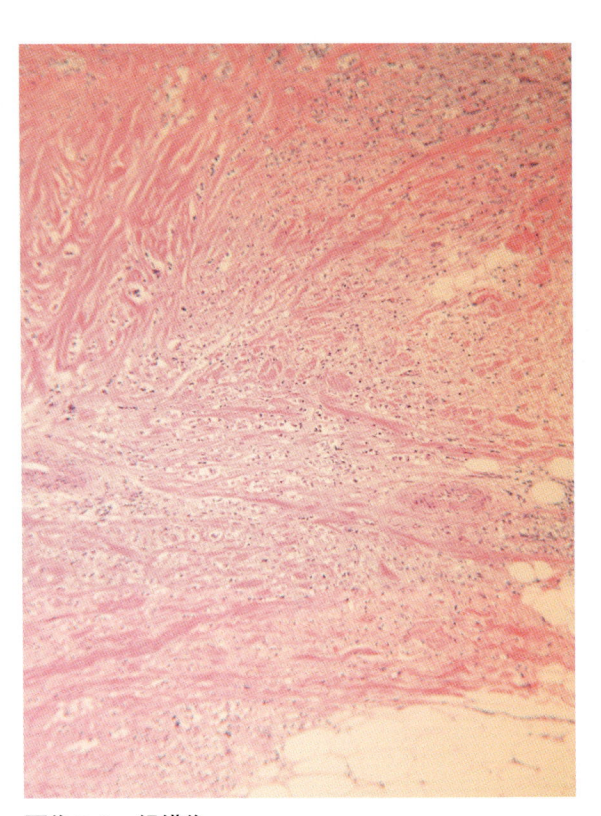

画像3-2 組織像
少数のがん細胞がばらばらと散在性に間質に浸潤している．線維の増生と錯綜を認める．

MLO

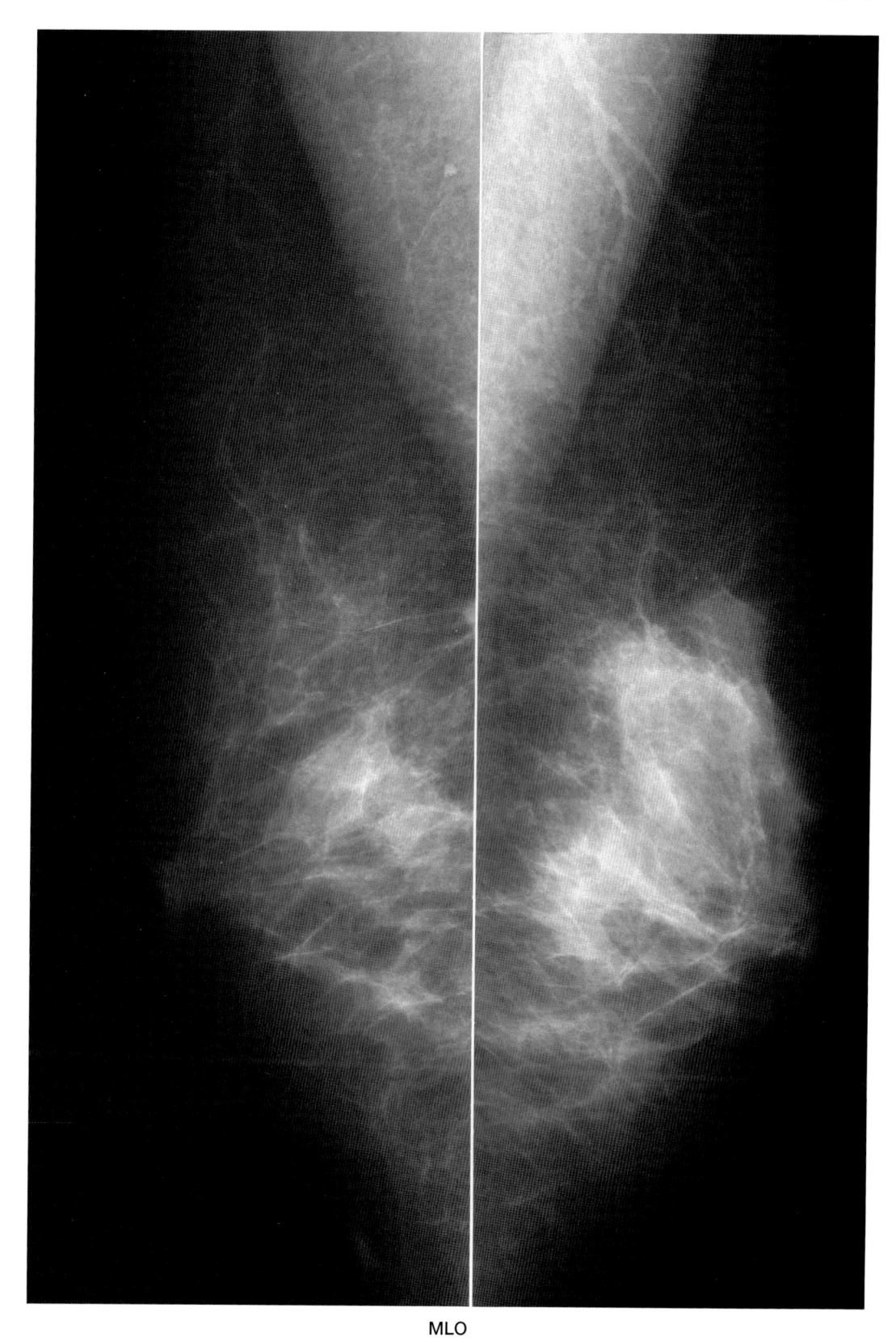

画像3-3 マンモグラフィ
　右A領域に多角形, スピキュラを有する高濃度腫瘤像を認める.

CC

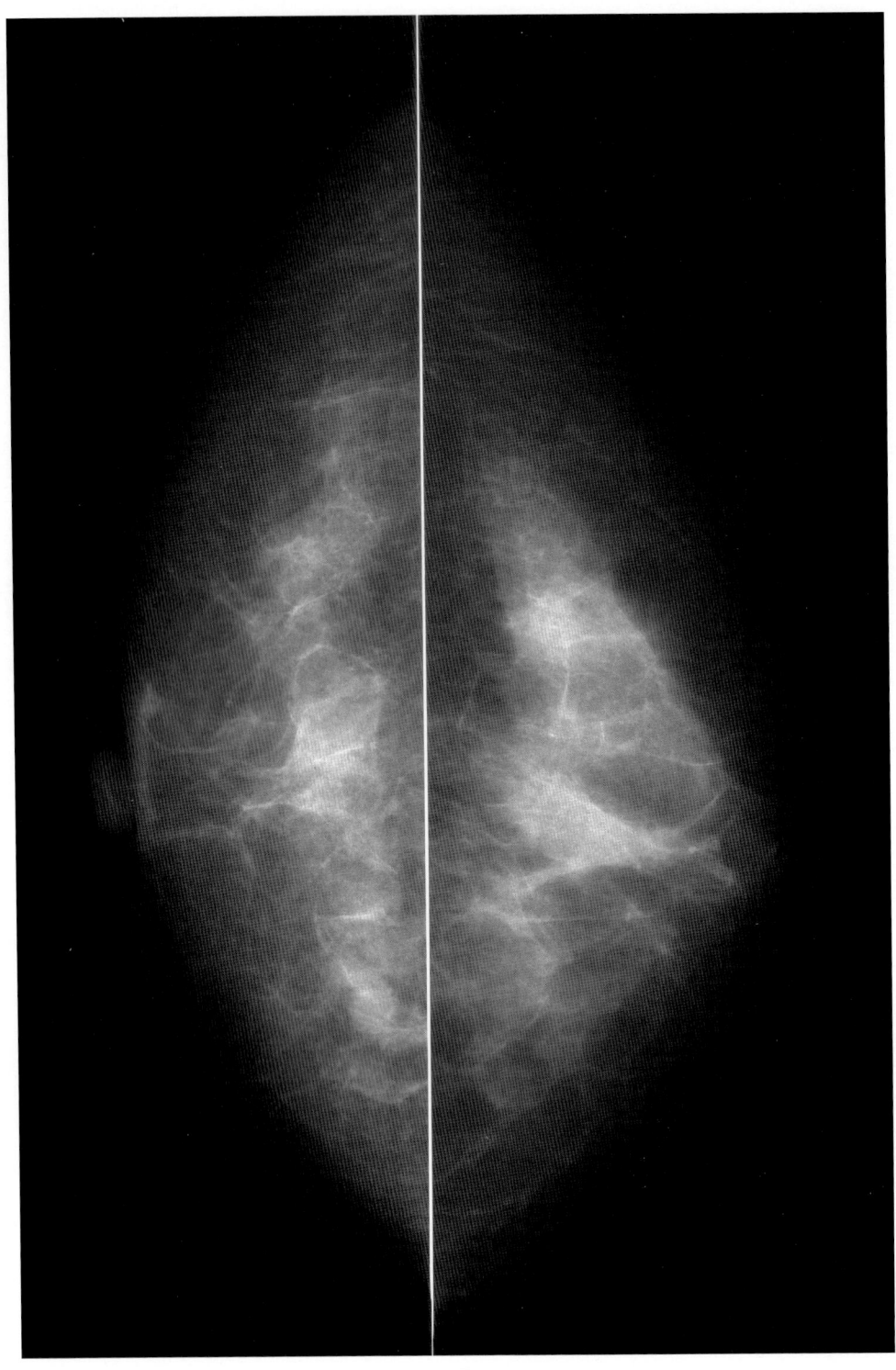

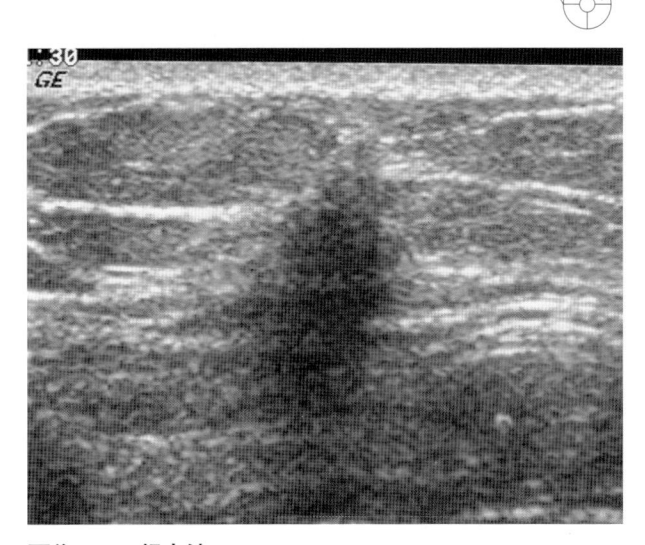

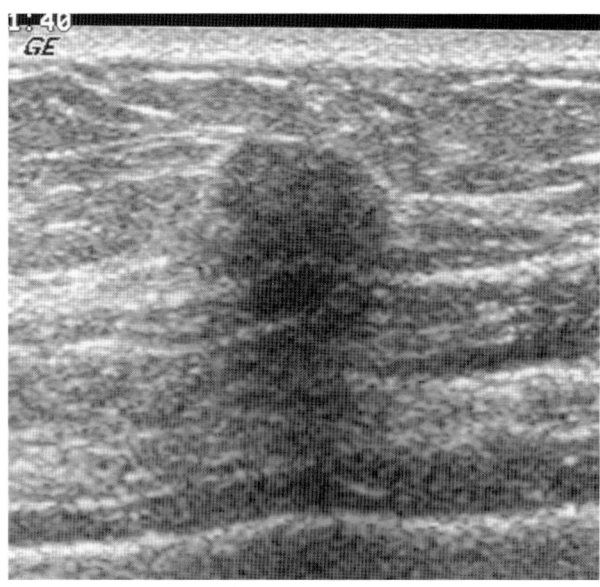

画像3-4 超音波
右A領域に前方境界線の断裂やハローを伴う，不整形縦長の低エコー腫瘤像を認める．後方エコーは減弱している．

| 画像のポイント | ■症例4 |

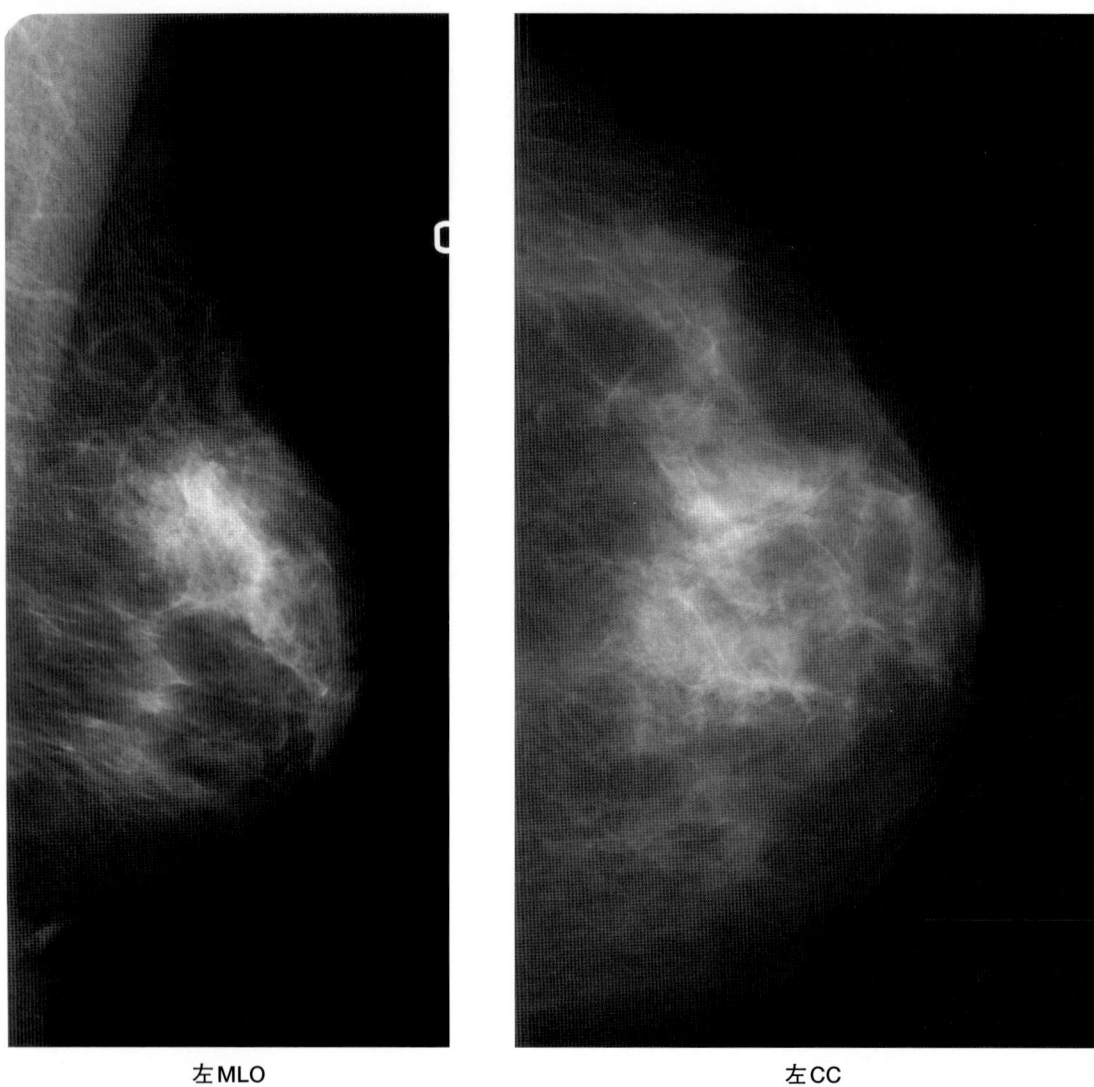

左MLO　　　　　　　　　　　　　　左CC

画像4-1　マンモグラフィ
右側が乳房切除後で比較できないが，不明瞭散在性の微細石灰化のみを認める．明らかな腫瘤像や構築の乱れは認められない．もし左右の比較が可能であったら，局所的非対称性陰影を指摘できるかもしれない．

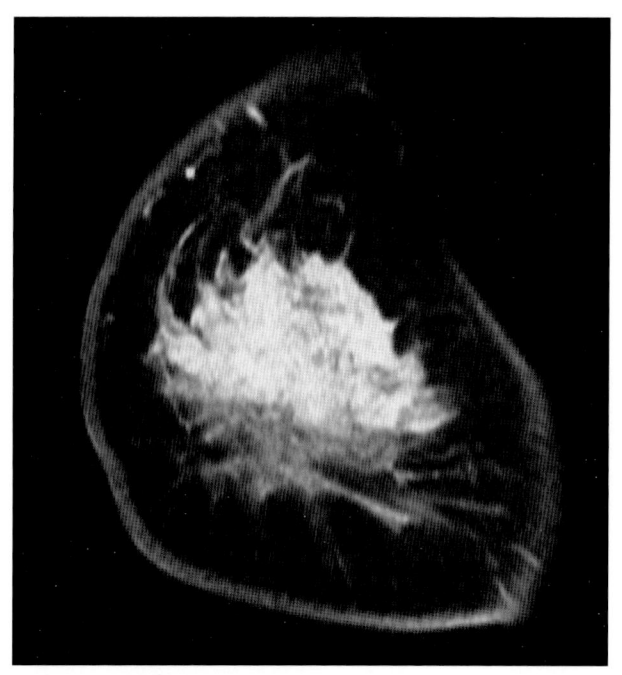

画像4-2　MRI
　脂肪抑制T1強調dynamic studyで，左乳房上部の広範な領域におよぶ早期濃染像を認める．

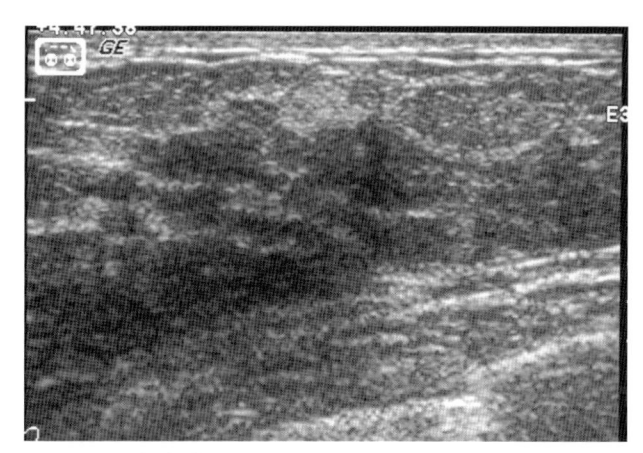

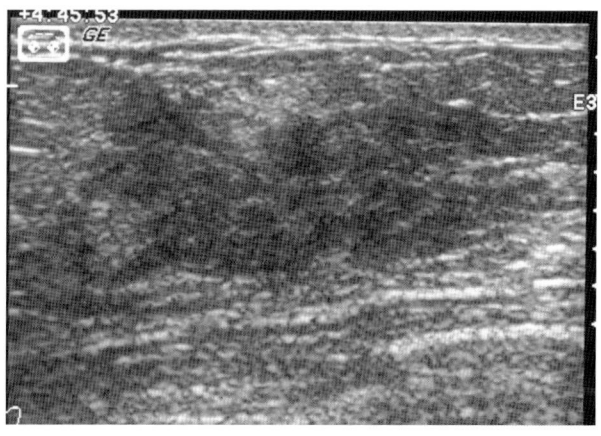

画像4-3　超音波
　淡い低エコーレベルの境界不明瞭な不整低エコー域を認める．

C. 浸潤がん 特殊型
4. 扁平上皮がん

画像のポイント

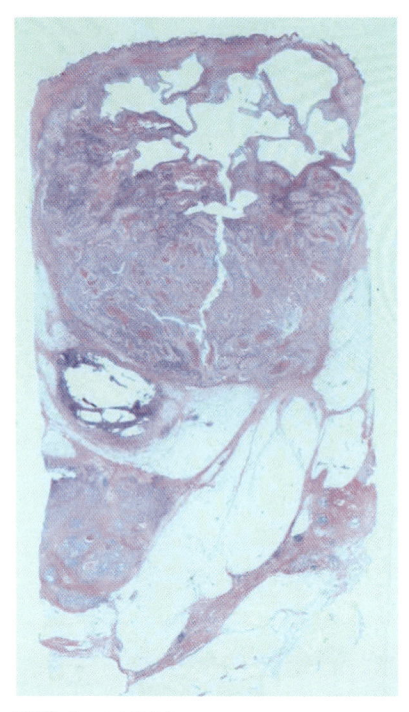

画像1　マクロ
比較的大きな囊胞状構造を有する充実性腫瘍．囊胞内部には脆弱な内容物（角化物質）を豊富に含んでいたが，標本作成過程で崩れ落ちた．

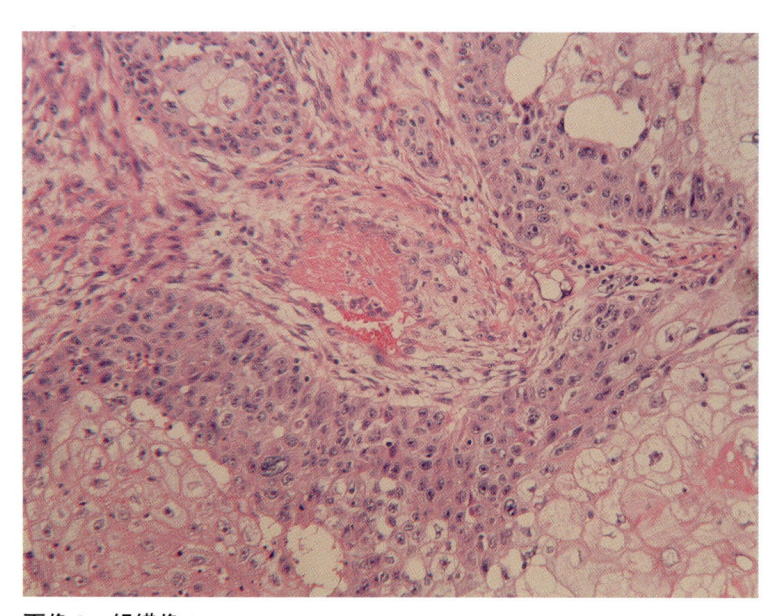

画像2　組織像1
がん胞巣が重層構造を呈している．

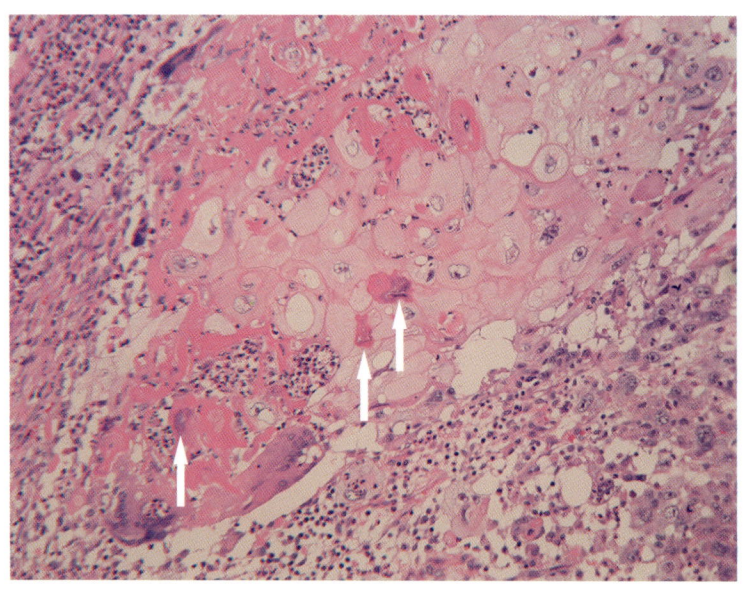

画像3　組織像2
ところどころ明らかな角化（矢印）を示す多角形状のがん胞巣を認める．

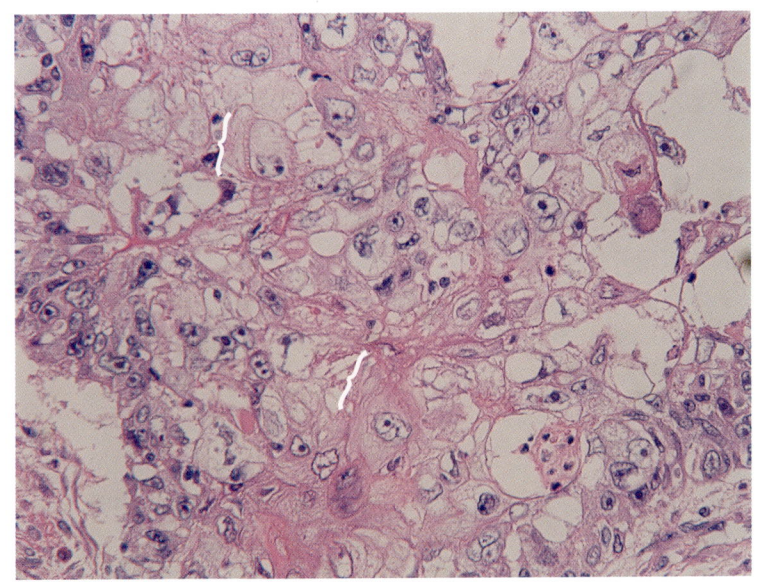

画像4　組織像3
細胞間橋（カッコ部）などの扁平上皮がんの特徴が認められる．

疾患の概要

「扁平上皮化生を伴う癌で，癌胞巣が単に重層を示す（**画像1**）だけでなく，角化（**画像3**），癌真珠あるいは細胞間橋（**画像4**）のみられるものをいう」と定義される．乳腺の扁平上皮がんは病理組織学的に，角化傾向を持つがん胞巣ががん全体において優位を占めることが重要である．がん巣の中心部に角化物質を含む大きな囊胞状構造を有する例（**画像2**）があり，特徴的である．頻度はまれながん（欧米0.1～3.6％，本邦0.3％[3]）であるが，悪性度は高く治療に難渋する例がある．

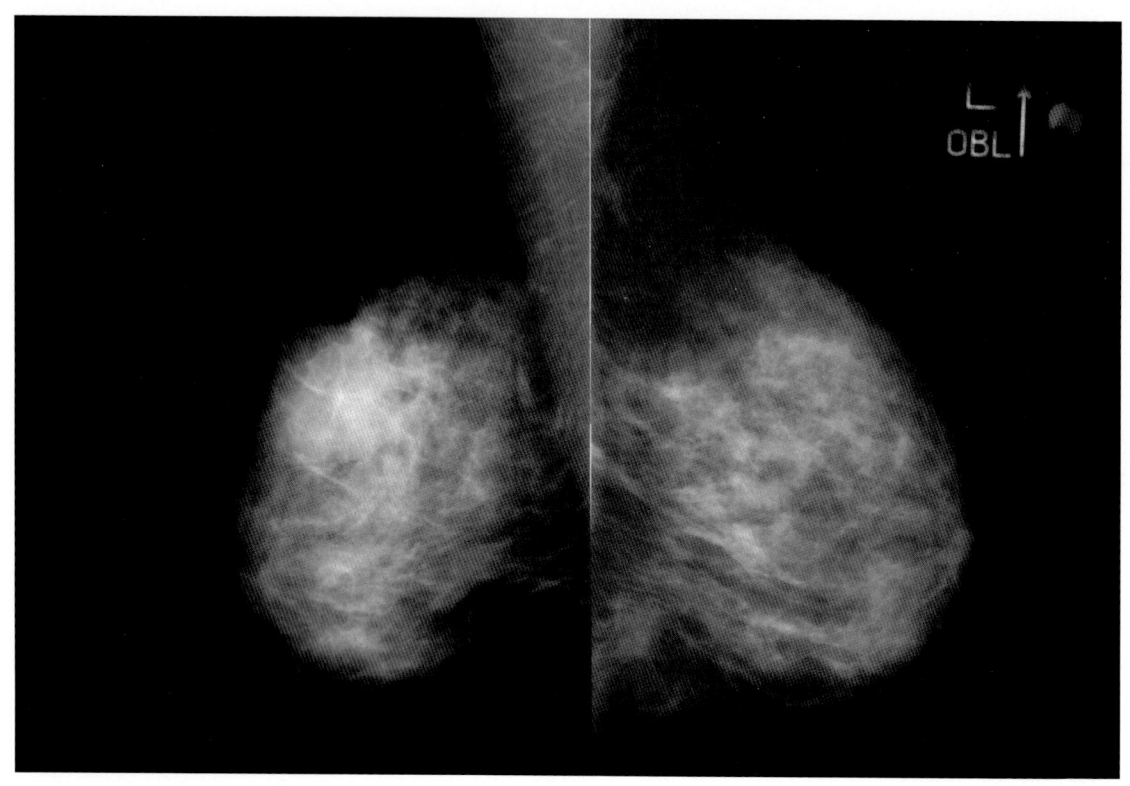

MLO

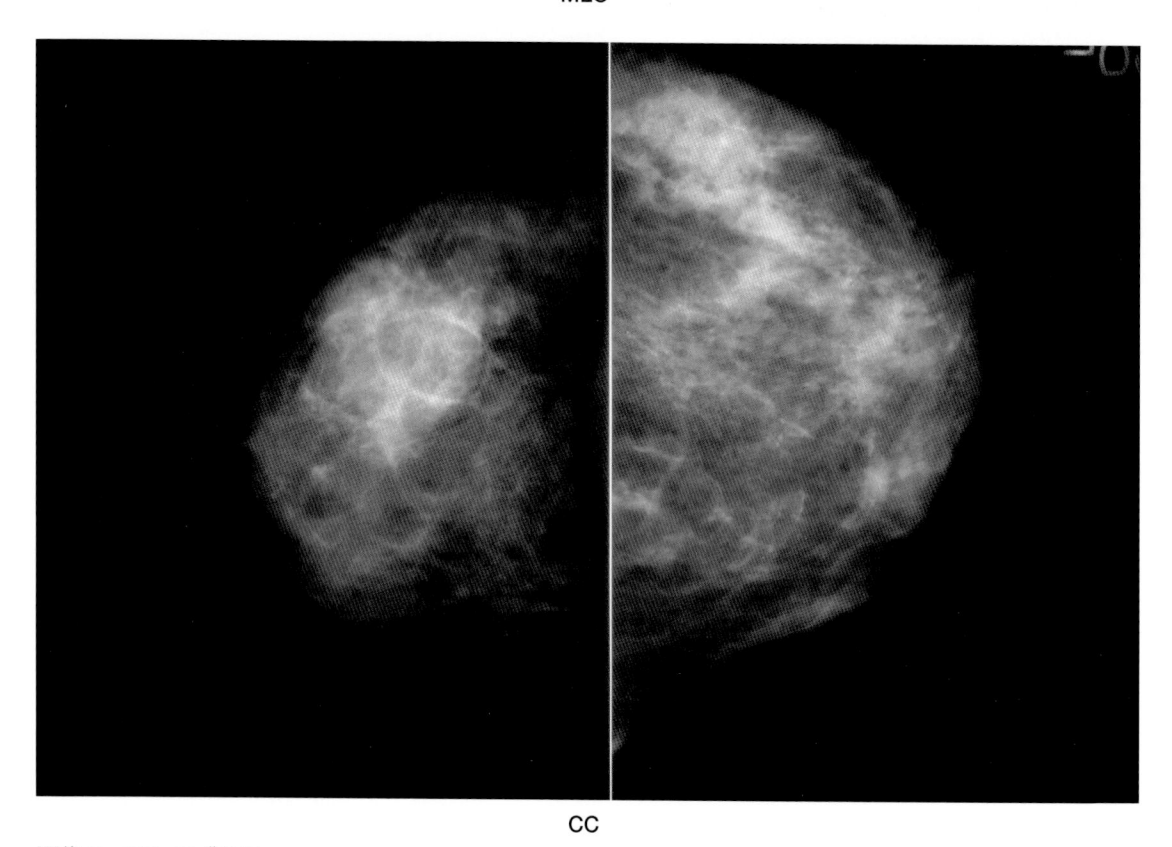

CC

画像5　マンモグラフィ
　右乳房C領域に分葉状，境界不明瞭，高濃度の腫瘤像を認める．CCでは腫瘤の厚みのため右乳房の圧迫が十分できない様子で，左右乳房の非対称さが目立つ．

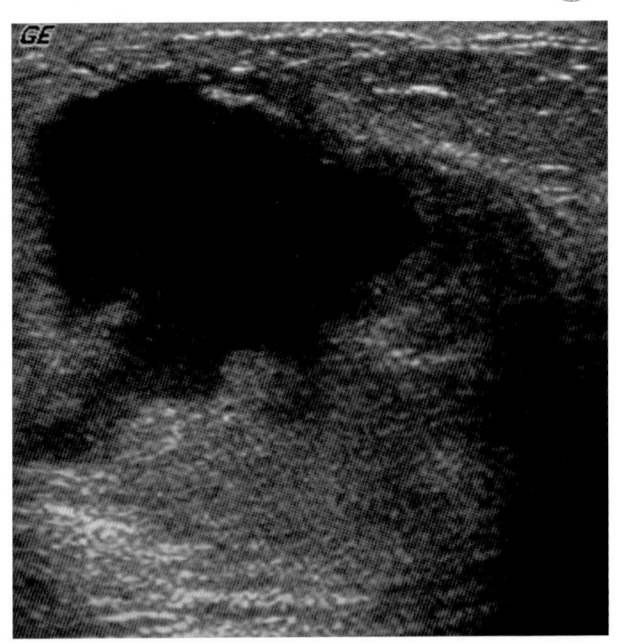

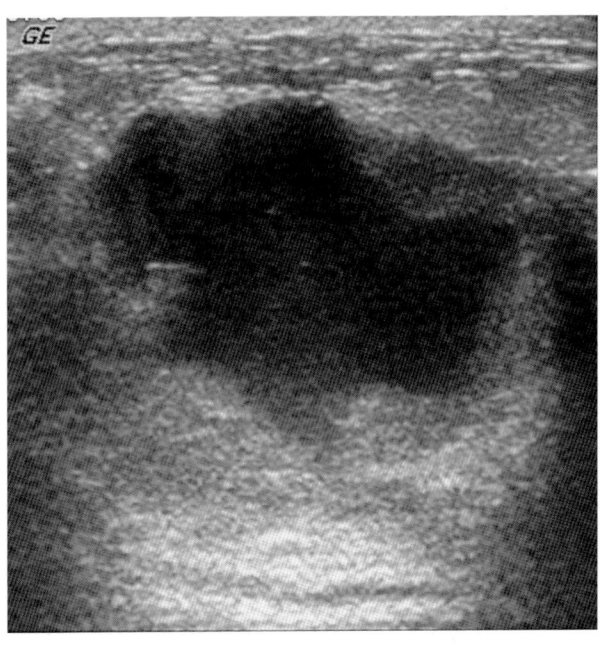

画像6　超音波
右C領域に内部に液体成分を含む分葉状の境界明瞭平滑な低エコー腫瘤を認める．囊胞内腫瘍とするには，壁外への腫瘍増殖が過ぎるように思われる．充実性腫瘍の内部に液体貯留をきたしたとの判断が適切と考える．

画像診断のポイント

画像所見（**画像5，6**）で，浸潤像を呈する充実性腫瘍内部に大きめの囊胞状構造を認めた場合にはまず本疾患も疑ってみる．囊胞内腫瘍と似た所見を呈する症例もあるが，扁平上皮がんは悪性度が高いので要注意である．

C. 浸潤がん 特殊型
5. 管状がん

画像のポイント

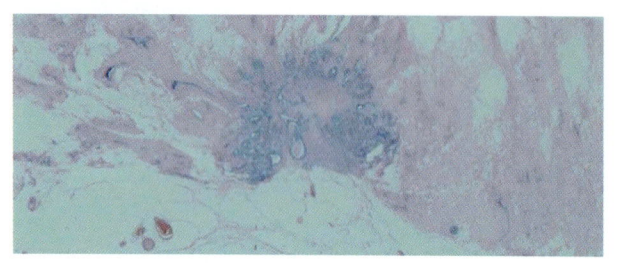

画像1　マクロ
周囲組織の著明なひきつれを有する不整形腫瘍.

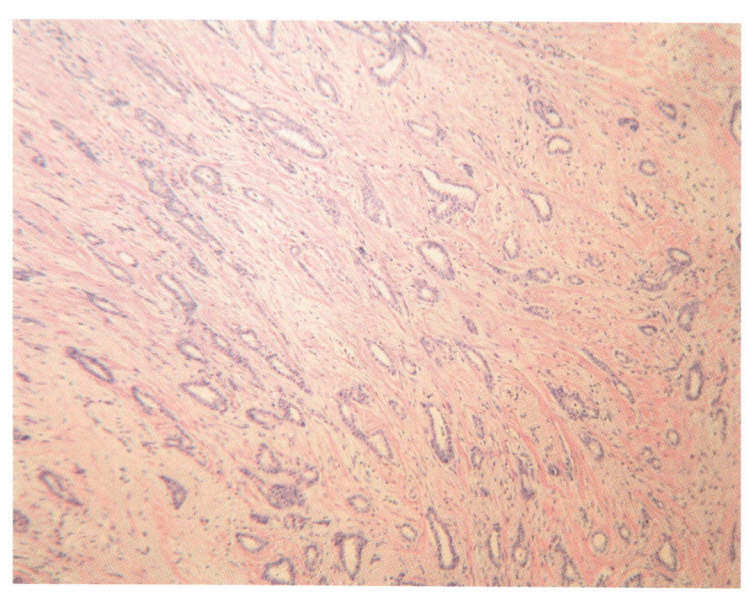

画像2　組織像
がん細胞は1層に並び明瞭な管腔を形成する．線維性間質も豊富である．

疾患の概要

「高分化の管腔形成性浸潤癌で，癌細胞は1層に並んでやや不規則で，明瞭な管腔を作って異型性も軽度で，豊富な線維性間質を伴う」（**画像2**）と定義される．欧米ではマンモグラフィ検診で小腫瘍径のものがしばしば発見され，増殖が緩徐なため腫瘍径の小さいうちに見つかるとも考えられている．頻度は全乳がんの1～10％といわれる（本邦0.3％前後[3]）．リンパ節転移は少なく，予後良好な乳がんである．一側多発がんや両側乳がんが多いことも特徴であり，両側乳房をくまなく観察することが肝要である．管腔周囲に豊富な線維化を認め，画像上もスピキュラを有する腫瘤像として認識されるものが多い．小数だが，乳管内がん巣を伴ったり，微細石灰化を伴うこともある．

MLO

画像3　マンモグラフィ
　右CD領域境界に，構築の乱れを伴う局所的非対称性陰影を認める．CCではスピキュラを有する腫瘤像とも認識できそうである．

CC

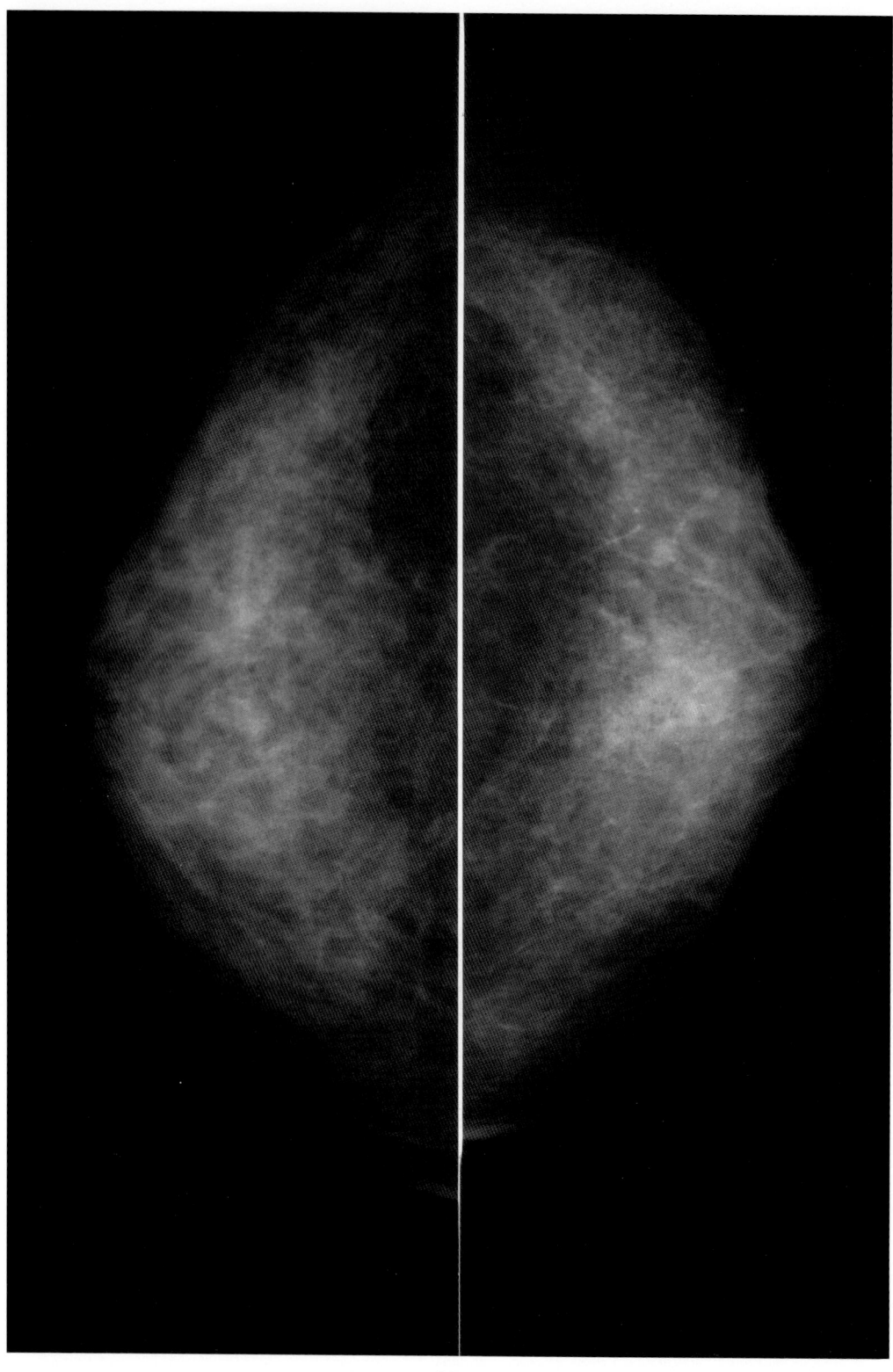

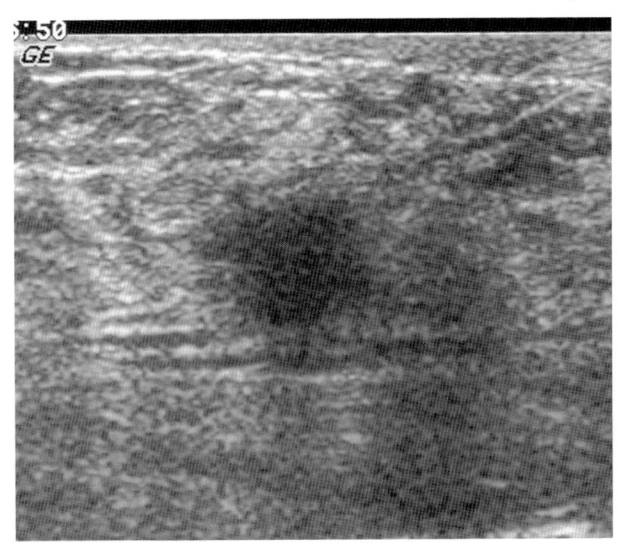

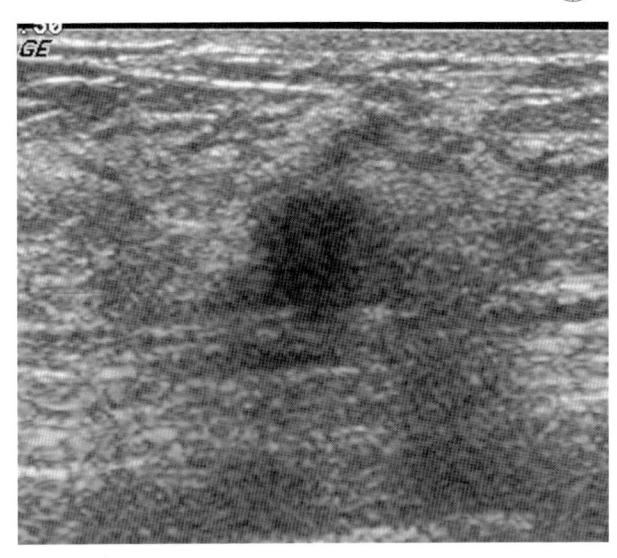

画像4　超音波
　右CD領域に後方エコーの軽度減弱する不整形，境界不明瞭な腫瘤像を認める．

画像診断のポイント

　マンモグラフィ所見では，スピキュラを有するまたは境界不明瞭で，等濃度に近い腫瘤像を呈する．構築の乱れを伴う局所的非対称性陰影（**画像3**）として認識されるものもある．超音波所見では，後方エコーの減弱を伴う，不整形の境界明瞭粗ぞう～不明瞭な淡い低エコー腫瘤像（**画像4**）を呈する．

D. 結合織性および上皮性混合腫瘍，乳腺症・その他腫瘍様病変
1. 線維腺腫

画像のポイント

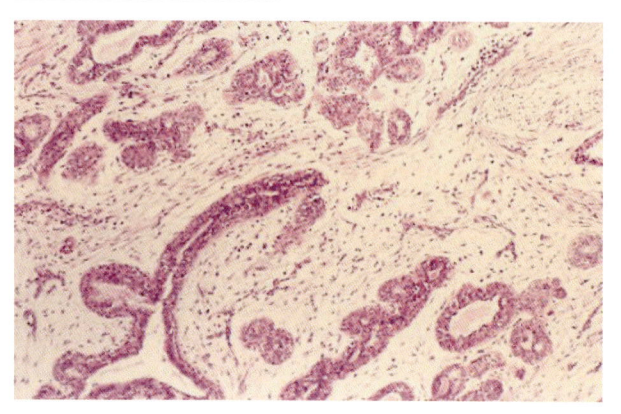

画像1　組織像
管周囲型で，管腔状の腺腫成分の周囲を取り囲んで線維性分の増生を認める．

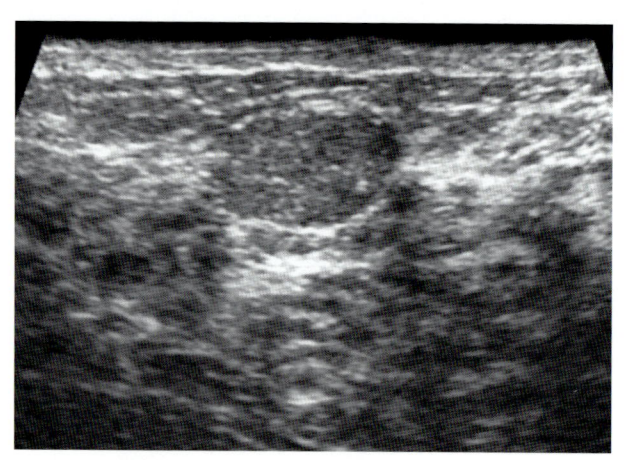

画像2　超音波（右C領域，縦断像）
境界は明瞭平滑，内部均質な腫瘤で，エコーレベルは皮下脂肪組織に近い．

疾患の概要

日常臨床で最も頻繁に遭遇する良性腫瘍である．20歳〜40歳代に好発し，単発性または多発性・両側性に発生する．約70％は2cm以下である．

画像診断のポイント

超音波では，形状は楕円形（ときに分葉状），境界は明瞭平滑，内部均質な典型的な良性所見を呈する．内部エコーレベルはさまざまであるが，乳がんよりはエコーが高く，脂肪組織よりはやや低いことが多い．幼弱な線維腺腫では脂肪組織と等エコーを示す場合もあり，見逃される原因となる．このような場合でも，マンモグラフィでは境界明瞭な腫瘤として描出されるので，マンモグラフィと所見が一致しない場合には，超音波で腫瘤と脂肪組織が区別できていない可能性がある．また，従来，管内性，管周囲性に大別されているが，管内性は縦横比が大きい傾向にあるとされている．線維腺腫が集簇性に認められることもあるが，すべてが同様の画像所見を示すものではなく，それぞれについて良悪性の鑑別をすすめる必要がある．

マンモグラフィでは，超音波と同様に境界明瞭，辺縁平滑な腫瘤像を呈する．典型例では腫瘤辺縁にX線透過性の縁取りが見られ，腫瘤の境界をほぼ全周性に追うことができる．

代表的撮像法

超音波およびマンモグラフィを施行する．MRI，CTは乳がんとの鑑別が問題となる症例を除き，検査の必要性はない．

撮像のポイント

典型的良性所見を呈することが多く，診断に苦慮することは少ない．ただし，超音波では，周囲の乳腺症による変化がしばしば腫瘤の輪郭を不鮮明とし，あたかも不整形の腫瘤のように見える場合があるので，注意を要する．

また，典型的良性所見を呈さない症例は常に他の疾患の可能性も考慮すべきである．特に粘液がんは線維腺腫と類似した超音波画像を呈することがあり，高齢者で線維腺腫様のエコーレベルの高い腫瘤像を認めた場合は注意を要する．

マンモグラフィでは，腫瘤辺縁に沿ったX線透過性の縁取りを出せるような圧迫を工夫する必要がある．

各疾患の画像診断 —— 171

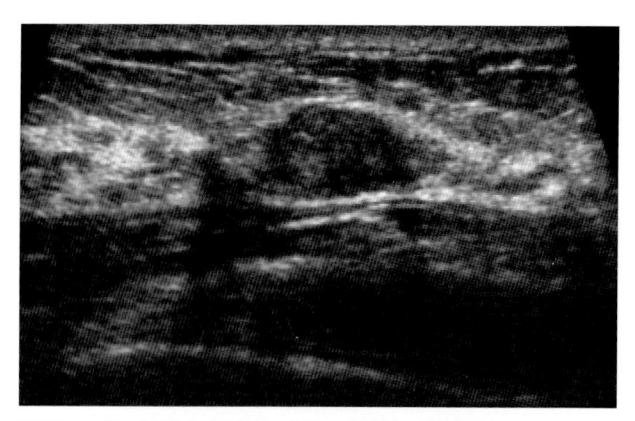

画像3 別症例の超音波（左C領域，横断像）
境界明瞭だが，内部は不均質な低エコー腫瘤である．

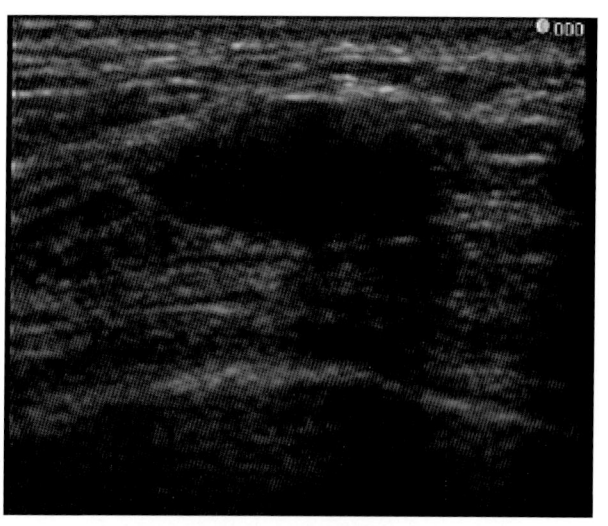

画像4 別症例の超音波（右D領域，横断像）
エコーレベルのきわめて低い腫瘤である．

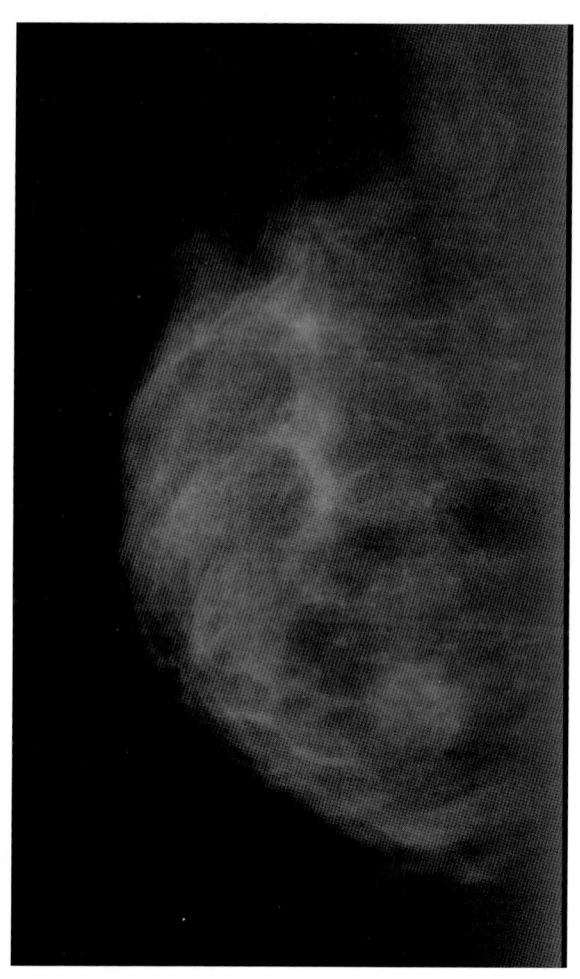

画像5 同症例のマンモグラフィ（右MLO）
右D領域に境界明瞭な円形腫瘤像を認める．

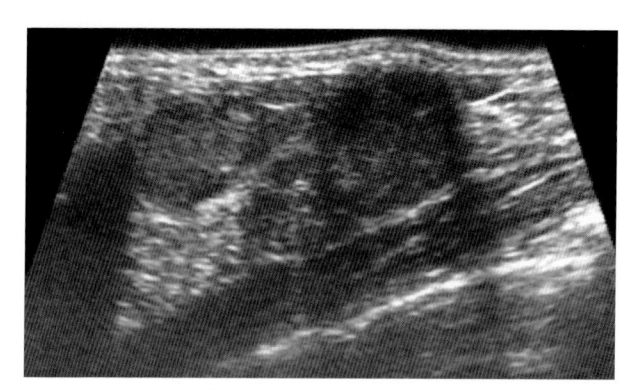

画像6 別症例の超音波（左C領域，横断像）
円形腫瘤が集簇しており，内部エコー像は多彩である．

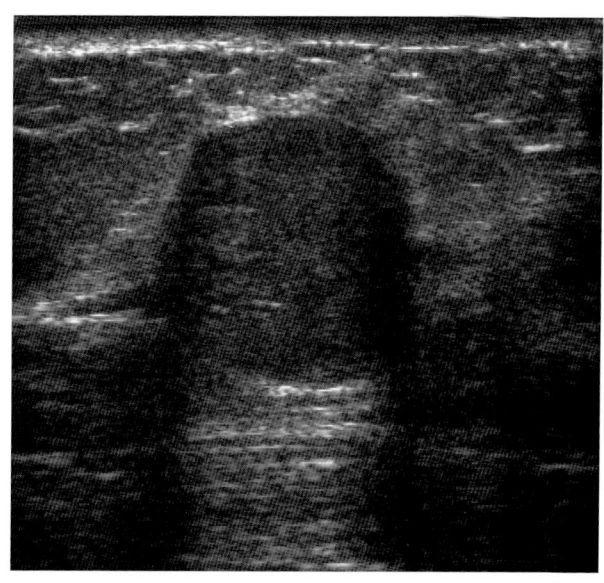

画像7 別症例の超音波（右C領域，横断像）
縦横比の大きな腫瘤であるが，境界は明瞭平滑，内部エコーもおおむね均質である．

D. 結合織性および上皮性混合腫瘍，乳腺症・その他腫瘍様病変
2. 石灰化を伴う線維腺腫

画像のポイント

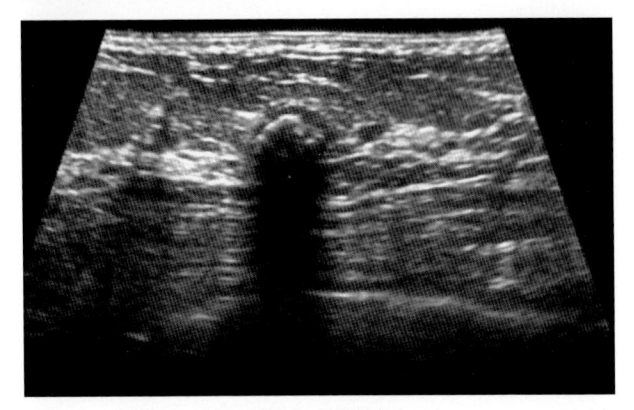

画像1　超音波（右C領域，横断像）
著明な音響陰影を伴う粗大石灰化を認める．

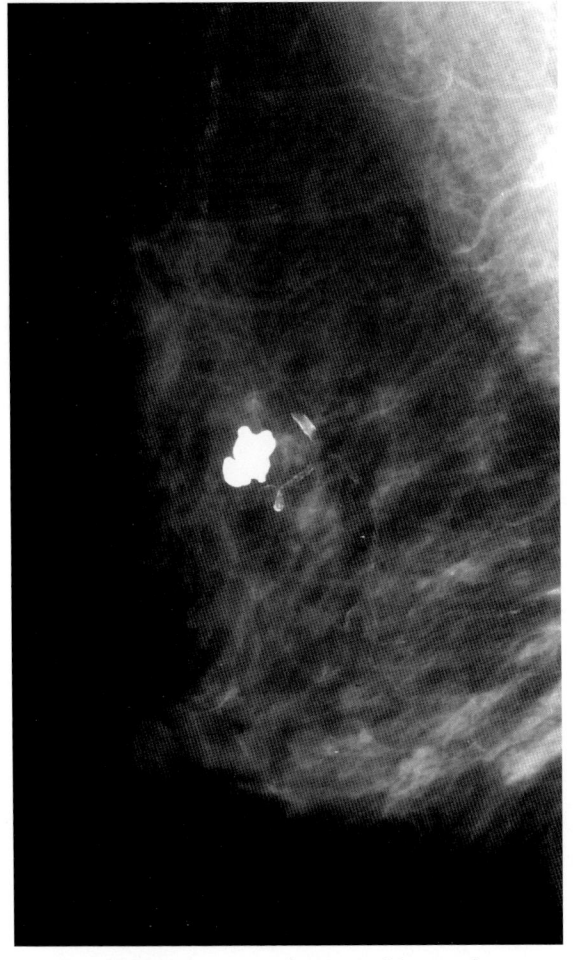

画像2　同症例のマンモグラフィ（右MLO）
C領域に非常にX線吸収の高い，粗大な石灰化像を認める．

画像診断のポイント

　陳旧性線維腺腫は，通常の線維腺腫と同様に境界は明瞭平滑な腫瘤像を呈するが，エコーレベルが低く，内部に粗大な石灰化を伴う．粗大石灰化のみで腫瘤像が不明な場合もある．

　マンモグラフィでも同様に粗大石灰化を認め，「ポップコーン様」とか「陶器を粉砕してかき集めたよう」などと形容されている．超音波と同様に石灰化のみで腫瘤影を認め難い場合がある．

各疾患の画像診断 —— 173

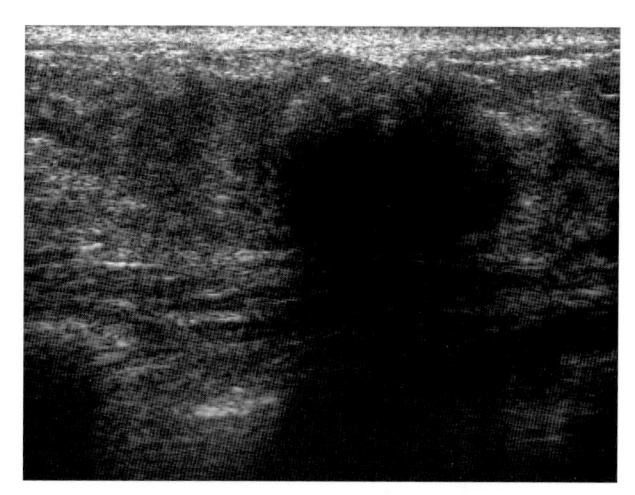

画像3　別症例の超音波（左C領域，横断像）
腫瘤内の石灰化による音響陰影のため，内部が観察できない．

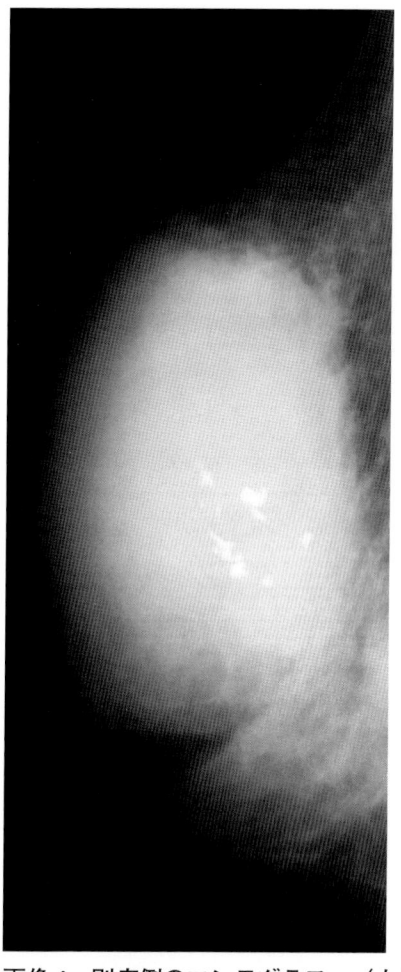

画像4　別症例のマンモグラフィ（右MLO）
腫瘤内に陶器の破片状の，大小不揃いの粗大石灰化を認める．

D. 結合織性および上皮性混合腫瘍，乳腺症・その他腫瘍様病変

3. 巨大線維腺腫

画像のポイント

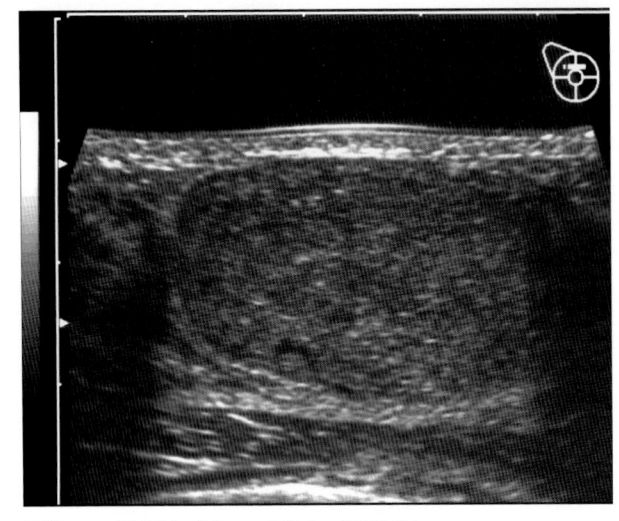

画像1　超音波（右AC領域，横断像）
境界は明瞭平滑な楕円形腫瘤である．

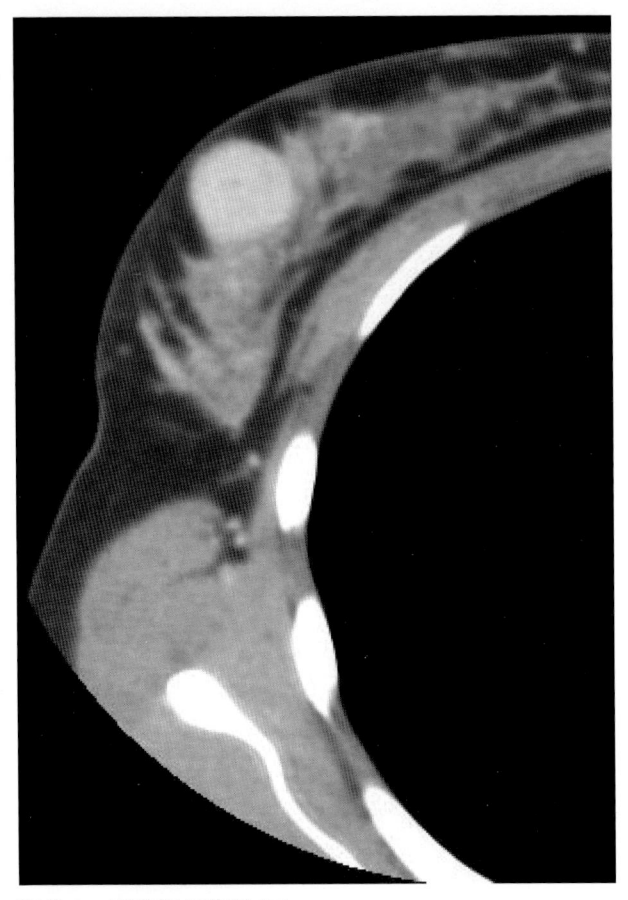

画像2　同症例の造影CT
造影後期相で，腫瘤は均一に濃染する．

疾患の概要

　線維腺腫は通常2cm以下であるが，8〜10cm大にも達することがある．経過観察中，急激に増大する症例もあり，「大きさが増大したら悪性」とする考え方を安易に適用してはならない．

画像診断のポイント

　大きさが異なる以外，通常の線維腺腫と同様である．

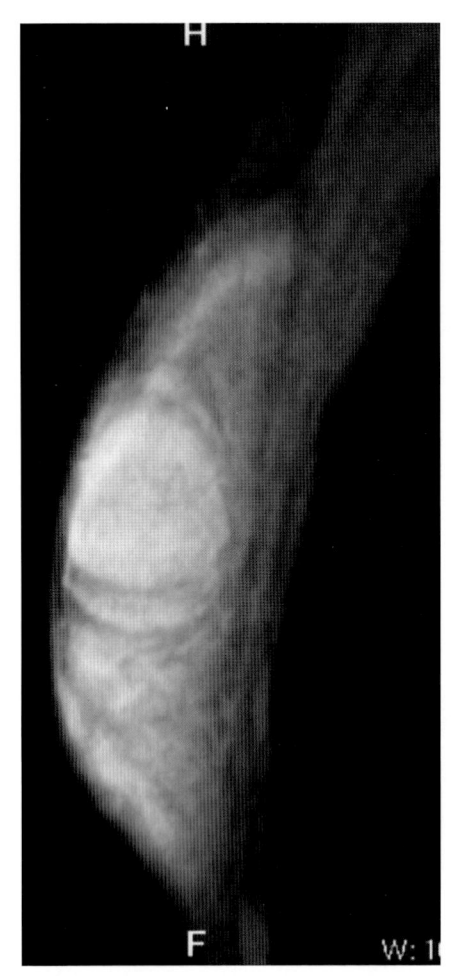

画像3 同症例の造影MRI（T1強調）
造影早期相でも，腫瘤は均一に濃染している．

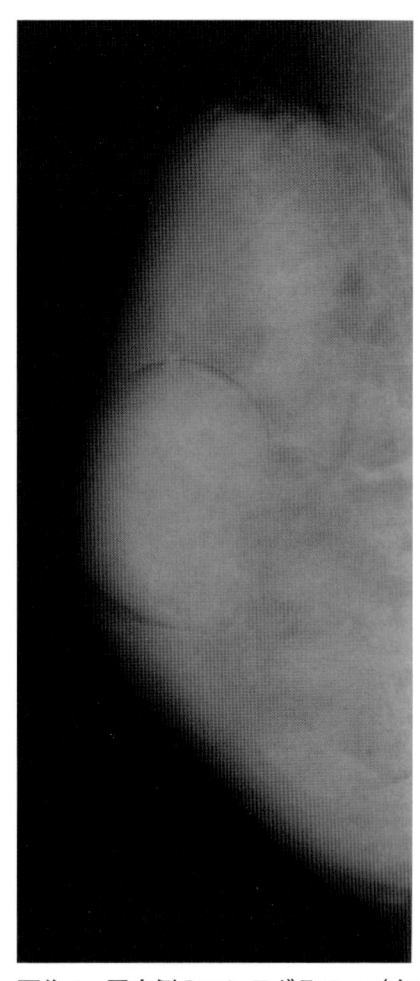

画像4 同症例のマンモグラフィ（右MLO）
境界明瞭な楕円形腫瘤で，辺縁にX線透過性の縁取りが認められる．

撮像のポイント

　がんとの鑑別のためにCT，MRIを施行する場合，造影ダイナミックスタディが必須である．通常の線維腺腫は経時的に徐々に増強効果が強くなるパターンを示すが，がんと同様に早期相で濃染する場合もあるので注意を要する．マンモグラフィでは，辺縁にX線透過性の縁取りを描出する．

D. 結合織性および上皮性混合腫瘍，乳腺症・その他腫瘍様病変
4. 葉状腫瘍（葉状嚢胞肉腫）

画像のポイント

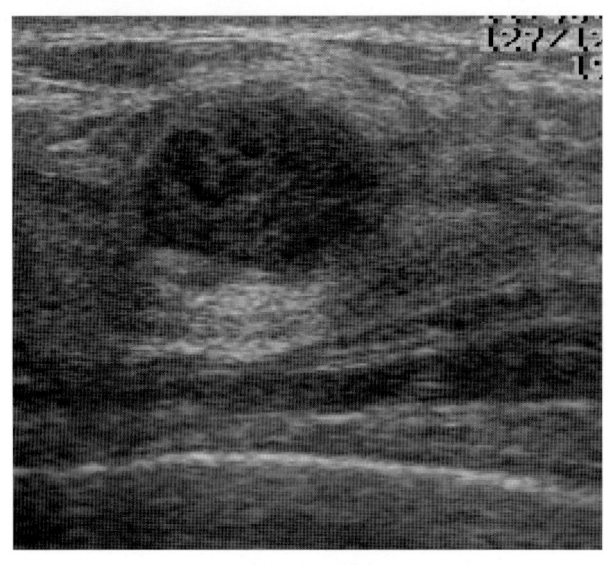

画像1 超音波（右C領域，横断像）
線維腺腫に類似した低エコー腫瘤を認める．形状はやや分葉状を呈し，内部に嚢胞部分がわずかに認められる．

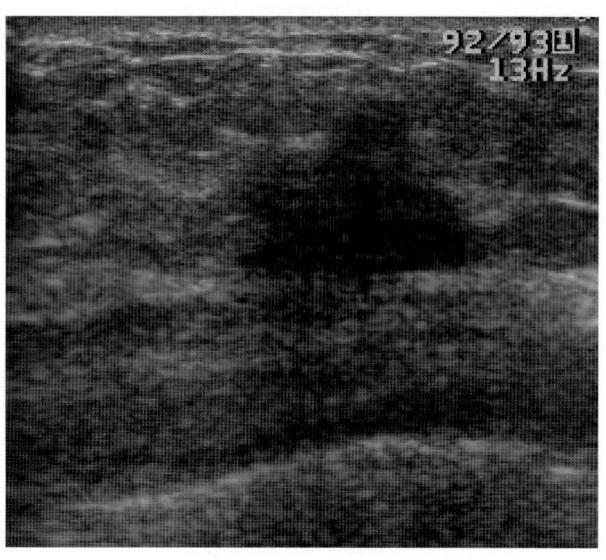

画像2 別症例の超音波（左C領域，横断像）
分葉状でエコーレベルの低い腫瘤である．嚢胞様構造ははっきりしない．

疾患の概要

巨大な腫瘤を形成することが多いが，2～5cmの腫瘤も少なくない．肉眼的には充実性部分とその間の裂隙状の嚢胞腔を認める．良性，境界病変，悪性の3種に区別されるが，画像から良悪性の鑑別は困難である．

画像診断のポイント

葉状腫瘍は線維腺腫と類似した辺縁平滑な分葉状腫瘤を呈するが，形状が不整なものもある．腫瘤内部に嚢胞部分を確認できることが重要な所見となるが，嚢胞部分がはっきりしない場合もある．ただし，充実部の嚢胞様構造は葉状腫瘍に特異的所見ではなく，充実腺管がん，扁平上皮がん，粘液がん，線維腺腫，膿瘍でも認めることがある．

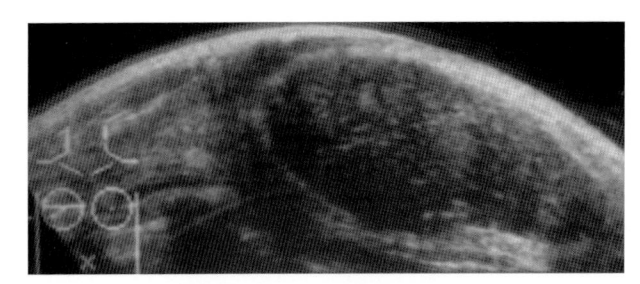

画像3 巨大な腫瘤を認める超音波（右AC領域，横断像）
径5cmを超える巨大な腫瘤を認めるが，境界は明瞭である．内部にわずかに嚢胞部分を認める．

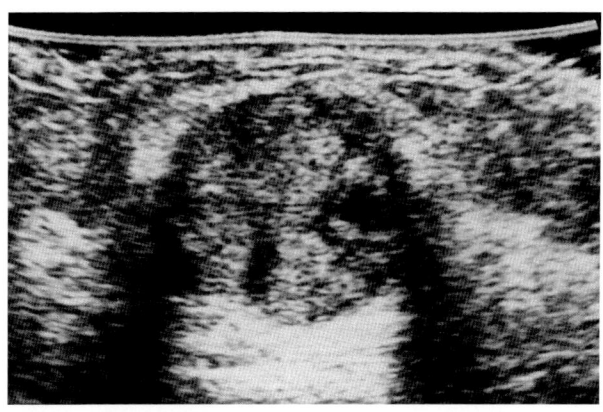

画像4 粘液がんの超音波（右AC領域，横断像）
線維腺腫に類似した腫瘤だが，エコーレベルが高く内部に嚢胞部分を持つ．

代表的撮像法

超音波およびマンモグラフィを施行する．

撮像のポイント

腫瘤内の嚢胞部分を確認することは鑑別点として有用であるが，葉状腫瘍に特異的所見ではない．

D. 結合織性および上皮性混合腫瘍，乳腺症・その他腫瘍様病変

5. 乳腺症

画像のポイント

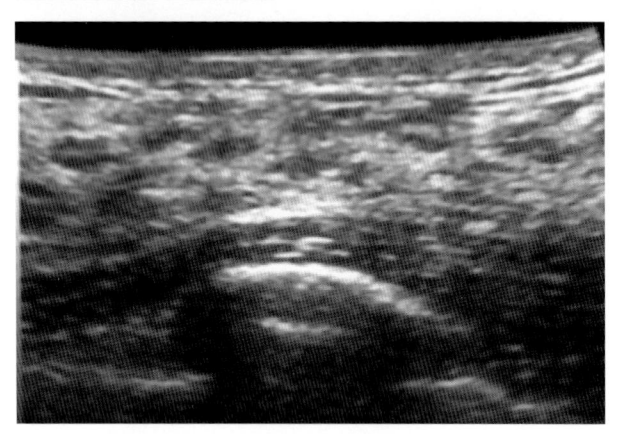

画像1 超音波（左CD領域，縦断像）
軽度の豹紋状パターンを示す．

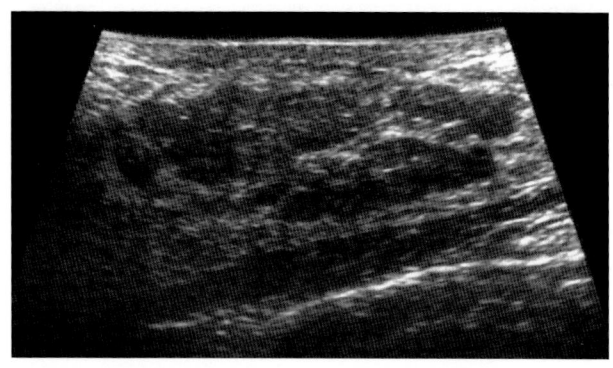

画像2 同症例の超音波（右AC領域，横断像）
画像1と違う部位で，雲状に広がる低エコー域を認める．

疾患の概要

30歳～40歳代に最も多く，臨床的には硬結や周期的な乳房痛を訴えて受診する患者の大部分はこれに相当する．乳腺の増殖性変化と退行性変化が共存する病態で，組織学的には乳管過形成，小葉過形成，腺症，線維症，嚢胞，アポクリン化成，線維腺腫性過形成などが混在する多彩な病態である．

画像診断のポイント

超音波では典型的には豹紋状とよばれる低エコー域を認める．若年者では必ずしも病的所見ではない．このほか，乳腺が肥厚し全体にエコーレベルが低下する場合，拡張乳管や嚢胞を伴うことも少なくない．非浸潤性乳管がんや管内成分優位型の浸潤性乳管がんが豹紋状パターンを示す場合があるが，乳腺症による変化は両側性，びまん性に認められるものが多いので，特定の区域に限局した豹紋状変化や微細石灰化を疑わせる高エコースポットの存在に注意する．

マンモグラフィでは全体に高濃度な乳房が多く，超音波で腫瘤が描出されてもそれに相当する腫瘤を指摘できない場合が少なくない．しかし，乳腺症はがんとの鑑別を要する石灰化をしばしば伴うので，マンモグラフィは必須である．

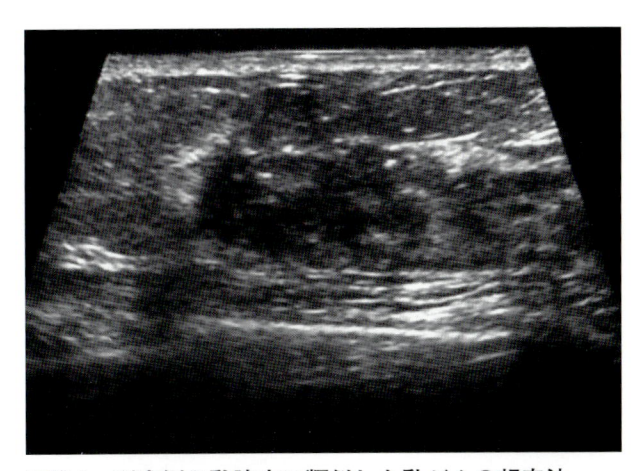

画像3 別症例の乳腺症に類似した乳がんの超音波
（右C領域，横断像）
豹紋状パターンに類似した低エコー域を認めるが，内部に高エコースポットを伴う．

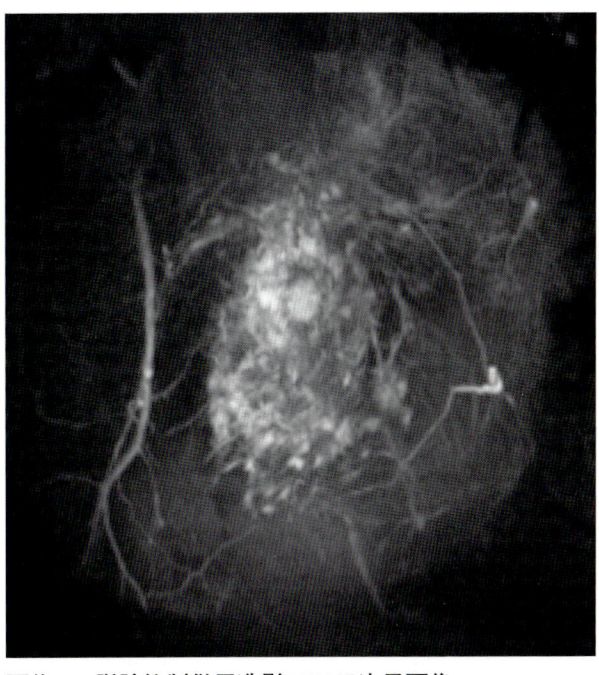

画像4 脂肪抑制併用造影MRI三次元画像
乳腺実質に大小結節状の濃染域をびまん性に認める．

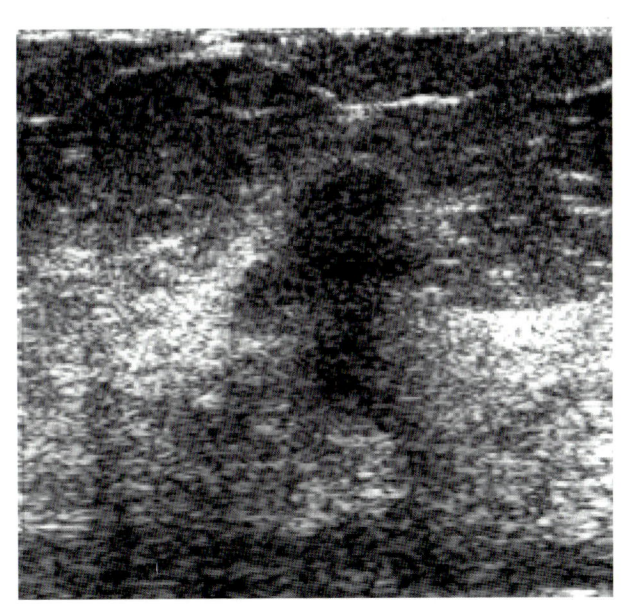

画像5 別症例の超音波（左C領域，横断像）
不整な低エコー域を認める．線維症であるが，乳がんとの鑑別は難しい．

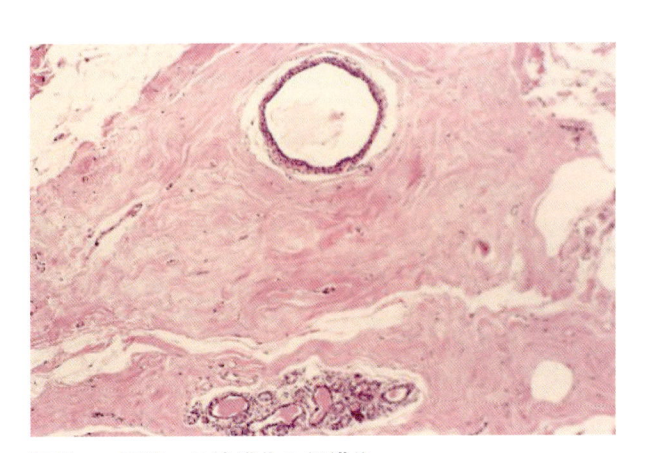

画像6 画像5の線維化の組織像
膠原線維の著名な増生を認める．

代表的撮像法

　超音波およびマンモグラフィを施行する．これらの画像検査で乳がんとの鑑別を要する所見があれば，MRIあるいはCTによるダイナミックスタディが適応となる．乳腺症は，MRI，CTともに造影早期で濃染することも多く，注意を要する．

撮像のポイント

　超音波ではがんとの鑑別を要する低エコー域が問題となる．腫瘤像非形成性病変の画像所見に精通しておく必要がある．

D. 結合織性および上皮性混合腫瘍，乳腺症・その他腫瘍様病変
6. 囊胞

画像のポイント

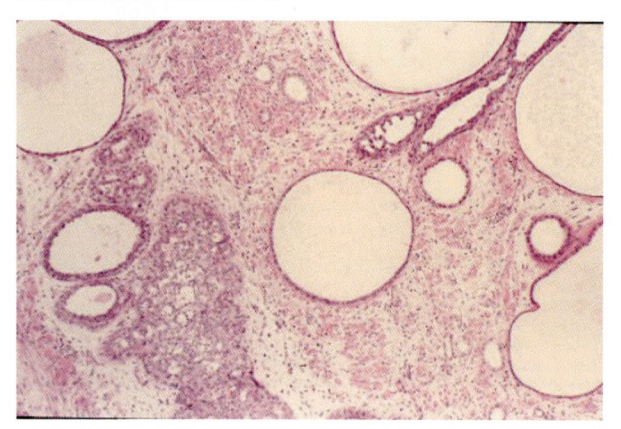

画像1　組織像
　大小の拡張乳管を集簇して認める．

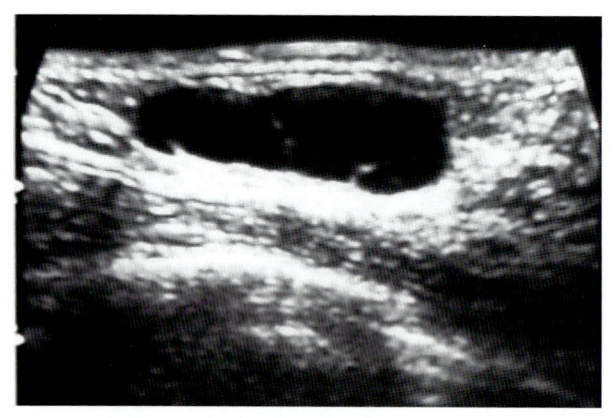

画像2　超音波（右C領域，横断像）
　内部に隔壁様構造を有する囊胞である．

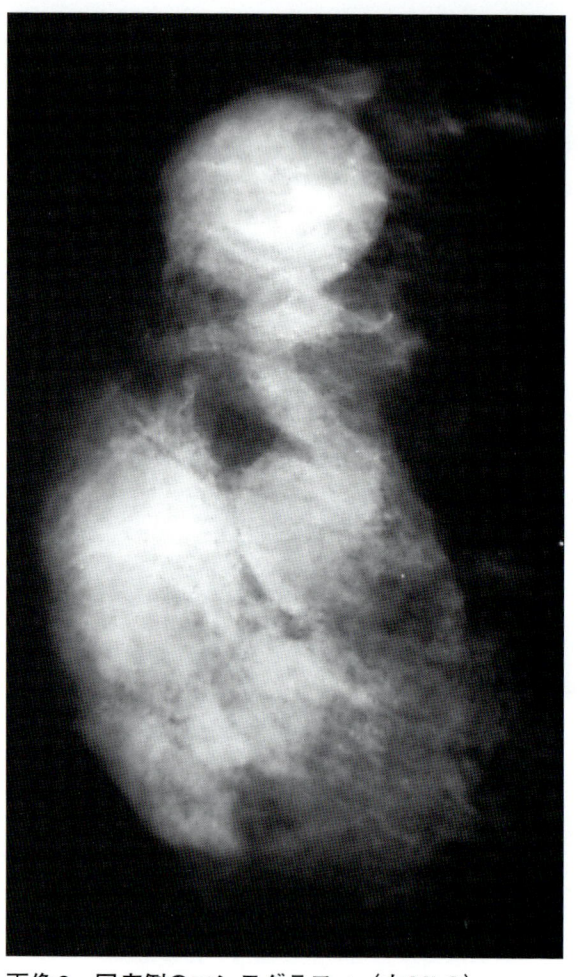

画像3　同症例のマンモグラフィ（右MLO）
　C領域に境界明瞭な円形腫瘤像を認める．

疾患の概要

　囊胞は乳腺症の部分症として，最も頻繁に遭遇する腫瘤である．組織学的には乳管の囊状の拡張からなる病変である．多発することが多いが，左右で囊胞の大きさ，数，分布はまちまちである．小囊胞が多発する場合，個々の囊胞を腫瘤として捉えるのではなく全体をひとつの病態と考えて，腫瘤像非形成性病変として扱ってもよい．

画像診断のポイント

　囊胞の内部は無反射で，後方エコーは著明に増強し，圧迫により容易に変形する．典型例は超音波できわめて容易に診断できる．しかし，必ずしも無反射とはならず，液面形成を伴ったり，隔壁様構造を有したり，充実性腫瘤像を呈する場合もあるなど，内容物の性状によって多彩なエコー像を示す．マンモグラフィでは，高濃度乳房内にあって，超音波で認められる囊胞が指摘できないことも少なくない．

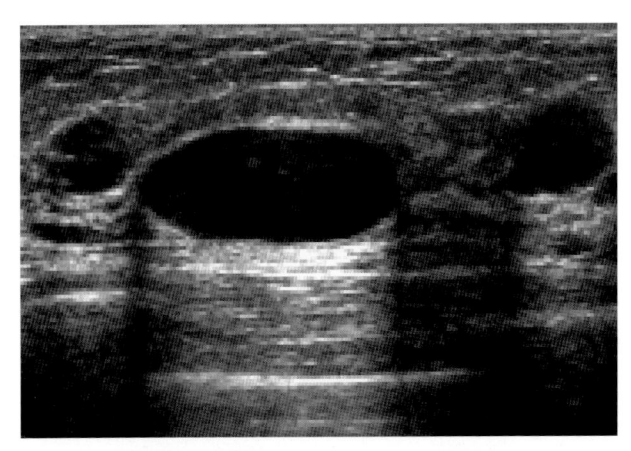

各疾患の画像診断 —— 181

画像4　別症例の超音波（左C領域，縦断像）
多発囊胞を認める．内部は均質な無エコーで，後方エコーの増強を認める．

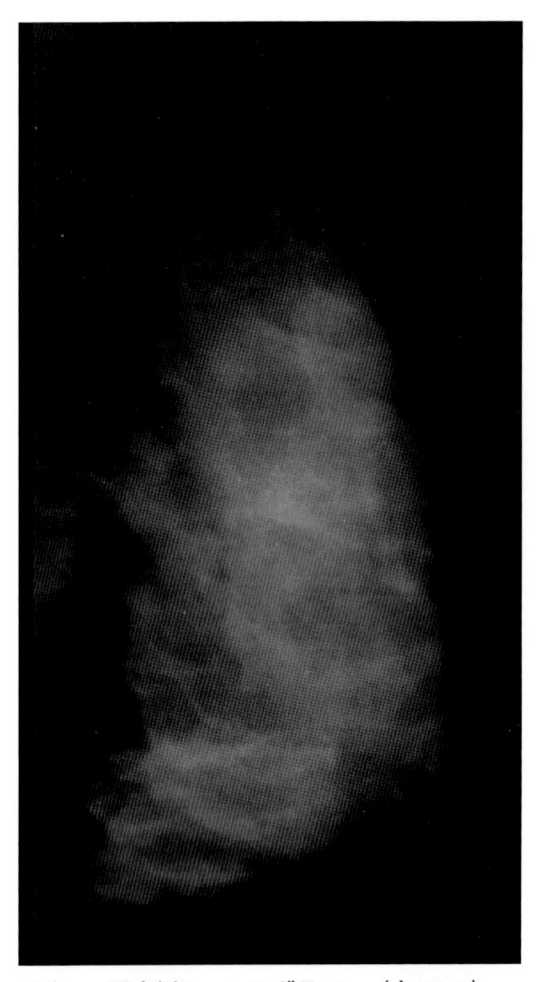

画像5　同症例のマンモグラフィ（左MLO）
乳腺上部の濃度が高いが，腫瘤は不明瞭である．

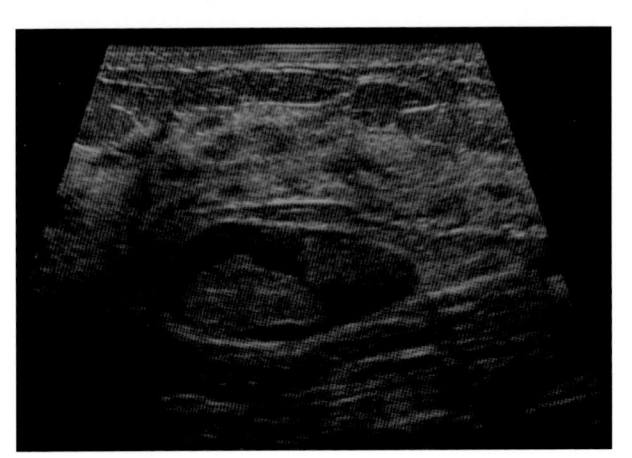

画像6　別症例の超音波（右C領域，縦断像）
内部に高エコー域を伴う囊胞で，過誤腫に類似している．

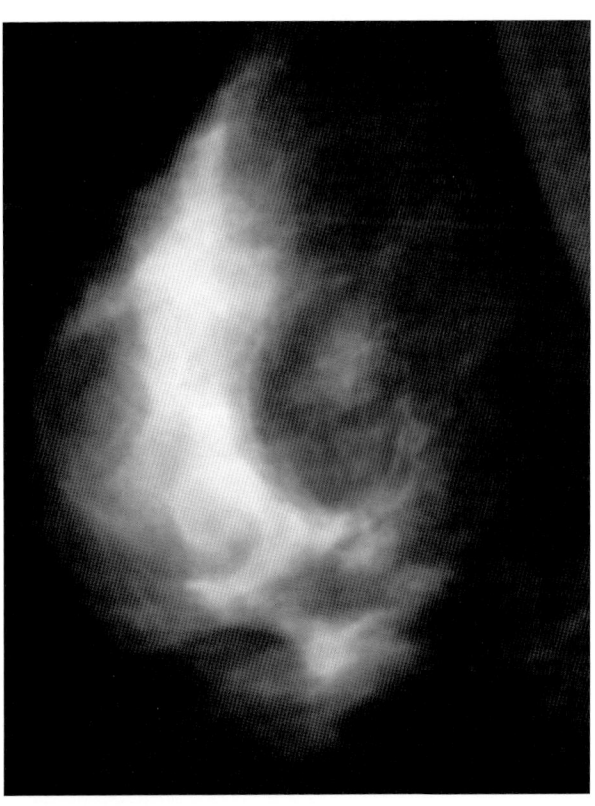

撮像のポイント

　囊胞の診断には超音波が最良のモダリティである．典型的囊胞に見える場合でも，囊胞壁のわずかな隆起性病変や不整像の有無に注意する．また，限局性に小囊胞の集簇を認める場合にはDCISの可能性も考慮する．

画像7　同症例のマンモグラフィ（右MLO）
C領域にX線透過性の高いオイル囊胞を認める．

D. 結合織性および上皮性混合腫瘍，乳腺症・その他腫瘍様病変

7. 乳管拡張症

画像のポイント

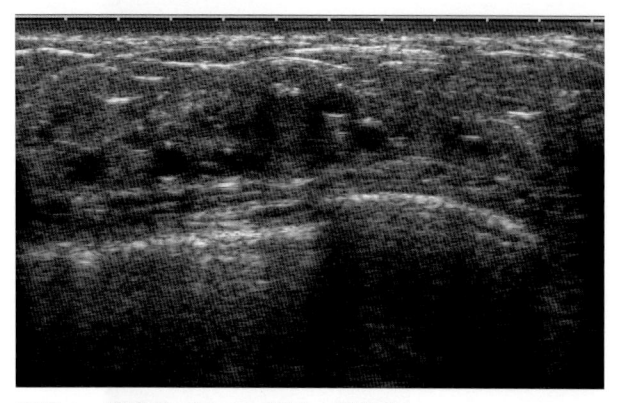

画像1　超音波（左AC領域，横断像）
複数の拡張乳管を認める．乳管壁の前面の反射が強く，石灰化と紛らわしい高エコースポットを認める．

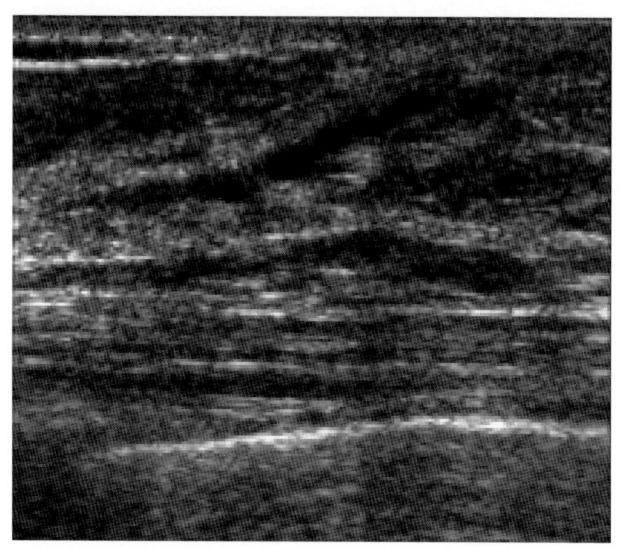

画像2　別症例の超音波（右CD領域，横断像）
乳頭直下より連続する単一乳管の拡張を認める．末梢側の乳管内は無反射ではなく，乳管内腫瘍との鑑別を要する．

疾患の概要

分泌物の乳管内うっ滞により乳管が拡張する．拡張した乳管周囲の間質に線維化を起こす．しばしば乳管の破綻をきたし，慢性乳腺炎（いわゆる乳管周囲炎や形質細胞乳腺炎）の状態となる．乳頭直下の比較的太い乳管に見られることが多く，通常，多発性に乳管拡張をきたすが，単一の乳管拡張をきたす場合がある．

画像診断のポイント

解像度の高い超音波装置であれば，正常の乳管も末梢まできわめて細い糸状の構造として認識できる．一般に乳管洞～嘴乳管レベルの拡張は病的所見ではなく，乳頭直下を超えて末梢側まで拡張した乳管を追跡できるものを病的と考える．乳管拡張だけでは臨床的意義が少ないことも多く，乳管壁の肥厚，乳管の広狭不整，乳管内の異常エコーなどの有無を確認し，乳管内病変を否定することが重要である．

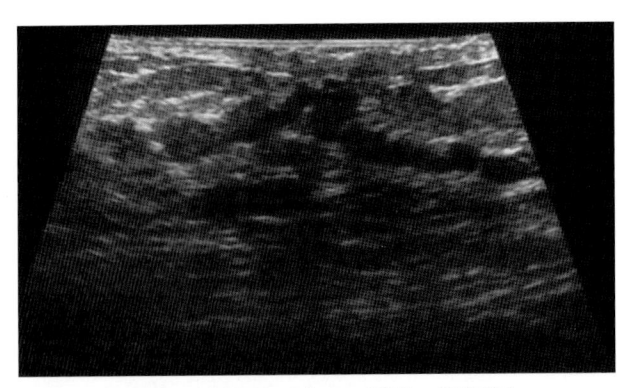

画像3　別症例の超音波（左AC領域，横断像）
乳頭直下から左右に連続する複数の拡張乳管を認める．乳管壁の肥厚はないが，壁不整を認める．拡張乳管内も無反射ではなく，debrisを伴っている．

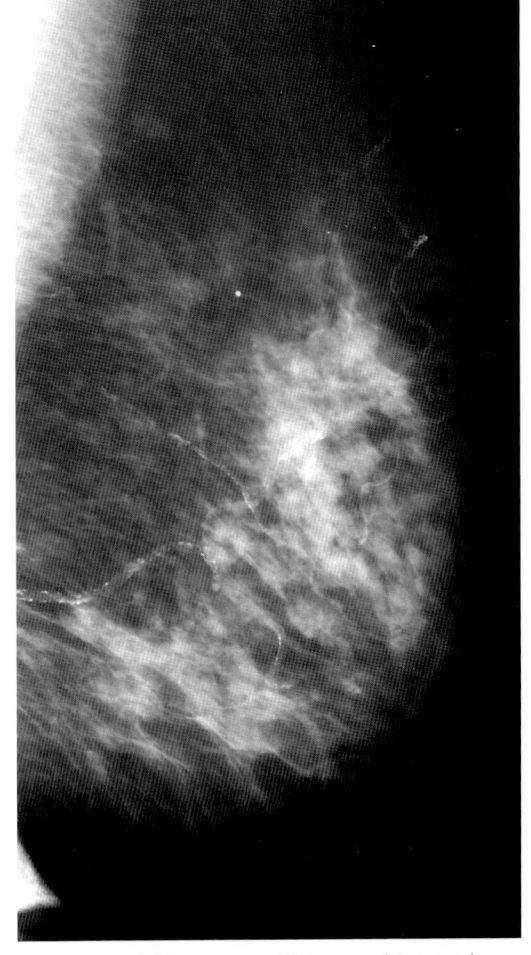

画像4　同症例のマンモグラフィ（左MLO）
拡張乳管は，乳頭下より末梢側に向かって伸びる索状のX線透亮域をして確認できる．脈管の石灰化が目立つ．

代表的撮像法

　拡張乳管の描出は超音波が最も優れる．最近の高解像度のプローブでは，正常の末梢乳管レベルも，線状の低エコーとして十分描出できる．乳管内腫瘍との鑑別診断のため乳管造影が必要となる場合がある．

撮像のポイント

　超音波で拡張乳管自体の認識は容易である．拡張乳管の部位，乳管内エコーに着目し，がんの可能性を否定する．単一乳管の拡張や血性分泌を伴う場合は，乳頭腫や乳がんの可能性を考慮し，超音波で乳管内を丹念に検索し，充実性成分を確認する．

D. 結合織性および上皮性混合腫瘍，乳腺症・その他腫瘍様病変
8. 乳腺炎・膿瘍

画像のポイント

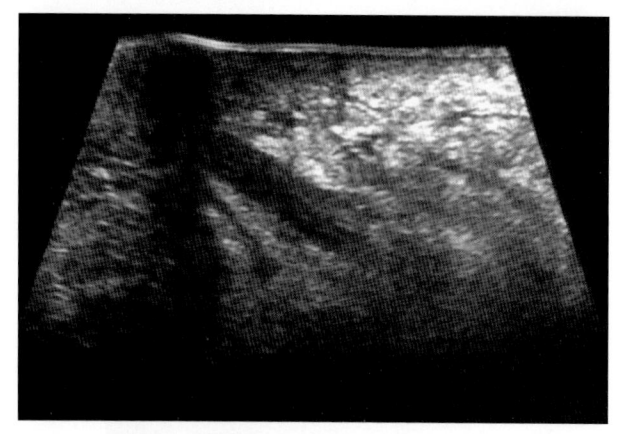

画像1 超音波（E領域，ラジアル方向）
乳頭直下から連続する拡張乳管を認めるが，乳管内にdebrisがあり，著明な乳輪，皮膚の肥厚を認める．

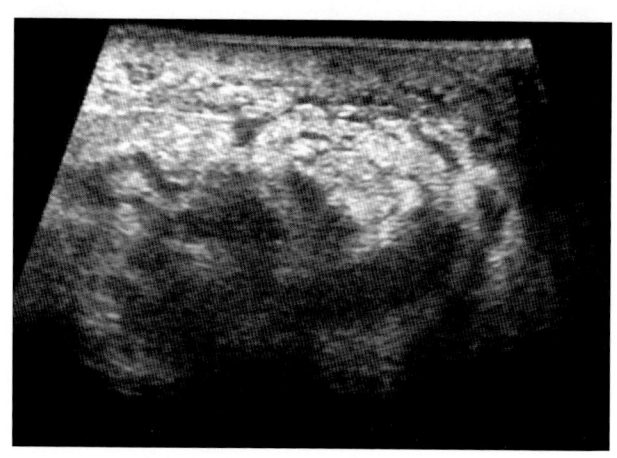

画像2 同症例の超音波（左B領域，ラジアル方向）
著明な皮膚肥厚，乳腺実質の肥厚を伴う．拡張乳管内にdebrisを認める．

疾患の概要

乳腺炎は，通常授乳期に乳頭より逆向性に細菌感染が起こることで発症するが，授乳とは無関係にも認められる．蜂窩織炎が高度になると膿瘍形成に至る．乳輪下膿瘍は，しばしば再発性・難治性であり，瘻孔を形成する場合がある．

画像診断のポイント

炎症症状（発赤，疼痛，膿の排泄など）から臨床診断を下すことが多く，画像はその確認，重症度の判定，経過観察を目的とする．炎症の程度，時期により画像所見が異なる．炎症の治癒過程で瘢痕化し，がんと紛らわしい瘤像をつくることがある．急性炎症では蜂窩織炎の程度に応じて乳腺の肥厚，皮膚の肥厚を認める．

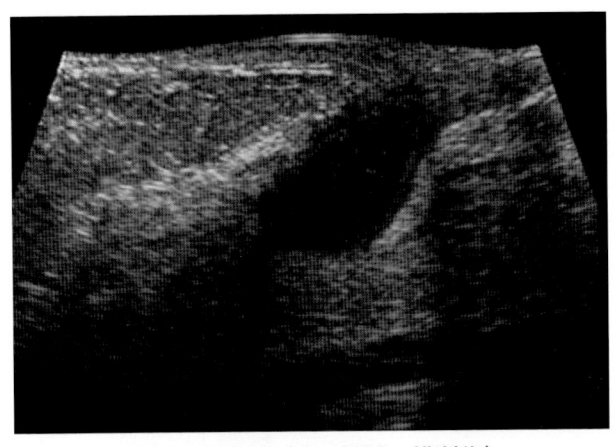

画像3　別症例の超音波（右E領域，横断像）
膿瘍は乳頭直下の囊胞状腫瘤として認められる．内部エコーはきわめて低い．

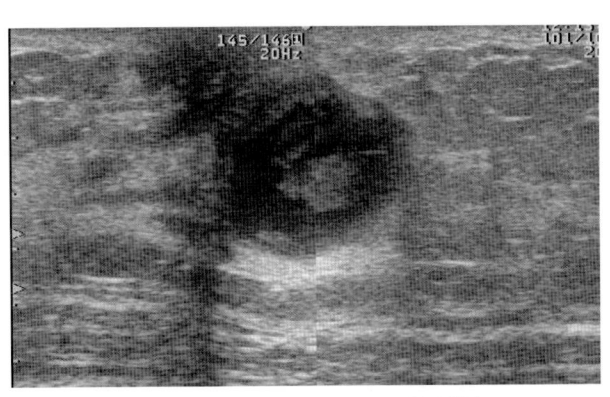

画像4　別症例の超音波（左E領域，横断像）
膿瘍は乳輪下に存在し，中心部が囊胞内腫瘤様に見える．

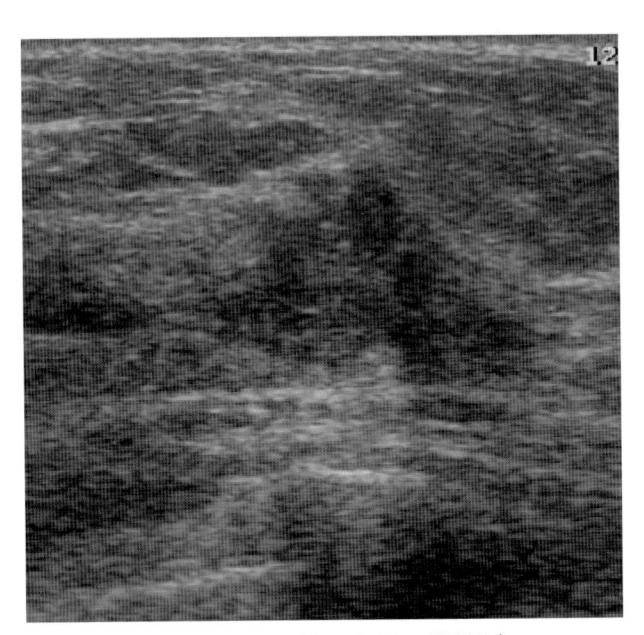

画像5　別症例の超音波（左C領域，横断像）
がんに類似した境界不明瞭な不整形の低エコー域を認める．

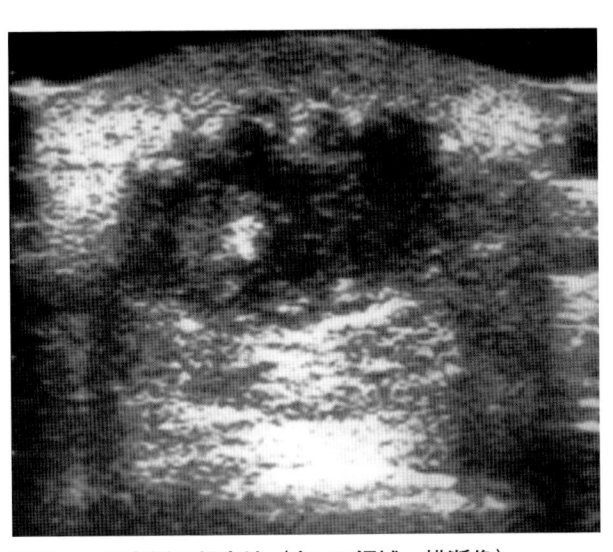

画像6　別症例の超音波（左BD領域，横断像）
内部エコーは極低から高までさまざまなエコーレベルが混在する不整形腫瘤で，皮膚の肥厚も著明に認める．

代表的撮像法

通常，超音波のみを施行する．

撮像のポイント

炎症の拡がり，蜂窩織炎の程度，膿瘍形成の有無などに着目する．経過観察も重要で，超音波は治癒過程を客観的に評価するに優れる．

D. 結合織性および上皮性混合腫瘍，乳腺症・その他腫瘍様病変

9. その他の腫瘍様病変

画像のポイント

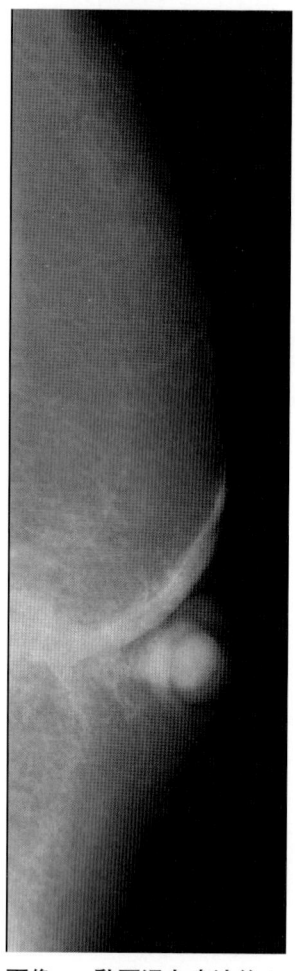

画像1 乳房温存療法後のマンモグラフィ（右CC）
乳房の変形と皮膚の肥厚を認める．瘢痕組織が腫瘤像を呈している．

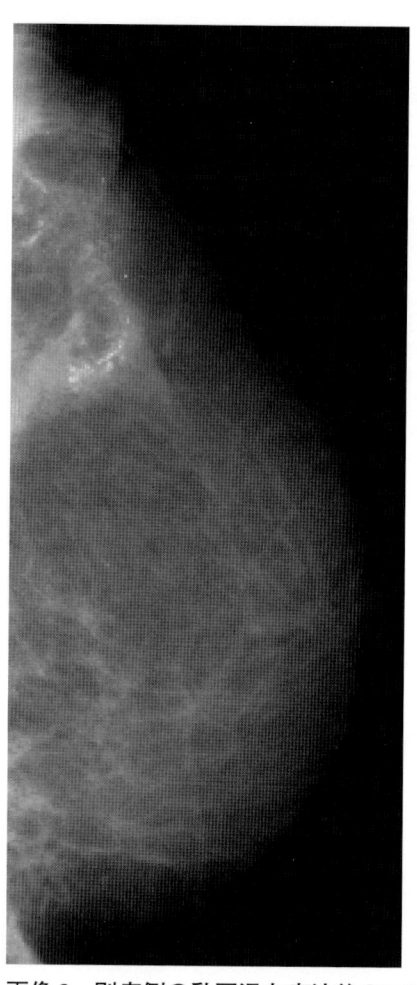

画像2 別症例の乳房温存療法後のマンモグラフィ（左MLO）
切除部位に石灰化を伴う腫瘤像を認める．瘢痕組織ではなく，局所再発である．

画像診断のポイント

(1) 乳房温存療法後の瘢痕組織

乳房温存療法後の経過観察は，年1回程度の超音波およびマンモグラフィで行われる．術後短期間での画像検査は，手術や放射線治療の影響による浮腫，リンパ液貯留などによる二次的影響があり，正確な診断はしにくい．術後のベースラインのマンモグラフィと比較して新たな陰影が出現しても，術後の瘢痕組織であることも少なくない．

超音波では，境界不明瞭な低エコーを示し，後方エコーは減弱する．

(2) 女性化乳房症（gynecomastia）

男性乳腺の肥大をいう．思春期または高齢者に多く，軽度の疼痛を伴う．内分泌平衡異常，特にエストロゲン過剰によるものが原因と考えられており，肝硬変症ではよく認められる．肥大は一側性または両側性に起こり，乳輪下に円盤状腫瘤として触知する．

画像診断は臨床的に診断がついており，念のためがんを否定するために実施されることが多い．典型的には乳頭下に円盤状腫瘤像として認められる．乳がんとの鑑別は女性を検査する場合と特に差はない．胸部を含むCT検査で，偶然乳腺の肥大を指摘

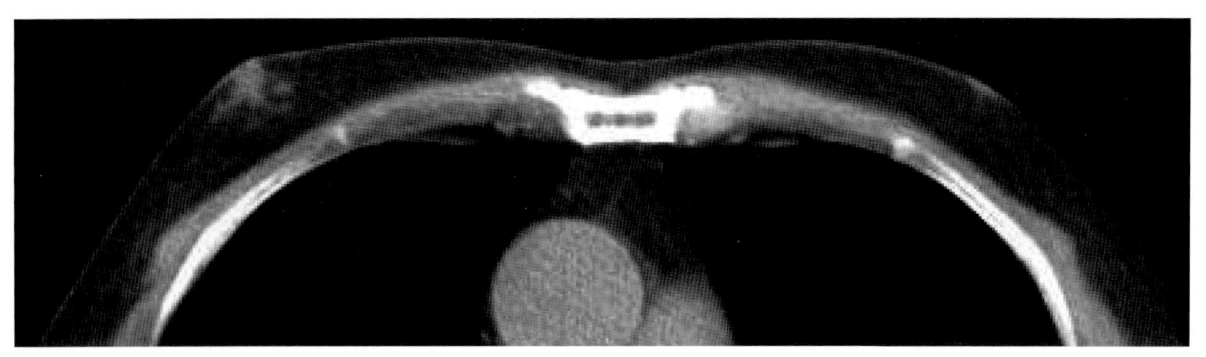

画像3　女性化乳房のCT
右乳頭下に腫瘤を認める．左乳頭下には脂肪組織しか認められない．

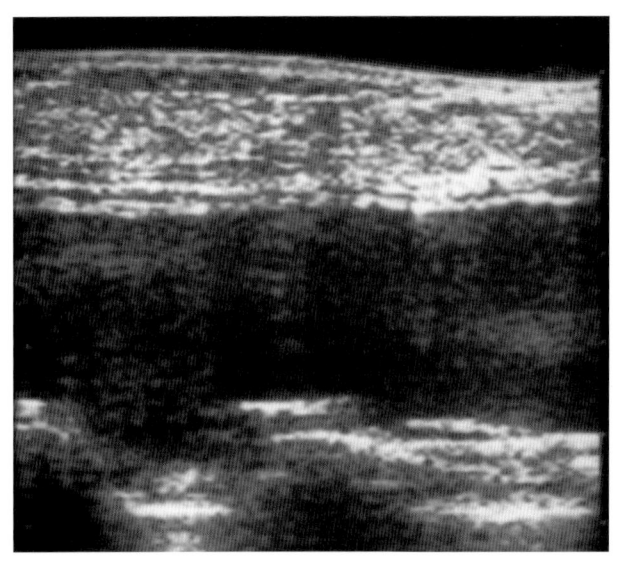

画像4　シリコンバッグ（左BD領域，横断像）
乳腺の後方，大胸筋との間に嚢胞状を呈するシリコンバッグを認める．

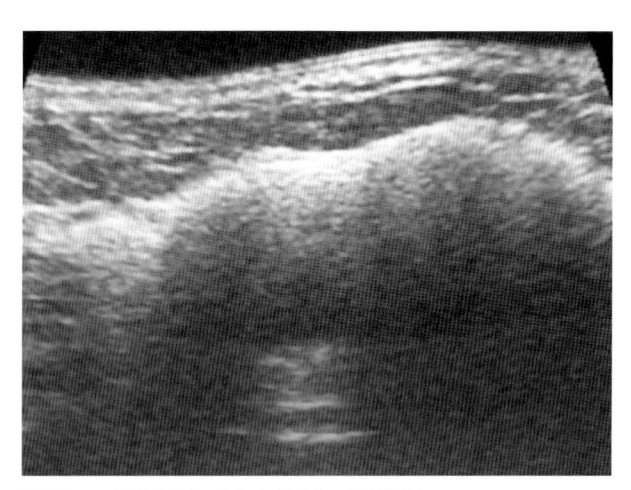

画像5　異物反応（右C領域，横断像）
異物反応による後方エコーの減弱を認める．

される場合も多い．

(3) 異物

　豊胸術によるシリコンバッグの挿入，手術によるタルク，縫合糸などが異物反応を起こし，肉芽腫を形成する場合がある．

索　引

欧文索引

3T MRI ………………………………………40
156ファントム ……………………………13
AEC検出器 …………………………………12
AEC精度 ……………………………………12
AECの性能 …………………………………68
BIRADS ……………………………………50
BR12ファントム …………………………13
Camel's nose ………………………………27
comedo-type ………………53, 92, 102, 105, 107
CR読取装置 …………………………………58
extensive intraductal component: EIC ……118
HVL …………………………………………68
inframammary fold ………………………21
interval breast cancer……………………10
JCS推奨ステップファントム ……………63
maximum intensity projection（MIP）法 ……43
Milky way ……………………………21, 23
MPR画像 ……………………………………48
MQSA ………………………………………13
No man's land ……………………………23
noncomedo-type …………………………96
PDCAサイクル ……………………………29
posterior nipple line: PNL ………………18
pulled out and up…………………………19
spicula ……………………………………132
tail of spence………………………………23
The medial half of the breast ……………23
The retroareolar region …………………23

和文索引

－ あ －

アーチファクト ……………………………27
圧迫厚の補正 ………………………………13
圧迫スポット撮影 ………………………119
圧迫板の歪み ………………………………14
圧迫方式 ……………………………………15
異常乳頭分泌 …………………………83, 91
インプラント修整位 ………………………27
受入検査 ……………………………………59
エコーレベル ……………………………34, 35
壊死石灰化 …………………………………3
オイル囊胞 ………………………………181

－ か －

角化 ………………………………………163
過誤腫 ……………………………………181
カセッテ ……………………………………57
画像表示装置 ………………………………58
カテゴリー分類 ……………………………36
可動性組織 …………………………………17
管状がん …………………………………166
癌真珠 ……………………………………163
仰臥位 ………………………………………40
疑陽性病変 …………………………………43
棘状の陰影 ………………………………132
局所的非対称性陰影 ………………110, 148
巨大線維腺腫 ……………………………174
クーパー靱帯 ………………………………31
血管新生 ……………………………………41
月経周期 ……………………………………50
血性乳頭分泌 ………………………………89
高エコースポット …………………………34
硬がん ……………………………………132
構築の乱れ ………………38, 110, 148, 169
後方エコー …………………………………35
後方エコーの増強 ……………………142, 147
固定組織 ……………………………………17

― さ ―

最適圧迫厚	15
細胞間橋	163
撮影時期	27
撮影方向と病変位置	26
三次元画像	48, 49, 93, 97
シミュレーション	54
シャウカステン	58
縦横比	33, 34
充実腺管がん	126
終末乳管小葉単位	2
腫瘍様病変	186
腫瘤像形成性病変	33
腫瘤像非形成性病変	33, 36
障害陰影	27
焦点の性能	67
小葉がん	3
女性化乳房症	186
浸潤がん	3
浸潤性小葉がん	148
真の乳房厚	15
髄葉がん	144
ステップ斜位撮影法	23
スピキュラ	169
精度管理	56
石灰化	2
石灰化を伴う線維腺腫	172
線維化	148, 166
線維腺腫	170
線質	68

― た ―

大胸筋の形状	19
ダイナミック曲線	53
ダイナミック撮像	41
多断面再構成	119
陳旧性線維腺腫	172
特殊型乳がん	3, 138

― な ―

内部エコー極低	147
乳管拡張症	89, 182
乳管がん	3
乳管上皮	2
乳管造影	83
乳管内進展	2, 53, 91
乳管内乳頭腫	82
乳がんの好発部位	17
乳腺炎	184
乳腺境界線の断裂	33, 34
乳腺後隙	110
乳腺症	178
乳腺専用コイル	40
乳腺組織描出の評価	18
乳頭線	18
乳頭腺管がん	118
乳房X線撮影装置	56
乳房温存療法	46
乳房撮影用受像器	57
乳輪下膿瘍	184
粘液	139
粘液がん	138, 170, 177
嚢胞	180
嚢胞状構造	163
嚢胞内腫瘍	87, 116
嚢胞内乳がん	114
嚢胞内乳頭腫	84
膿瘍	184

― は ―

パラレルイメージング	40
ハロー	33, 34
瘢痕組織	186
非浸潤がん	2
非浸潤性乳管がん	88, 90, 92, 94, 96, 98, 100, 104, 106, 108, 112, 114
非面疱型	96
標準圧迫圧	14
標準撮影法	17
豹紋状	178
豹紋状パターン	178
拡がり診断	46, 51
品質管理	56
ファントム画像評価	73
フィルム自動現像機	58
フェイズドアレイコイル	40
腹臥位	40

ブラインドエリア	17
プリンタ	58
分泌型石灰化	3
平均乳腺線量	70
扁平上皮化生	163
扁平上皮がん	162
蜂窩織炎	184
ポジションニング	111

― ま ―

マルチスライスCT	46
慢性乳腺炎	182
マンモグラフィの診断精度	10
明室フィルム交換機	58
面疱型	53, 92, 102, 105, 107

― や ―

葉状腫瘍	176
葉状嚢胞肉腫	176

― ら ―

ラジアル走査	48, 52, 83
リング状濃染	126
臨床画像評価	74
リンパ球浸潤	144

◆ 編著者略歴（掲載順）◆

遠藤登喜子（えんどう ときこ）
1973年　名古屋大学医学部卒業
1973年　名古屋掖済会病院研修医
1974年　名古屋掖済会病院内科
1977年　愛知県がんセンター病院放射線診断部勤務
1990年　名古屋大学医学部放射線医学教室勤務
1991年　名古屋大学医学部放射線医学教室講師
1992年　名古屋大学医学部放射線医学教室助教授
1995年　国立名古屋病院放射線科第一医長
2004年　独立行政法人国立病院機構名古屋医療センター放射線科部長（独立行政法人化に伴い変更，現職）

安部哲太郎（あべ てつたろう）
1969年　名古屋大学医学部附属診療エックス線技師学校専攻科卒業
1969年　名古屋大学医学部附属病院放射線部
1997年　名古屋大学医学部附属病院放射線部副診療放射線技師長（現職）

島本佳寿広（しまもと かずひろ）
1983年　名古屋大学医学部医学科卒業
1983年　名古屋大学医学部放射線医学教室入局
1988年　名古屋大学医学部助手
1995年　名古屋大学医学部附属病院講師
1998年　名古屋大学医学部保健学科助教授
2002年　名古屋大学医学部保健学科教授（現職）

深津　博（ふかつ ひろし）
1985年　名古屋大学医学部医学科卒業
1986年　名古屋大学医学部放射線医学教室入局
1987年　公立陶生病院放射線科医院
1988年　名古屋大学医学部附属病院放射線科医員
1990年　西独ハイデルベルグ大学医学部放射線科留学
1991年　名古屋大学医学部附属病院放射線部助手
1997年　名古屋大学医学部附属病院講師
2002年　名古屋大学医学部附属病院放射線部助教授（現職）

佐竹　弘子（さたけ ひろこ）
1991年　名古屋市立大学医学部卒業
1998年　名古屋大学大学院医学系研究科放射線医学卒業
2000年　名古屋大学医学部附属病院助手
2005年　名古屋大学医学部附属病院放射線科講師（現職）

堀田　勝平（ほりた かつへい）
1970年　金沢大学医学部附属診療放射線技師学校卒業
1970年　愛知県がんセンター病院放射線診断部
1977年　愛知県総合保健センター放射線検査部
1999年　愛知県がんセンター病院放射線診断部主任専門員
2003年　愛知県がんセンター病院放射線診断部科長
2004年　愛知県がんセンター中央病院放射線診断部室長（現職）

水谷　三浩（みずたに みつひろ）
1989年　三重大学医学部医学科卒業
1991年　ブレストピアなんば病院着任
1996年　ブレストピアなんば病院乳腺画像診断部長
1998年　愛知県がんセンター乳腺外科着任
2000年　愛知県がんセンター乳腺外科医長
2005年　愛知県がんセンター愛知病院乳腺科部長（現職）

診療放射線技師に知ってほしい画像診断

| 乳 房 | 価格はカバーに表示してあります |

2006年3月15日　第一版 第1刷 発行

編著者	遠藤　登喜子 ⓒ
発行人	古屋敷　信一
発行所	株式会社 医療科学社
	〒113-0033　東京都文京区本郷3-23-1
	TEL 03(3818)9821　　FAX 03(3818)9371
	ホームページ　http://www.iryokagaku.co.jp
	郵便振替　00170-7-656570

ISBN4-86003-342-6　　　　　　　　　　（乱丁・落丁はお取り替えいたします）

本書の複製権・翻訳権・上映権・譲渡権・公衆送信権（送信可能化権を含む）は（株）医療科学社が保有します。

JCLS　〈（株）日本著作出版権管理システム委託出版物〉
本書の無断複写は著作権法上での例外を除き，禁じられています。
複写される場合は，そのつど事前に（株）日本著作出版権管理システム
（電話 03-3817-5670，FAX 03-3815-8199）の許諾を得てください。

厳選された各種疾患の読影・画像診断をわかりやすく解説し，疾患像描出と放射線技術の対応ポイントを提示。

診療放射線技師に知ってほしい画像診断

中枢神経

編著者：細矢　貴亮（山形大学医学部　放射線科教授）

　CTとMRIの普及により，中枢神経の画像診断業務は診療放射線技師の携わる最も重要な領域となっている。臨床家の読影に必要な一定の水準を満たす撮影知識と技術に加え，豊富な症例提示と解説により画像への着眼点を詳細に説く。

【主要目次】

総　論
- I．序　論
- II．撮像法とピットフォール
    - A．CT
    - B．MRI
    - C．血管造影
    - D．核医学検査

各疾患の画像診断（92症例）
- A．脳血管障害（23症例）
- B．頭部外傷（6症例）
- C．脳腫瘍（14症例）
- D．炎症性疾患，脱髄性疾患，代謝性疾患（19症例）
- E．変性疾患，先天性疾患（18症例）
- F．脊椎・脊髄疾患（12症例）

● A4判 236頁　● 定価（本体 6,500円＋税）　● ISBN 4-86003-341-8

胸　部

編著者：櫛橋　民生（昭和大学横浜市北部病院　放射線科教授）

　本書では胸部の代表的疾患を多く取り上げ，そのCTやMRI画像の特徴を胸部単純写真と比較しながら解説し，診療放射線技師としての技量を発揮すべき点を"画像のゴール"としてまとめた。

【主要目次】

総　論
- I．序　論
- II．撮像法，撮像のピットフォール
    - 1. CT／2. MRI／3. RI
- III．胸部各種画像の完全フィルムレス運用
    ― RIS，PACSの構築 ―

各疾患の画像診断（69症例）
- A．肺腫瘍，腫瘍性疾患（12症例）
- B．縦隔疾患（10症例）
- C．胸膜，胸壁，横隔膜疾患（10症例）
- D．肺感染症（10症例）
- E．気管・気管支の疾患，肺血管異常（5症例）
- F．肺野疾患（びまん性肺疾患，その他）（17症例）
- G．胸部外傷（5症例）
- H．インターベンショナル手技
- I．外科医が望む胸部画像診断

● A4判 200頁　● 定価（本体 5,500円＋税）　● ISBN 4-86003-340-X

医療科学社

〒113-0033　東京都文京区本郷3丁目23-1
TEL 03-3818-9821　FAX 03-3818-9371　郵便振替 00170-7-656570
ホームページ　http://www.iryokagaku.co.jp

本の内容はホームページでご覧いただけます
本書のお求めは　● もよりの書店にお申し込み下さい。
● 弊社へ直接お申し込みの場合は，電話，FAX，ハガキ，ホームページの注文欄でお受けします（送料300円）。